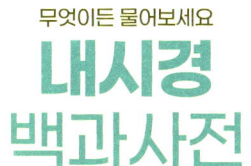

무엇이든 물어보세요
내시경
백과사전

머리말

안녕하세요. 장편한외과 이성근입니다.

이번에 '무엇이든 물어보세요. 내시경 백과사전'이라는 새로운 책으로 인사드릴 수 있어서 너무 기쁩니다.
제가 이전에 '알기쉬운 대장내시경'과 '알기쉬운 위내시경'이라는 책을 출간한 적이 있습니다만, 작년에 장편한외과 건강검진센터를 개소하면서 두 권의 책을 통합해서 여러분들께 소개했으면 하는 바람을 가졌습니다. 그리고 결국 1년 만에 이번 책을 출간하게 되었습니다.
이번 책은 대장내시경과 위내시경을 모두 아우르는 내용으로 그동안 제가 강조했던 핵심 내용만 정리하였습니다.

제가 책 출간을 지속적으로 하는 이유는 여러분에게 더 많은 의학 정보를, 더 쉽게 설명 드리기 위해서입니다.
의학기술은 점점 발전하고 있고, 2~3년이 짧다고 느낄 정도로 업그레이드되고 있습니다. 하지만 '책'이라는 매체는 그보다 다소 늦는 것이 사실입니다. 그래서 저는 가능한 최신의 의료 정보를 소개해 드리고 싶은 욕심에 자주 새로운 책을 출간하고 있습니다.
이번 책은 조금 더 쉽게, 조금 더 알차게 준비를 했습니다. 그리고 여러분에게 실질적인 도움이 되는 의학 정보를 준비했습니다. 부디 이번 책도 여러분께서 많은 관심과 애정을 가져주셨으면 좋겠습니다.

위내시경은 워낙 대중적인 검사여서 많은 분들께서 잘 알고 계십니다. 그래서 그런지 위내시경은 '그냥 그러려니.'라고 생각하는 경향도 있는 것 같습니다.

하지만 알고 보면 위내시경이라는 검사는 '하면 할수록 참 어렵다.'는 생각이 듭니다. 제가 지금까지 위내시경을 3만 번 정도 시행을 했는데, 위내시경 검사는 '하면 할수록 더 신중해야 되고, 더 많은 것을 고려해야한다.'는 생각이 듭니다.

부디 이 책을 통해서 많은 분들께서 위내시경 검사에 대해서 더 많은 관심을 가졌으면 하는 바램을 가져봅니다.

위내시경과는 다르게 대장내시경은 아직도 많은 분들께서 검사를 머뭇거리는 게 사실입니다. 과거에는 대장내시경 검사가 다소 힘들었고, 장정결제를 드시는 준비 과정이 많이 힘들었던 것이 사실입니다. 그리고 대장내시경을 제대로 하는 의사가 많지 않았기 때문에 편안하게 대장내시경을 하는 것 자체가 쉽지 않은 일이었습니다.

하지만 최근에는 새로운 장정결제가 출시되어 준비과정도 훨씬 더 편안해졌고, 대장내시경을 제대로 하는 의사가 많아지면서 이제는 대장내시경도 편하게 할 수 있는 시대가 되었습니다. 또한 진정내시경도 안전하게 시행 받을 수 있게 발전하고 있습니다.

제가 항상 강조하지만 '대장내시경은 아무리 강조해도 부족함이 없을 정도로 중요한 검사'입니다. 저는 '대장암의 씨앗인 대장용종을 제거'하는 엄청 중요한 대장내시경 검사를 2만 번 넘게 하면서, '대장내시경 전도사가 되어야 되겠다.'는 다짐을 자주 했습니다.

부디 이 책을 통해서 여러분께서 '대장내시경 검사가 힘든 검사가 아 니라는 것'을 알게 되고, '대장내시경 검사가 꼭 필요하다는 것'을 알게 되셨으면 좋겠습니다. 그리고 대장내시경 검사를 조금 더 편안하고, 조금 더 스마트하게 받을 수 있는 의료소비자가 되셨으면 하는 바램을 가져봅니다.

덧붙여, 저는 여러분이 '대장내시경과 위내시경을 제대로 검사하고, 편안하게 검사받고, 실력 있는 의사를 찾는 방법을 알게 되고, 많은 의학 지식을 갖춤으로써 본인의 건강을 잘 챙기셨으면 하는 바램을 가져봅니다.

저는 또 업그레이드된 내용으로 여러분들을 찾아뵙겠습니다.
항상 저의 책의 출간에 큰 도움을 주시는 '페이지원'과 이번에도 공동 집필로 함께해준 아내에게 감사인사를 드립니다.
항상 여러분들의 가정에 건강과 행복이 충만하시기를 기원합니다.

2023년 12월
22번째 책을 출간하며
이성근 드림

무엇이든 물어보세요
내시경 백과사전
목차

Part 1. 대장내시경

Chapter 1. 대장내시경 검사

1-1. 대장내시경 검사에 관한 흔한 질문

1. 대장내시경 검사로 무엇을 확인할 수 있나요? ··· 25
2. 대장 관련 증상이 없는데도 대장내시경을 해야 하나요? ···························· 27
3. 대장 관련 증상이 있다면 대장내시경을 해야 하는가요? ···························· 27
4. 대장암 진단을 위해 대장내시경 대신 분변잠혈검사(FOBT)를 하면 안 되나요?
   분변잠혈검사는 부정확하다고 하던데 사실인가요? ································· 28
5. 대장내시경은 몇 살부터 하는 것이 좋은가요?
   대장암 가족력이 있을 때는 언제부터 검사하는 것이 좋나요? ···················· 30
6. 대장내시경은 몇 살까지 해야 하나요? ··· 30
7. 대장내시경은 얼마나 자주 해야 하나요? ·· 31
8. 당일에도 대장내시경이 바로 가능한가요?
   위내시경과 같이 대장내시경을 해도 되나요? ··· 32
9. 대장내시경으로 치질 수술을 할 수 없나요?
   치질 수술하는 날 대장내시경을 같이 하면 안 되나요? ···························· 33
10. 대장내시경 회수시간으로 '6분'을 이야기하는데 어떤 의미인가요? ············· 33

1-2. 대장내시경 검사가 필요한 경우

1. 대장내시경은 최고의 검사입니다. ---------------------------------- 34
2. 치질 수술 전에 40세 이상이라면 대장내시경을 권유 드립니다. ---------------- 35
3. 치질 약물치료에도 출혈이 지속되면 대장내시경을 하세요. ------------------ 35
4. 치루 수술 후 대장내시경을 하세요. ---------------------------------- 36
5. 염증성 장질환 의심 증상이 있으면 대장내시경을 하세요.--------------------- 37
6. '과민성 대장증후군'이라고만 생각하지 마시고 대장내시경을 한 번쯤 해보세요. ------- 38
7. 술 드시고 설사하는 분들은 대장내시경을 하세요. ----------------------- 38
8. 배변습관의 변화가 있다면 대장내시경이 필요합니다.---------------------- 40
9. 혈변과 점액질의 분비물이 있다면 대장내시경이 필요합니다. ----------------- 40
10. 복통이 있으면 대장내시경을 하세요. -------------------------------- 41
11. 변비의 원인을 찾기 위해 대장내시경이 필요합니다.---------------------- 41
12. 변실금이 있다면 대장내시경이 필요합니다. -------------------------- 43
13. 이전에 대장용종을 제거하지 않고 남겨두신 분은 대장내시경을 하세요. ------------ 43
14. 대장암 수술 후에는 당연히 대장내시경이 필요합니다.--------------------- 44
15. 대장암의 가족력이 있다면 대장내시경이 필요합니다. --------------------- 44
16. 대장암일까 걱정이 많다면 대장내시경을 하셔서 걱정을 떨쳐버리세요.------------ 45
17. 건강검진 목적이라면 대장내시경 검사 연령은 80세까지 추천합니다. ----------- 46

1-3. 대장내시경을 편하고 스마트하게 받는 요령

1. 대장내시경을 편하게 받는 요령이 몇 가지 있습니다. ---------------------- 47
2. 대장내시경을 위해 드시는 장정결제도 편한 방법이 있습니다.----------------- 48
3. 진정내시경으로 받으세요. 진정내시경은 안전합니다.---------------------- 48
4. 당일 대장내시경도 가능합니다. 오전에 오셔서 당일 오후에 검사 받으세요. ---------- 49
5. 대장내시경 검사 전후 약 복용에 유의하세요.--------------------------- 50
6. 대장내시경 검사를 위해 보호자와 함께 오지 않으셔도 됩니다. ---------------- 50
7. 대장내시경 후 치질이 심해질 수 있으니 좌욕을 많이 하세요.------------------ 51

8. 50세 이상이라면 대장내시경 하시기 전에 분변잠혈검사(FOBT)부터 하세요. ---------- 52
9. 대장내시경이 정상이면 5년 후에 검사하시면 됩니다. ---------------------------- 52
10. 대장내시경 후 비급여 주사는 필요한 경우에만 맞으세요. ---------------------- 53

1-4. 대장내시경을 하기 전 확인할 사항

1. 의료급여가 되는지 확인하세요. 증상이 있다면 검진으로 안 하셔도 됩니다. ---------- 55
2. 대장내시경을 하는 의사의 경험을 확인하세요. --------------------------------- 56
3. 대장내시경 세부전문의에게 대장내시경을 받으세요. --------------------------- 57
4. 대장내시경을 하면서 항문쪽도 자세히 보는 의사를 추천합니다. -------------------- 57
5. 대장내시경 회수시간이 '6분' 이상인지 확인하세요. ---------------------------- 58
6. 맹장 도달 소요시간을 확인하세요. --------------------------------------- 59
7. 선종 발견율이 얼마인지 확인하세요. 얼마나 자세히 보는 의사인지 알 수 있습니다. ---- 60
8. 내시경 장비 수준과 대장내시경 검사 중 CO_2를 사용하는지 확인하세요. -------------- 61
9. 내시경 소독을 잘하고 있는지 확인하세요. ------------------------------- 62
10. 자세히 설명하는지, 촬영된 내시경 사진이 제대로인지 확인하세요. ---------------- 63

1-5. 편안한 대장내시경 검사 준비

1. 대장내시경을 하기 전 의료진에게 미리 알려야 하는 사항은 무엇이 있나요? ---------- 64
2. 대장내시경을 하기 위한 준비는 어떻게 하면 되나요? ---------------------------- 65
3. 장청소를 잘하기 위한 방법은 무엇인가요? 또한, 장청소가 잘 안 되었을 때는
   어떻게 하나요? --- 66
4. 대장내시경 검사를 위해 장청소를 해야 한다고 하던데 편하게 하는 방법은 없나요?
   대장내시경 장청소약으로 알약이 있다고 하던데 차이점은 무엇인가요? ------------ 66
5. 대장내시경을 편하게 받을 수 있는 방법은 없나요? ---------------------------- 67

1-6. 대장내시경 검사후 주의사항

1. 대장내시경의 합병증으로는 어떤 것이 있나요? ------------------------------- 68
2. 대장내시경을 잘하는 의사는 어떻게 찾나요? ------------------------------- 71
3. 대장내시경 후 좌욕을 하면 좋은가요? ------------------------------------ 71
4. 대장내시경 후 조직검사 결과는 언제 나오나요? 대장암으로 진단되면
   향후 어떤 조치가 이루어지나요? --------------------------------------- 72

Chapter 2. 대장 질환

2-1. 대장용종

1. 대장용종이 무엇인가요? -- 75
2. 대장용종은 왜 생기나요? -- 76
3. 대장용종의 종류가 다양하다고 하던데 대장용종은 무조건 제거해야 하나요? --------- 76
4. 대장용종이 모두 암으로 발전하는가요? ----------------------------------- 77
5. 대장암으로 진행을 잘 하는 대장용종은 어떤 종류인가요? 얼마나 지나서 암이 되나요? --- 77
6. 대장용종은 재발을 잘 하나요? 재발 이유가 무엇인가요? ------------------------ 78
7. 지난번 대장내시경에서는 용종이 없었는데 1년 만에 용종이 있는 이유가 무엇인가요? -- 78
8. 대장용종을 예방하는 방법은 무엇인가요? 예방할 수 있는 음식이 있나요? ----------- 79

> ❶ 대장용종은 제거하면 완치입니다. --------------------------------- 80
> ❷ 모든 대장용종이 대장암이 되는 것은 아닙니다. -------------------------- 80
> ❸ 대장용종은 나이 든 사람만 있는 것이 아닙니다.
>   젊은 분들에게도 늘어나고 있습니다. --------------------------------- 81
> ❹ 장청소가 불량하면 대장용종 발견이 안 될 수도 있습니다. -------------------- 82
> ❺ 대장용종을 제거했다면 추적 대장내시경이 필요합니다. --------------------- 83

2-2. 대장용종 절제술

1. 대장용종이 있으면 바로 제거해야 하나요? ---------------------------------- 84
2. 대장용종을 치료하는 방법이 다양하다고 하던데 어떤 경우에 어떤 치료법을 선택하나요? 그 차이가 무엇인가요? --------------------------- 85
3. 건강검진 할 때는 왜 일부 병원에서는 대장용종 절제술을 바로 시행하지 않나요? ------ 86
4. 대장용종 절제술 후 입원을 하거나 수액치료를 하면 도움이 되나요? ----------------- 87
5. 대장용종 절제술 후 발생할 수 있는 합병증은 어떤 것이 있나요? 어떻게 알 수가 있을까요? --- 88
6. 대장용종 절제술 후 합병증은 어떤 경우에 발생 가능성이 있나요? ----------------- 88
7. 대장용종 절제술 후 특별히 주의해야 할 것이 있나요?------------------------------ 89

❶ 대장용종을 바로 제거해주는 병·의원에서 대장내시경을 하세요. ---------- 90
❷ 검사 당일에 대장용종을 제거하지 못하셨다면 당일에 대장용종 절제술을 해주는 병·의원으로 가서서 대장용종을 절제하세요. -------------------- 90
❸ 이전에 제거를 못 한 대장용종도 미루지 말고 제거하세요. -------------- 91
❹ 대장용종의 크기가 2cm까지는 대장항문의원에서 치료 가능합니다. ------ 91
❺ 'Cold polypectomy'는 안전합니다. ------------------------------- 92
❻ 대장용종 절제술 후 합병증은 아주 드뭅니다. ------------------------- 92
❼ 대장용종 절제술 후 입원은 꼭 필요한 경우에만 하시면 됩니다. ---------- 93
❽ 대장용종 절제술 후 1주일간은 금주입니다. 과격한 운동도 자제하는 것이 좋습니다. --- 94

2-3. 대장암

1. 대장암의 증상에는 어떤 것이 있나요? -- 96
2. 대장암은 어떤 사람이 잘 생기나요? -- 96
3. 국가 암검진으로 시행하는 분변잠혈검사만 해도 대장암 진단은 되지 않나요? -------- 97
4. 대장암이 있는지 알려면 어떤 검사를 해야 하나요? --------------------------------- 97

5. 조기 대장암은 내시경으로 치료할 수 없나요? 무조건 수술해야 하나요? -------------- 98
6. 진행성 대장암은 어떻게 치료하나요? -- 98
7. 대장암을 예방하기 위해서는 어떻게 하면 좋을까요?------------------------- 99

> ❶ 대장내시경을 하셨다면 대장암은 걱정하지 마세요. --------------------- 100
> ❷ 분변잠혈검사가 정상이더라도 절대 안심하지 마세요. -------------------- 100
> ❸ 대장암의 증상은 무증상이 가장 흔합니다. 증상이 없다고
>   절대 안심해서는 안 됩니다. ------------------------------------- 100
> ❹ 대장암 가족력이 있다면 가족 전체가 검사하는 것이 좋습니다. --------- 101
> ❺ 출혈로 치질 수술만 하고 대장암 진단이 늦어지는 경우도 있습니다.-------- 102
> ❻ 대장암 진단 시 전이 여부를 확인하기 위해 복부 전산화 단층촬영(CT)을 합니다. 102
> ❼ 대장암이더라도 조기에 발견하면 내시경적 치료가 가능합니다. ---------- 103
> ❽ 대장암 치료를 어디서 해야 할지 고민될 때 자세히 설명드립니다.--------- 104
> ❾ 대장암이 진단되면 국가에서 비용을 95% 지원해줍니다. ----------------- 105
> ❿ 대장암 예후는 좋습니다. ------------------------------------- 106
> ⓫ 대장 신경내분비종양(유암종, NET)도 대장암입니다. -------------------- 106
> ⓬ 대장암 예방을 위해서는 대장내시경을 하시고, 술을 줄이시고, 고기를 줄이세요.-- 107

2-4. 염증성 장질환

1. 염증성 장질환이 어떤 병인가요? -- 109
2. 염증성 장질환은 왜 걸리나요? -- 110
3. 최근 염증성 장질환이 많아지는 이유는 무엇인가요?---------------------------- 110
4. 궤양성 대장염은 약물로 치료하나요? ---------------------------------- 111
5. 크론병은 어떤 병인가요? 어떻게 치료하나요? ---------------------------- 111
6. 궤양성 대장염과 크론병 이외에도 염증성 장질환으로는 어떤 병이 있나요? ---------- 112

> ❶ 궤양성 대장염은 드물지 않은 질환입니다. 조기에 발견하면 효과적입니다. -- 113
> ❷ 크론병은 최근에 증가하고 있습니다. 조기 발견으로 합병증을 예방하세요. -- 113
> ❸ 대장염의 종류는 다양합니다.------------------------------------- 114

2-5. 변비와 변실금

1. 제가 일주일에 변을 두 번 정도밖에 못 보는데 변비인가요? ················· 116
2. 평소 변비가 있는데 복통, 출혈 같은 특별한 증상이 없어도 병원을 꼭 가야 하나요? ···· 117
3. 변비가 생기는 가장 흔한 이유가 무엇인가요? ································· 117
4. 채소도 많이 먹고 운동도 매일 하는데 왜 변비가 생기나요? ················· 118
5. 변비가 있을 때 대장내시경을 꼭 해야 하나요? ································ 118
6. 변비 치료는 어떻게 하나요? ·· 118
7. 변비약 종류가 다양하던데 어떤 것이 좋은가요? 약국에서 약을 사 먹어도 되나요? ···· 119
8. 변비약은 오래 먹어도 되나요? 관장은 집에서 하면 안 되나요? ················ 119
9. 변비에 바이오피드백 치료가 도움이 되나요? ··································· 120
10. 변비에 좋은 음식은 무엇인가요? ··· 120
11. 변비에 좋은 운동은 무엇인가요? 변비를 해소하는 마사지도 있다던데요? ········· 121
12. 변비를 방치하면 합병증이 생기나요? 대장암도 생길 수 있나요? ················ 121
13. 변실금이 무엇인가요? ·· 122
14. 변실금의 원인은 무엇인가요? ·· 122
15. 항문 수술하면 무조건 변실금이 생기나요? ···································· 122
16. 변실금을 진단하기 위해서는 어떤 검사를 하나요? ····························· 123
17. 변실금은 어떻게 치료하면 되나요? ··· 123

❶ 변비는 원인을 찾아야 합니다. 그냥 약만 드셔서는 안 됩니다. ············ 124
❷ 변비 치료는 다양합니다. 개인 맞춤형으로 치료하세요. ·················· 125
❸ 바이오피드백 치료는 변비 치료에 도움이 됩니다. ························ 126
❹ 변실금이 있다는 것을 숨기지 마세요. ··································· 127
❺ 변실금은 개인 맞춤형 치료가 필요합니다. ································ 128
❻ 바이오피드백 치료는 변실금 환자에서 큰 도움이 됩니다. ················· 129

2-6. 다양한 대장 질환

1. 과민성 대장증후군이라는 것이 어떤 질병인가요? ------------------------------------ 130
2. 과민성 대장증후군은 어떻게 치료하나요? -- 131
3. 대장 게실이 무엇인가요? 왜 생기나요? -- 131
4. 대장 게실이 있다고 문제가 생기나요? 치료해야 하나요? ------------------------- 132
5. 대장 게실염의 증상은 무엇인가요? -- 132
6. 장염에 걸렸을 때는 어떻게 하면 되나요? --------------------------------------- 133
7. 대장염의 종류는 다양하다고 하던데 어떤 질환들이 있나요? --------------------- 133
8. 대장내시경에서 대장 흑피증이라고 하던데 그냥 두면 되나요? -------------------- 134

❶ 대장 게실은 염증과 출혈이 없다면 치료가 필요 없습니다. ---------------- 135
❷ 대장 흑피증과 치질은 대장암으로 진행되지 않습니다 ------------------- 135

Part 2. 위내시경

Chapter 1. 위내시경 검사

1-1. 위내시경 검사에 관한 흔한 질문

1. 위내시경은 어떤 증상이 있을 때 받아야 하나요? ---------------------------------- 141
2. 위내시경을 통해 어디를 검사하나요? 무엇을 알 수 있나요? 췌장 검사도 되나요? ----- 142
3. 속 쓰리고, 소화가 안 되는데 위내시경을 해야 하나요? ------------------------- 143
4. 어떤 사람이 위내시경을 자주 해야 하나요? ----------------------------------- 144
5. 위암 가족력이 있으면 위내시경을 얼마나 자주 해야 하나요?--------------------- 144
6. 위내시경을 자주 해도 되나요? --- 145
7. 고혈압인데 위내시경 검사를 받아도 되나요? ---------------------------------- 146
8. 고령이고 동반 질환이 있는데 위내시경이 가능할까요? ------------------------- 146
9. 약물 복용 중일 때 특별히 주의해야 할 사항은 무엇인가요? ------------------- 147
10. 혈소판 수치가 낮을 때도 위내시경을 할 수 있나요? ---------------------------- 147
11. 암 환자가 위내시경을 해도 되나요?--- 148
12. 위내시경은 몇 살부터 할 수 있나요? 어린이도 위내시경을 받을 수 있나요? --------- 149
13. 몇 살까지 위내시경을 할 수 있나요? -- 149
14. 위내시경과 대장내시경을 동시에 진행할 수 있나요? -------------------------- 150

1-2. 위내시경과 위암검진

1. 건강검진으로 위내시경은 어느 정도 간격으로 받으면 좋은가요? -------------------- 151
2. 40세 이하면 위내시경을 안 해도 되나요? -------------------------------------- 153
3. 40세 이상에서 2년마다 위암 검진을 하는데 1년마다 해야 하는
    경우는 어떤 경우인가요? --- 154
4. 위내시경 검진은 몇 살까지 해야 하나요? -------------------------------------- 155
5. 위장조영술은 어떤 검사인가요? -- 155
6. 위내시경 대신에 위장조영술을 해도 되나요? ----------------------------------- 155
7. 위장조영술과 위내시경 중 위 관련 질환을 어느 쪽이 더 정확하게 파악할 수 있나요?
    두 검사의 차이점은 무엇인가요? --- 156

1-3. 편안한 위내시경 검사 준비

1. 위내시경 전 주의사항은 무엇인가요? --- 157
2. 위내시경 전에 주의할 음식은 무엇인가요? ------------------------------------ 158
3. 내시경 전에 공복 시간이 어느 정도 유지가 되어야 하나요?
    물 섭취는 검사 몇 시간 전까지 가능한가요? ------------------------------- 159
4. 대장내시경 전에 장 정결제를 먹는데 위내시경은 왜 안 먹나요? -------------------- 159
5. 위내시경 전 며칠 전부터 금주 및 금연해야 하나요? ---------------------------- 160
6. 평소 동반 질환으로 약물치료 중인데 검사 전 복용 가능한 약과
    안 되는 약은 무엇인가요? --- 160
7. 항응고제나 항혈전제는 언제부터 중단해야 하나요? ----------------------------- 161
8. 위내시경 비용은 얼마인가요? -- 161
9. 위내시경은 의료급여가 되나요? 보험적용은 되나요? --------------------------- 162
10. 위내시경을 잘하는 의사를 찾는 방법은 무엇인가요? -------------------------- 162
11. 내시경 장비는 얼마나 좋아야 하나요? --------------------------------------- 163
12. 위내시경할 때 자세는 어떻게 하는 것이 편한가요? -------------------------- 163
13. 비만인 사람이 위내시경이 힘든가요? 어떤 사람이 편한가요? -------------------- 164

1-4. 진정내시경의 오해와 진실

1. 진정내시경과 비진정내시경 중 어떤 것이 더 좋은가요? ---------------------------------- 165
2. 비진정내시경 시 많이 힘든가요? -- 166
3. 진정내시경 하면 정말 잠꼬대를 하나요? 어떤 사람이 잠꼬대를 많이 하나요? --------- 166
4. 진정내시경을 한 달 뒤 또 해도 되나요? --- 167
5. 진정내시경 후 좀 피곤하고 몽롱한 느낌이 언제까지 지속되나요? ------------------ 168
6. 진정내시경이 잘 안 되는 사람은 뭐가 문제인가요? ----------------------------- 168
7. 진정내시경의 부작용은 없나요? -- 169
8. 진정내시경은 위험하지 않나요? -- 169
9. 진정내시경 후 주의해야 할 사항은 무엇인가요? ------------------------------- 170
10. 진정내시경 시 응급 상황이 생기면 어떻게 조치하나요? ---------------------- 171

1-5. 편안한 위내시경 검사

1. 위내시경은 어떤 방법으로 진행하나요? --- 172
2. 위내시경은 시간이 어느 정도 걸리나요? -- 173
3. 위내시경 시 구역질이 심한데 어떻게 하면 안 할 수 있나요? ---------------------- 174
4. 일반적으로 내시경 시 몸에 힘을 빼라고 하는데 어떻게 하면 되나요? ------------ 174
5. 위내시경을 편하게 받는 요령은 무엇인가요? --------------------------------- 175
6. 위내시경 시 헬리코박터 파일로리균 검사는 항상 시행하나요? --------------------- 175
7. 위내시경 후 내시경 소독은 잘 하나요? -- 176
8. 특수내시경이 있다고 하던데 무엇인가요? ------------------------------------ 177
9. 위 절제술 하신 분이 위내시경을 할 때 주의할 사항은 무엇인가요? --------------- 177
10. 위 절제술 하신 분은 수술한 병원에서 위내시경을 해야 하나요? ---------------- 178
11. 위 전절제술 한 사람도 위내시경을 해야 하나요? ---------------------------- 178

1-6. 위내시경 후 주의사항

1. 위내시경 합병증은 무엇인가요? --------------------------------------- 179
2. 위내시경 후 음식은 종류 상관없이 먹어도 되나요? 식사는 언제부터 가능한가요? ----- 180
3. 위내시경 조직 검사 후 날음식을 먹어도 되나요? ------------------------------ 181
4. 위내시경 후 목 따가움이 계속되는데 언제쯤 좋아지나요? ------------------------ 181
5. 위내시경 후 술을 마셔도 되나요? ------------------------------------- 181
6. 위내시경 후 담배는 언제부터 피워도 되나요? ------------------------------ 182
7. 위내시경 후 운동은 언제부터 가능한가요? ------------------------------ 182
8. 위내시경 후 가슴 통증이 있는데 무슨 문제가 있는 건가요? ---------------------- 183
9. 위내시경 후 복통이 있는데 왜 그런가요? -------------------------------- 184
10. 위내시경 조직 검사 후 주의사항은 무엇인가요? --------------------------- 184

Chapter 2. 위장 질환

2-1. 위염과 위궤양

1. 우리나라에서 위장 질환이 많은 이유가 무엇일까요? ---------------------------- 187
2. 위염은 무조건 치료해야 하나요? -- 188
3. 만성위염인 위축성 위염과 장상피화생은 무엇인가요? --------------------------- 188
4. 위내시경 결과 장상피화생 진단을 받았는데 어떻게 하면 좋아지나요? --------------- 189
5. 위내시경 결과 위축성 위염을 진단받았는데 어떻게 하면 좋아지나요? --------------- 190
6. 장상피화생 진단을 받은 사람은 위암이 잘 생기나요? --------------------------- 190
7. 위염이 위궤양이나 위암이 되나요? --------------------------------------- 191
8. 헬리코박터 파일로리균이 있으면 치료해야 하나요? ----------------------------- 191
9. 헬리코박터 파일로리균 제균 치료가 독한가요? --------------------------- 192

10. 스트레스성 위염은 어떻게 관리하면 되나요? 193
11. 위염에는 커피가 안 좋은가요? 194
12. 탄산음료는 위염에 어떤가요? 195
13. 위염과 위궤양은 어떻게 다른가요? 195
14. 약재 유발 위궤양이란 무엇인가요? 약 때문에 위궤양이 생길 수도 있나요? 196
15. 위궤양이 있는 경우 어떻게 치료해야 하나요? 197
16. 위궤양 치료 후에 다시 위궤양이 생길 수 있나요? 198
17. 위궤양이 있는 분들은 어떻게 관리하면 되나요? 198

2-2. 위용종과 위암

1. 위용종 발견 시 바로 제거가 되나요? 꼭 제거해야 하나요? 199
2. 위용종은 내시경 소견만으로도 악성인지 양성인지 파악이 되나요? 200
3. 위 선종은 꼭 제거해야 하나요? 200
4. 위암은 도대체 왜 생기나요? 201
5. 위암의 증상은 무엇인가요? 202
6. 위암은 어떤 사람이 잘생기나요? 내시경을 통해 위암이 잘 생기는
   사람을 구별할 수 있나요? 202
7. 위암을 예방하는 방법에는 어떤 것들이 있을까요? 203
8. 위에 좋은 음식은 어떤 것들이 있나요? 204
9. 위암과 술과 담배가 연관이 많나요? 205
10. 위암 치료에서 가장 중요한 것은 무엇인가요? 206

2-3. 식도 질환과 십이지장 질환

1. 식도염의 원인은 무엇인가요? 207
2. 야식은 역류성 식도염에 어떤 영향을 미치나요? 208

3. 위내시경으로 정확하게 식도염의 정도를 파악 가능한가요? ---------- 209
4. 역류성 식도염은 암이 되나요? ---------- 209
5. 식도에도 암이 생길 수 있나요? ---------- 210
6. 십이지장 질환은 잘 생기나요? ---------- 210
7. 십이지장궤양은 어떤 질환인가요? ---------- 211
8. 십이지장 질환은 주로 십이지장궤양을 많이 알고 있는데
   종양이 발견되는 경우도 많은가요? ---------- 212

별책부록 1. 건강검진

1. 건강검진

1. 일반 건강검진이 무엇인가요? ---------- 215
2. 일반 건강검진 대상자는 누구인가요? ---------- 216
3. 일반 건강검진은 어디서 받나요? ---------- 216
4. 내가 일반 건강검진 대상자인지는 어떻게 알 수 있나요? ---------- 217
5. 일반 건강검진에는 어떤 검사가 있나요? ---------- 217
6. 일반 건강검진 항목은 항상 똑같은가요? ---------- 218
7. 건강검진은 일반 건강검진 검사만으로 충분한가요? ---------- 220
8. 일반 건강검진 전에 준비는 어떻게 하나요? ---------- 221
9. 일반 건강검진 결과는 어떻게 알 수 있나요? ---------- 221
10. 일반 건강검진과 종합 건강검진은 다르나요? ---------- 222
11. 일반 건강검진에 암 검사도 포함되나요? ---------- 223
12. 소화기 암 검진에는 어떤 검사가 있나요? ---------- 223
13. 종양표지자 검사는 무엇인가요? ---------- 224
14. 소화기 검사에는 어떤 검사가 있나요? ---------- 227

2. 신체측정 및 계측

1. 신체측정은 어떤 항목을 측정하나요? --------------------------------------- 229
2. 안과 검사는 어떤 검사를 하나요? --- 230
3. 청력은 어떻게 검사하나요? -- 230

별책부록 2. **장편한외과**

1. 장편한외과 이성근 원장 인터뷰 ----------------------------------- 232

2. 유튜브 채널 엉덩이 대장 -- 243

3. 장편한외과 영수증 리뷰 --- 285

무엇이든 물어보세요
내시경 백과사전

PART.
1

대장내시경

Chapter 1.
대장내시경 검사

Chapter 2.
대장 질환

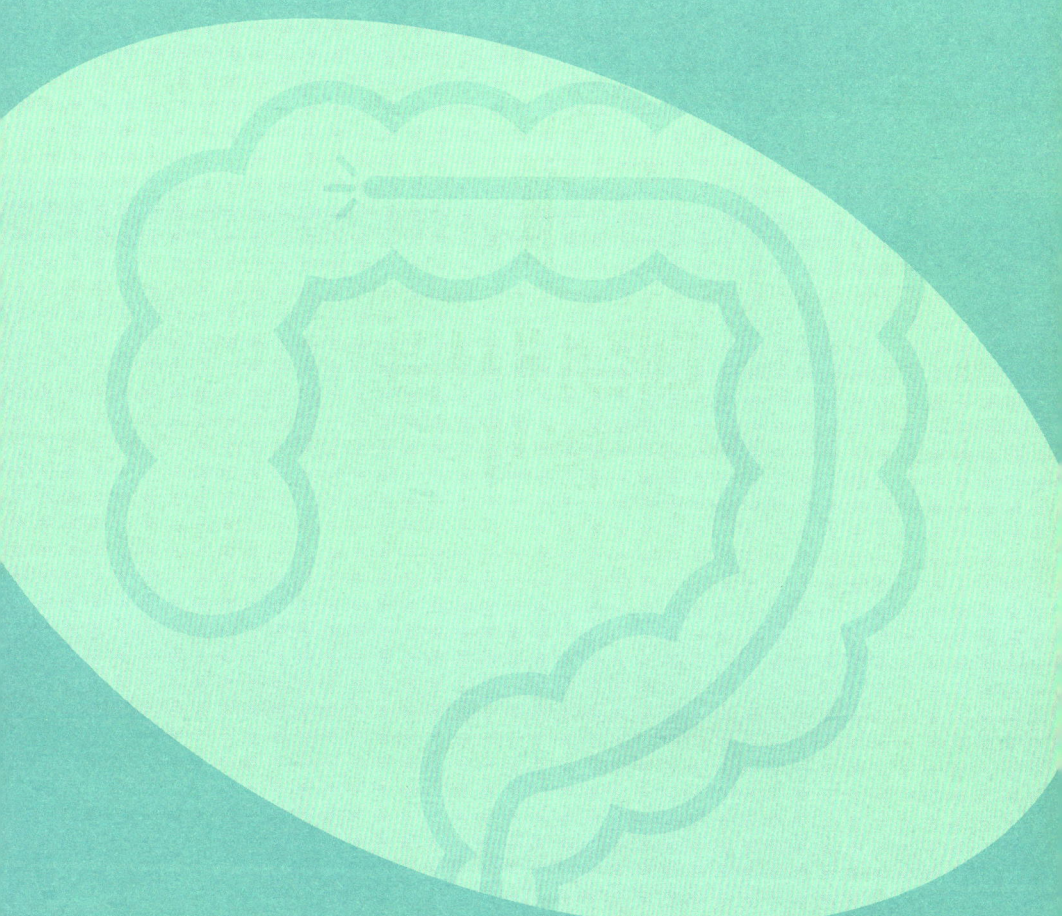

내시경 백과사전　　　　　　　　　　　　　　　　　　　　**PART 1.**
　　　　　　　　　　　　　　　　　　　　　　　　　　　대장내시경

Chapter 1
대장내시경 검사

1-1. 대장내시경 검사에 관한 흔한 질문
1-2. 대장내시경 검사가 필요한 경우
1-3. 대장내시경을 편하고 스마트하게 받는 요령
1-4. 대장내시경을 하기 전 확인할 사항
1-5. 편안한 대장내시경 검사 준비
1-6. 대장내시경 검사후 주의사항

Chapter 1. 대장내시경 검사

1-1.
대장내시경 검사에 관한 흔한 질문

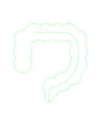

1
대장내시경 검사로 무엇을 확인할 수 있나요?

대장내시경으로 확인할 수 있는 대장 질환 중 가장 중요한 질환은 대장암입니다. 그리고 대장 질환 중 가장 빈도가 높은 질환은 대장용종입니다. 그 외에도 대장내시경으로는 염증성 장질환, 게실, 치핵, 장폐쇄 등 대장과 항문의 병변을 발견할 수 있습니다.

대장암은 초기에는 대부분 증상이 없으므로 대장내시경으로 조기 진단하는 것이 매우 중요합니다.

대장용종은 조직학적으로 선종^{adenoma}, 과형성용종, 염증성용종 등으로 구분됩니다. 그중 선종^{adenoma}의 일부는 5~10년 정도 경과되면 대장암으로 진행할 수 있으므로 중요한 의미가 있습니다. 이러한 선종^{adenoma}을 조기에 발견하여 대장용종 절제술을 시행하면 대장암을 예방할 수 있습니다.

염증성 장질환은 장관 내 비정상적인 만성 염증이 호전과 재발을 반복하는 질환으로, 설사와 복통, 혈변, 체중감소 등의 증상이 나타날 수 있습니다.

대장 게실은 대장의 장벽이 약해져 바깥쪽으로 동그랗게 꽈리처럼 튀어 나가는 것을 말하며, 대부분 증상은 없으나 간혹 출혈이나 염증을 동반할 수 있습니다.

치핵은 항문출혈의 가장 많은 원인으로 대장내시경으로도 진단이 가능합니다.

대장 신경내분비종양은 과거 유암종이라고 불렸던 악성질환으로 조기에 발견하면 내시경적으로도 제거가 가능합니다.

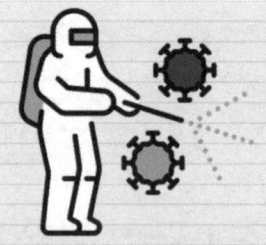

2
대장 관련 증상이 없는데도 대장내시경을 해야 하나요?

대장 관련 증상이 없더라도 40세 이상부터는 정기적으로 대장내시경을 하는 것이 필요합니다. 왜냐하면 대장암과 대장용종은 증상이 없는 경우가 많기 때문이며, 40세 이상부터 대장암과 대장용종의 발생 가능성이 증가하기 때문입니다.

'몇 살부터 대장내시경을 받는 것이 좋은가?'에 대해서는 의사마다 의견이 다소 다릅니다. 일부 의사는 45세부터 대장내시경을 받는 것이 좋다고 이야기하시지만, 많은 의사는 40세부터 대장내시경을 하는 것이 좋다고 주장합니다. 하지만 개인적으로는 40세 이전이라도 여건이 된다면 한 번쯤 대장내시경을 해보는 것이 좋다고 생각합니다. 아주 젊은 나이에 대장암이 발견되는 경우도 종종 있으며, 대장용종은 40세 미만에서도 드물지 않게 발견되기 때문입니다.

3
대장 관련 증상이 있다면 대장내시경을 해야 하는가요?

대장 관련 증상이 있다면 당연히 대장내시경을 해야 합니다. 만약에 대장 관련 증상이 있다면 나이와 상관없이 대장내시경을 하는 것이 좋습니다. 대장내시경을 반드시 해야 하는 첫 번째 증상은 대장출혈, 즉 혈변입니다. 대변을 보고 나서 출혈이 관찰되거나 변에 피가 섞여 나오면 반드시

대장내시경을 해야 합니다.

출혈의 원인 중 가장 흔한 것은 치질이지만 출혈의 원인으로 치질 이외에 다른 대장 질환이 있는지 대장내시경으로 확인해야 합니다.

대장출혈의 원인은 대장암뿐만 아니라 다양한 원인으로 발생할 수 있습니다. 궤양성 대장염이나 크론병 같은 염증성 장질환이 원인이 경우도 있고, 대장용종이나 대장 게실 같은 양성질환 때문일 수도 있습니다. 이런 대장 질환은 모두 대장내시경으로 진단할 수 있습니다.

대장내시경이 필요한 두번째 증상은 배변습관의 변화입니다. 없던 변비가 생기거나, 설사와 변비가 반복되는 배변습관의 변화가 있는 경우에는 반드시 대장내시경을 해보는 것이 좋습니다.

그 외에도 복통이 있거나, 체중감소, 빈혈, 복부팽만감 등이 있는 경우에도 의사 진찰 후에 필요하면 대장내시경을 하는 것이 추천됩니다.

대장암 진단을 위해 대장내시경 대신 분변잠혈검사(FOBT)를 하면 안 되나요? 분변잠혈검사는 부정확하다고 하던데 사실인가요?

대장암 진단에는 분변잠혈검사(FOBT)보다는 대장내시경이 월등하게 좋은 검사입니다. 왜냐하면 분변잠혈검사는 정확도가 낮기 때문입니다. 따라서 국가에서 대장암검진으로 시행하고 있는 분변잠혈검사가 정상이라고 대장암이 없다고 생각해서는 안 됩니다.

분변잠혈검사의 정확도는 매우 낮습니다. 다시 말해 대장암이 있는 경우에도 분변잠혈검사에서 '이상이 있다.'는 결과로 나오는 경우가 낮다는 것입니다. 따라서 분변잠혈검사에서 정상으로 나왔다 하더라도 대장암이 없다고 생각해서는 안 될 것입니다.

이런 낮은 정확도 때문에 의사들은 분변잠혈검사 대신에 대장내시경을 하자고 주장합니다. 다행히 이러한 의사들의 요구가 받아들여져서 2019년부터 일부 지역을 대상으로 '대장내시경을 대장암 검진으로 하기 위한 시범사업'이 시행되고 있습니다. 이 시범사업의 결과를 토대로 몇년 후에는 대장암 검진 검사로 대장내시경이 분변잠혈검사를 대체할 것으로 생각됩니다.

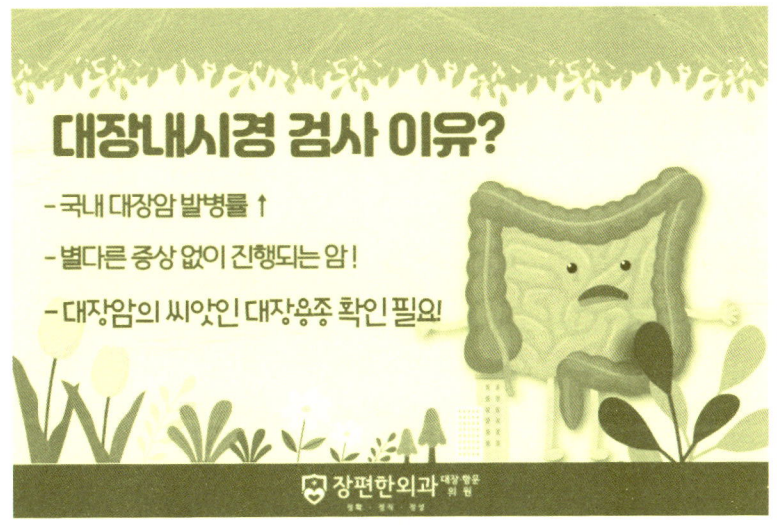

대장내시경은 몇 살부터 하는 것이 좋은가요?
대장암 가족력이 있을 때는 언제부터 검사하는 것이 좋나요?

많은 의사들이 40세부터 대장내시경을 하는 것이 좋다고 권유합니다. 그리고 대장암 가족력이 있다면 40세 전이라도 대장내시경을 하는 것이 좋습니다. 물론 증상이 있다면 나이에 상관없이 대장내시경을 하는 것이 추천됩니다.

우리나라는 의료혜택이 좋아서 미국처럼 100~300만 원 정도의 고가가 아니라 그보다 1/30 가격으로도 검사를 받을 수 있습니다.

대장내시경 검사에 비용이 발생하지만 실보다는 득이 더 많기 때문에 기회가 되면 40세 전이라도 대장내시경을 받는 것이 좋습니다.

또한, 대장암(직장암 포함) 가족력이 있는 경우, 가족성 선종성 용종증 attenuated familial adenomotous polyposis 같은 선천성 질환이 있는 경우에도 당연히 이른 나이부터 검사를 하는 것이 좋습니다.

대장내시경은 몇 살까지 해야 하나요?

국립암센터에서 발표한 자료에 의하면 80세까지 대장내시경을 시행할 것을 제안합니다. 그리고 대부분 의사는 기대수명이 5년 정도 남았다면 대장내시경을 하는 것이 좋다고 제안합니다.

7
대장내시경은 얼마나 자주 해야 하나요?

대장암의 씨앗이 되는 선종^{adenoma}이 대장암으로 변화하는 데 5~10년 정도 소요된다고 알려져 있으므로 일반적으로는 5년 후에 검사하셔도 됩니다. 하지만 장청소가 불량하거나, 검사시간이 부족한 경우이거나 대장 굴곡이 심한 경우에는 대장병변을 놓칠 수 있음도 고려해야 합니다.

만약 대장내시경에서 대장용종이 발견되었다면 대장용종의 조직검사에 따라 추적검사 시기가 달라집니다. 대장암과는 무관하다고 알려진 과형성용종이나 염증성용종이라면 2~5년 후 대장내시경을 하시면 됩니다. 하지만 조직검사상 선종^{adenoma}이 진단된 경우는 다른 용종보다는 추적검사 간격을 짧게 하는 것이 필요합니다.

일반적으로는 선종^{adenoma}이 1~2개인 경우는 2~3년 후에 대장내시경 검사를 권유 드립니다. 그리고 선종^{adenoma}이 3개 이상이거나, 한 개라도 1cm 이상인 경우, 융모성분이 포함된 선종^{adenoma}인 경우는 1년 후에 대장내시경 검사를 권유합니다. 조금 더 대장암으로 갈 가능성이 높은 고등급 이형성 선종^{adenoma}인 경우에는 6개월 후 추적 대장내시경 검사를 하는 것이 좋습니다.

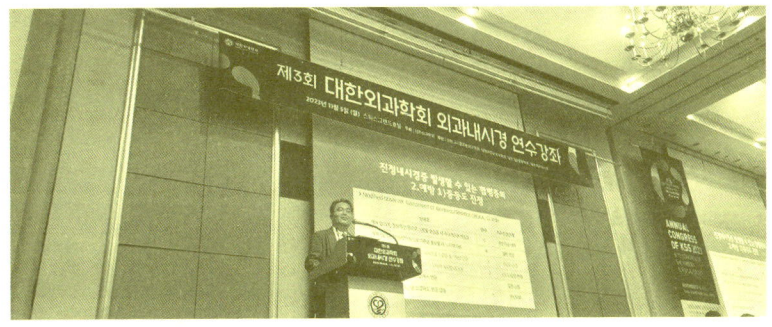

당일에도 대장내시경이 바로 가능한가요?
위내시경과 같이 대장내시경을 해도 되나요?

대장내시경도 당일에 검사하실 수 있습니다. 장정결제를 오전에 드시고 오후에 검사하면 되는 것입니다. 그리고 대장내시경을 하실 때 위내시경도 같이 하실 수 있습니다. 대장내시경을 하실 때 위내시경까지 같이하면 위내시경과 대장내시경을 각각 하는 것보다 경제적으로 유리하며, 사용되는 진정제 양도 적어 좋습니다. 한 번에 두 가지 검사를 다 할 수 있기 때문에 편의성에서도 뛰어납니다.

하지만 당일 대장내시경을 시행하는 병·의원은 그리 많지 않다는 점과 당일 대장내시경을 하는 경우에는 가끔 장청소가 잘되지 않는 경우가 있다는 점은 고려하셔야 합니다.

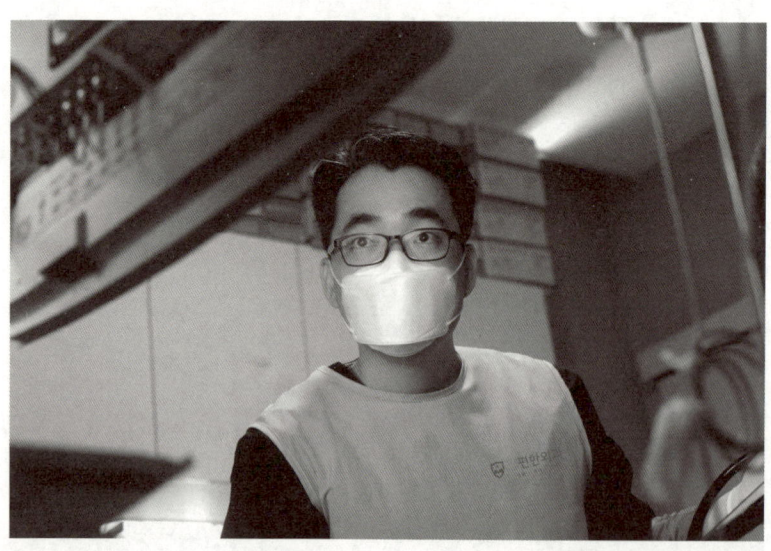

대장내시경으로 치질 수술을 할 수 없나요?
치질 수술하는 날 대장내시경을 같이 하면 안 되나요?

대장내시경으로 치질을 진단할 수는 있으나 대장내시경으로 치질 수술을 할 수는 없습니다.
그리고 동일 의료기관에서 치질 수술하는 날 대장내시경을 같이 하거나, 대장내시경 시행하는 날 치질 수술을 같이 할 수는 없게 국가에서 정해두었습니다. 많은 의사가 이 부분이 잘못되었다고 주장하고 있습니다.

대장내시경 회수시간으로 '6분'을 이야기하는데 어떤 의미인가요?

대장내시경을 시행함에 있어 '6분' 이상 대장을 관찰해야 한다는 의미입니다. 즉, 대장의 가장 안쪽인 맹장까지 도달한 후부터 계산하여 대장을 관찰하는 시간이 6분 이상이어야 한다는 의미입니다.
자세히 보지 않으면 병변을 놓치는 경우가 많습니다. 병변이 있지만 병변을 찾지 못하는 확률을 'missing rate'라고 하는데, 대장내시경은 생각보다 missing rate가 높습니다.
이러한 missing rate를 줄이기 위해서 대장을 '6분' 이상 관찰할 것을 많은 학회에서 추천하고 있습니다. 적어도 대장의 관찰시간을 6분 이상은 가져야 병변을 놓칠 확률이 낮다는 것입니다.

Chapter 1. 대장내시경 검사

1-2. 대장내시경 검사가 필요한 경우

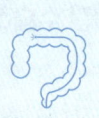

대장내시경은 최고의 검사입니다.

대장내시경은 정말이지 좋은 검사입니다. 1차적으로는 대장암을 찾아내고 대장의 질환이 있는지 확인하는 검사이기도 하지만, 무엇보다 대장내시경은 대장용종을 절제함으로써 대장암을 예방할 수 있다는 큰 의미가 있습니다.

대장암은 90~95% 이상에서 대장용종이 발전하여 발생합니다. 이를 다르게 해석하면 대장용종을 제거한다면 대장암이 발생하지 않는다는 것입니다. 대장용종을 찾아내고, 대장용종을 제거하는 방법은 바로 대장내시경입니다. 즉, 대장내시경을 해서 대장용종을 제거한다면 대장암이 예방될 수 있다는 것입니다.

치질 수술 전에 40세 이상이라면 대장내시경을 권유 드립니다.

정확한 진단을 위해서라도, 건강검진 차원에서라도 치질 수술 전에는 대장내시경을 고려해야 합니다. 나이가 너무 젊거나, 출혈이 과하여 응급수술이 필요하거나, 혈전으로 인한 고통이 심하여 바로 수술을 해야 하거나, 2년 이내에 대장내시경을 한 경우를 제외하고는 40세 이상에서 가능하면 치질 수술 전에 대장내시경을 해야겠습니다.

참고로, 대장내시경이 필요한 증상은 출혈 이외에도 다양합니다. 배변 습관의 변화, 체중감소, 복통, 점액성 분비물, 변비, 변실금, 복부 팽만감 등의 증상이 있을 때는 나이에 상관없이 대장내시경을 해보는 것이 좋습니다.

치질 약물치료에도 출혈이 지속되면 대장내시경을 하세요.

치질의 약물치료를 지속해도 출혈이나 불편감이 지속된다면 대장내시경을 고려해야 합니다. 그리고 치질 수술을 했음에도 계속 출혈이 있거나 불편감이 있다면 역시나 대장내시경을 시행해야 합니다. 염증성 장질환이나 대장암이 있을 수도 있기 때문입니다.

치루 수술 후 대장내시경을 하세요.

치루 수술 후에는 가급적 대장내시경을 하는 것이 좋습니다. 치루의 원인으로 염증성 장질환이 동반되어 있는 경우가 있기 때문입니다.

치루는 재발이 흔합니다. 치루가 수술적으로 제거되었다 하더라도 다른 부위에 치루가 또 생길 수 있습니다. 그 재발의 원인 중 하나가 염증성 장질환입니다. 염증성 장질환이 있다면 염증성 장질환 치료를 해야 합니다. 심지어 치루 수술 전에 염증성 장질환이 있다는 것이 진단되면 염증성 장질환 치료부터 하는 경우도 있을 정도입니다.

그러므로 재발로 인한 치루 재수술을 하지 않기 위해서 반드시 대장내시경을 하서서 염증성 장질환이 있는지 확인하는 것이 필요합니다. 치루의 원인으로 염증성 장질환이 있다면 적절한 치료를 받는 것이 필요하기 때문입니다.

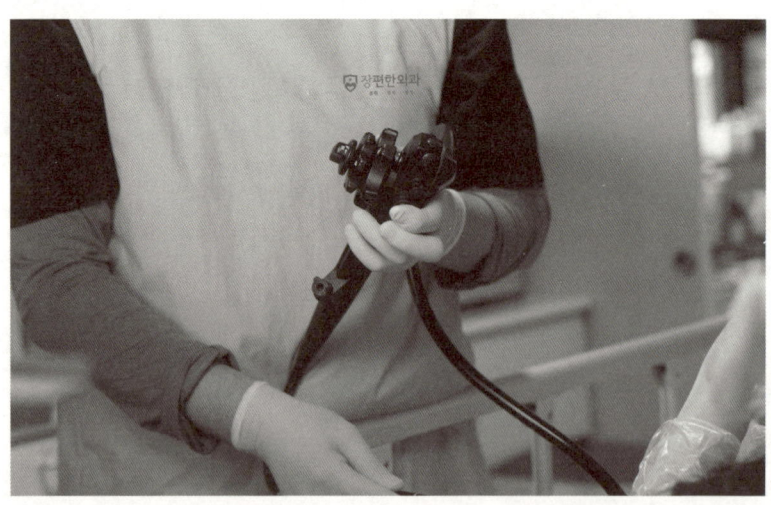

염증성 장질환 의심 증상이 있으면 대장내시경을 하세요.

우리나라에서도 염증성 장질환은 흔하게 진단되는 질병이 되었습니다. 특히나 궤양성 대장염이 늘어나고 있습니다. 크론병도 과거에 비하면 많이 늘었습니다.

염증성 장질환이 의심되는 증상으로는 복통, 체중감소, 설사, 점액질 분비물 등이 있습니다. 평소 장이 안 좋다고 느끼시는 분들, 평소 잘 먹어도 살이 잘 안찌는 체질, 최근에 몸무게가 빠지고 설사를 자주 하는 분들, 항문으로 점액질 분비물이나 혈액이 포함된 콧농 같은 분비물이 나오는 분들은 일단 염증성 장질환을 의심해야겠습니다. 그리고 염증성 장질환이 의심된다면 반드시 대장내시경을 하셔야겠습니다.

궤양성 대장염의 증상은 혈변과 점액질 분비물입니다. 치질이 동반된 경우에는 치질 때문에 혈변과 분비물이 나온다고 생각하기 때문에 치질 수술을 하는 경우가 많습니다. 하지만 궤양성 대장염이 의심되는 경우에는 반드시 치질 수술 전에 대장내시경을 하셔야 합니다.

치루 수술을 했음에도 다른 분들과 다르게 상처가 잘 아물지 않을 때 크론병을 의심하는 경우도 있습니다. 따라서 크론병이 의심되는 경우에도 치루 수술 전에 대장내시경을 먼저 해야 합니다. 심지어 크론병으로 인한 치루인 경우에는 치루 수술은 간단하게 하고 크론병 치료를 우선해야 합니다.

'과민성 대장증후군'이라고만 생각하지 마시고 대장내시경을 한 번쯤 해보세요.

'과민성 대장증후군'이라는 진단을 하기 위해서는 반드시 대장에 이상이 없다는 소견이 전제되어야 합니다. 다시 말해, 대장내시경을 통해 대장에 염증이 없고, 대장용종이 없고, 대장암이 없다는 것이 확인되어야 한다는 것입니다.

장이 안 좋다고 하는 분들은 대부분 설사를 많이 하시고 복통을 호소하십니다. 가스가 잘 차고, 소화가 안 되고 더부룩하다고 하십니다. 방귀가 자주 나오고, 방귀에 냄새가 심하다고 하십니다. 찬 음식을 먹거나 기름진 음식을 드시면 속이 불편하고, 배변 양상이 변한다고 하십니다. 이러한 증상은 대장암의 초기 증상일 수도 있습니다. 또한, 이러한 증상은 염증성 장질환이 있을 때 나타날 수도 있는 증상입니다. 따라서 '과민성 대장'이라고만 생각하지 마시고 대장내시경을 해보는 것이 좋습니다.

술 드시고 설사하는 분들은 대장내시경을 하세요.

술을 드시면 설사를 꼭 하신다는 분 중에 의외로 대장의 문제가 있는 경우가 종종 있습니다. 그중에서 염증성 장질환은 반드시 치료해야 하는 질병입니다. 그리고 약을 드시면 좋아질 수 있는 질병입니다. 불치병이 아닌 것입니다. 염증성 장질환을 조기에 진단하고, 치료한다면 인터넷에 나와 있는 것처럼 염증성 장질환 때문에 평생 고생하지는 않습니다.

대장용종이나 대장의 악성질환도 마찬가지입니다. 조기에 발견하여 치료한다면 내시경적 시술로 완치될 수 있습니다. 설사는 그런 질환들의 초기 신호일 수 있습니다. 설사는 우리 몸이 보내는 신호입니다. 술이 안 맞아서 그만 먹으라는 신호이기도 하고, 대장에 문제가 있으니 대장을 확인해보라는 신호입니다. 만약 이 글을 읽으시는 여러분께서 술을 드시고 설사를 하신다면 술을 줄이고 대장내시경을 하시기를 추천합니다.

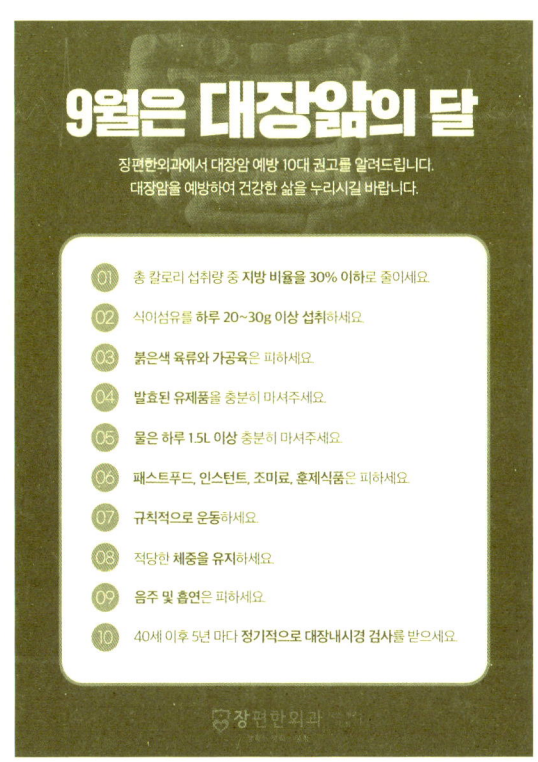

배변습관의 변화가 있다면 대장내시경이 필요합니다.

'배변습관의 변화'란 없던 변비가 생기고, 없던 설사를 하는 경우를 말합니다. 배변습관의 변화는 대장암의 흔한 증상이기 때문에 반드시 대장내시경이 필요합니다.

배변습관의 변화는 대장암의 증상이기도 하지만 대장용종의 증상이기도 합니다. 대장용종 역시나 증상이 없는 경우가 대부분인데, 배변습관의 변화를 주 증상으로 시행한 대장내시경 상에서 대장용종이 발견되는 경우가 무척이나 많습니다. 따라서 배변습관의 변화가 있다면 무조건 대장내시경을 하는 것이 필요합니다.

없던 변비가 생기거나, 없던 설사가 생겼을 때, 설사와 변비가 반복될 때는 대장내시경이 필요합니다.

혈변과 점액질의 분비물이 있다면 대장내시경이 필요합니다.

매일은 아니지만 가끔은 본인의 대변을 관찰하여 대변에 출혈이 섞여 있는지, 배변 후에 출혈이 있는지, 대변 양상이 변했는지, 대변에 점액질 분비물이 포함되어 있는지 확인해야 합니다. 그리고 혈변이나 점액질의 분비물이 있다면 반드시 대장내시경을 하셔야 합니다.

이러한 증상을 유발하는 다양한 질환을 감별하는 데 대장내시경만큼 중요한 검사는 없기 때문입니다.

복통이 있으면 대장내시경을 하세요.

복통의 원인은 다양하므로 모든 복통 환자에서 대장내시경을 시행할 필요는 없습니다. 하지만 복통의 원인으로 대장암이 의심되거나, 염증성 장질환이나 대장 게실이 의심되는 경우에는 대장내시경을 시행하는 것이 좋습니다. 그리고 복통에 대해 보존적인 치료나 약물치료를 시행했음에도 호전되지 않는 경우에도 대장내시경을 하는 것이 좋습니다.

그리고 습관적으로 복통이 있다면 대장내시경을 하는 것이 좋습니다. 복통으로 인해 약물치료를 하고 호전이 되었지만 걱정되신다면 복통의 근본적인 원인을 찾기 위해 대장내시경을 하는 것도 좋습니다. 대장내시경은 그리 힘든 검사가 아니며, 대장내시경을 통해 알 수 있는 정보가 너무나 많기 때문입니다.

변비의 원인을 찾기 위해 대장내시경이 필요합니다.

변비의 원인은 다양합니다. 내분비 질환, 대사 및 전신 질환에 의해서도 발생할 수 있고, 장관 협착이나 장관 폐쇄, 대장암 등에 의한 기질적인 질환도 변비의 원인입니다. 신경안정제나 우울증약, 항콜린제 등에 의한 약제성 변비도 있습니다. 하지만 많은 경우에는 생활습관의 문제나 환경의 변화, 무리한 다이어트, 정신적 스트레스 등에 의한 기능성 변비인 경우가 대부분입니다. 이러한 다양한 변비의 원인을 찾기 위한 1차적인 검사는 바로 대장내시경입니다.

변비가 있는 분들께서 대장내시경을 할 때 주의해야 할 사항이 있습니다. 첫번째, 장 청소를 잘하셔야 합니다. 일반적으로 변비가 심한 분들은 장 청소가 잘 안 되는 경향이 있습니다. 다른 분들보다 물을 더 많이 드시는 것이 좋으며, 3일 전부터 철저하게 식이조절을 하셔야 합니다.

두번째, 대장내시경 하는 의사에게 변비의 원인이 무엇인지 꼭 물어보아야 합니다. 대장내시경을 하는 대부분 의사는 대장에 용종이나 암이 있는지, 그리고 다른 질환이 있는지 확인하는 검사만 진행합니다. 하지만 변비가 있는 분들은 변비의 원인으로 대장의 주행을 자세히 확인하는 것이 필요합니다. 대장내시경으로 대장의 주행을 알기는 쉽지 않으나 대장내시경에 경험이 많은 의사라면 가능합니다. 반드시 대장내시경을 검사한 의사에게 변비가 생길만한 대장의 주행이 있는지를 물어볼 필요가 있습니다.

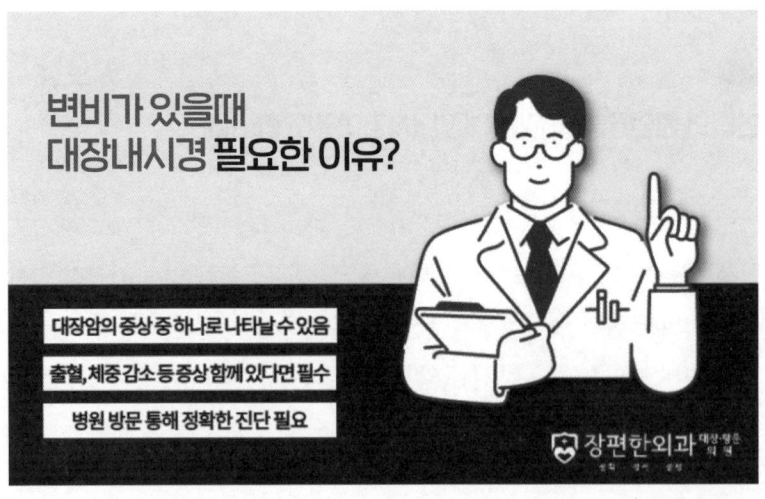

변실금이 있다면 대장내시경이 필요합니다.

변실금 환자에서 대장내시경 검사가 필요한 이유는 여러 가지입니다. 대장의 병변 때문에 변실금이 생기는 경우도 제법 있으므로 대장의 질환 여부를 검사하는 데 대장내시경이 도움이 됩니다.

두번째, 변실금의 원인 중 하나가 변을 제대로 배출하지 못하기 때문인데 대장내시경을 통해 그 원인을 찾을 수 있습니다.

변실금의 원인을 찾기 위한 검사로 대장내시경을 할 때 주의해야 할 것은 고령인 경우 장정결제의 복용에 유의해야 한다는 것입니다. 그리고 85세 이상인 경우에는 대장내시경 자체가 다소 위험할 수도 있으므로 득과 실을 따져서 대장내시경 여부를 결정해야 합니다.

이전에 대장용종을 제거하지 않고 남겨두신 분은 대장내시경을 하세요.

과거 대장내시경에서 대장용종을 완전히 제거하지 못하신 분도 대장내시경을 하셔야 합니다. 간혹 대장용종을 제거하지 않고 남겨놓는 의사 선생님이 계십니다. 여러 가지 이유 때문일 수는 있겠지만 대장용종(특히 선종인 경우)은 제거해야 하는 질병입니다. 만약 대장용종을 제거하지 못했다면 반드시 대장내시경을 하셔서 대장용종을 제거해야겠습니다.

대장암 수술 후에는 당연히 대장내시경이 필요합니다.

과거에 대장암 수술하신 분들도 당연히 대장내시경을 정기적으로 하셔야 합니다. 대장암이 진단되면 5년 동안 산정특례 환자로 지정되어 검사 비용의 5%(비급여 항목은 제외 됨)만 부담하고 정기적으로 대장암 관련 검사를 받을 수 있습니다. 물론 대장내시경도 비용의 5%(비급여 항목은 제외 됨)만 부담하고 검사를 받으실 수 있습니다.
그리고 5년이 지난 경우에도 대장암이 진단되었던 분은 정기적으로 대장내시경을 받으셔야 합니다. 보통 대장암이 5년 동안 아무런 문제가 없었다면 완치라고 봐도 됩니다. 하지만 일반인들이 건강검진을 하듯이 대장암 수술하신 분들도 정기적인 대장내시경 검사가 필요합니다.

대장암의 가족력이 있다면 대장내시경이 필요합니다.

직계가족 중에 대장암으로 고생하신 분이 계신다면 가족들도 대장내시경을 하는 것이 필요합니다. 부모나 형제나 자매 중에 대장암이 진단된 분이 계신다면 자녀분이나 형제분들도 대장내시경을 해야 합니다. 염증성 장질환인 경우도 마찬가지입니다. 염증성 장질환의 가족력이 있다면 대장내시경을 권유 드립니다.
'대장암의 가족력이 있는 경우에 몇 살 때부터 대장내시경을 해야 하는

가?'에 대한 대답은 의사마다 의견이 다소 다릅니다. '대장암이 진단된 가족의 나이보다 10년 일찍 하면 된다.'는 의견도 있고, '대장암이 진단된 나이와 상관없이 30대부터 하는 것이 좋다.'는 의견도 있습니다. 저는 대장암 가족력이 있다면 일반적으로는 35세부터 하시고, 가족 중에 35세 이하에서 대장암이 진단된 경우라면 나이 상관없이 일찍 대장내시경을 하시라고 권유 드립니다.

하지만 대장암 가족력에 대해서 과도하게 걱정할 필요는 없습니다. 그리고 대장내시경을 통해서 대장용종만 제거가 된다면 대장암의 90~95%는 예방이 됩니다.

대장암일까 걱정이 많다면 대장내시경을 하셔서 걱정을 떨쳐버리세요.

대장과 관련된 증상이 없어도 건강검진 차원에서 대장내시경을 하는 것이 좋습니다.

특히나 대장암을 걱정하는 분들은 대장내시경을 하는 것이 좋습니다. 요즘에는 건강에 관련된 정보가 넘쳐나면서 '건강염려증'인 분들도 많이 늘어났습니다. 대장암 걱정으로 인해 스트레스를 받지 마시고 그냥 대장내시경을 한번 하셔서 두 다리 뻗고 주무시는 것이 낫습니다.

건강검진 목적이라면 대장내시경 검사 연령은 80세까지 추천합니다.

대장내시경 검사는 건강검진 목적이라면 40세부터 추천하고, 대장 관련 증상이 있다면 나이 상관없이 대장내시경을 추천합니다. 하지만 '몇 살까지 대장내시경을 하는 것이 좋은가?' 하는 것에 대해서는 의사마다 의견이 다소 다릅니다. 그래서 몇 년 전 국립암센터에서는 '80세까지 대장내시경 검사를 하는 것이 좋겠다.'는 가이드라인을 발표한 적이 있습니다. 저 역시 80세까지는 대장내시경을 하는 것이 안 하는 것보다 더 이득이라고 생각합니다. 물론 80세 이상이라도 건강하신 상태라면, 그리고 대장내시경을 해야 하는 상황이라면 대장내시경을 시행해야 합니다.

제가 강조하고 싶은 것은 나이가 많다는 이유만으로 대장내시경 검사를 미루지 말아야 한다는 것입니다. 요즘은 삶의 질이 중요한 시대입니다. 젊은 분들에게도 중요한 워라밸이 연세 있는 분들에게도 중요합니다. 변을 보는 것이 힘들고, 변실금이 있고, 대장암이 있다면 치료받으셔야 합니다. '살 날이 얼마 남지 않았으니 그냥 지내겠다.'고 생각하시면서 건강을 방치하면 안 되는 것입니다.

Chapter 1. 대장내시경 검사

1-3.
대장내시경을 편하고 스마트하게 받는 요령

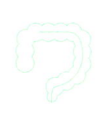

대장내시경을 편하게 받는 요령이 몇 가지 있습니다.

첫번째, 대장내시경을 잘 하는 의사에게 검사받으면 힘들지 않습니다.

두번째, 성능이 좋은 장비로 검사를 하면 대장내시경이 힘들지 않습니다.

세번째, 충분한 진정제를 주사한 후에 대장내시경 검사를 받으면 편안합니다.

마지막으로 대장내시경을 위해 드시는 장정결제도 편한 방법을 이용하는 것이 도움이 됩니다.

대장내시경이 유난히 힘든 사람이 있습니다. 특히 야윈 여성분이나 변비가 심하신 분이 그러합니다. 과거 대장내시경이 힘들었던 분들이거나, 대장내시경이 힘들까 걱정되는 분이라면 대장내시경을 잘하는 의사에게 찾아가는 것이 큰 도움이 됩니다. 어느 의사가 대장내시경을 잘 하는지 알아보는 의료소비자의 능력이 필요합니다.

대장내시경을 위해 드시는 장정결제도 편한 방법이 있습니다.

첫번째, 알약 형태의 장정결제를 드시는 것입니다.
두번째, 물약 형태의 장정결제도 소량을 드시는 종류를 선택하는 것입니다.
세번째, 장정결제 드실 때 물을 드시는 것이 힘드시면 물 대신에 색깔 없는 이온 음료를 드시는 것입니다.
네번째, 장정결제의 복용을 저녁과 아침으로 두 번 나눠서 드시는 것이 좋습니다.

진정내시경으로 받으세요. 진정내시경은 안전합니다.

대장내시경을 편하게 받기 위해서는 진정내시경으로 하는 것을 추천합니다.
대장은 위와는 다르게 3~4군데 꺾여 있습니다. 그래서 그 굴곡된 부위를 지나갈 때는 통증이 다소 있을 수 있습니다. 그래서 전 대장내시경을 진정내시경으로 하는 것에 찬성합니다.
또한, 진정내시경을 하면 대장을 자세히 관찰할 수 있습니다. 대장은 자세히 봐도 숨어있는 병변을 놓칠 가능성이 있으므로 충분한 시간을 들여 검사하는 것은 필요합니다. 그런 면에서 보면 진정내시경을 하는 것이 더 좋습니다.

충분히 준비하고 진정내시경을 한다면 진정내시경은 위험하지 않습니다. 충분한 경험이 있는 의사에 의해 진정내시경이 시행된다면 너무 걱정하지 않으셔도 됩니다.

당일 대장내시경도 가능합니다.
오전에 오셔서 당일 오후에 검사 받으세요.

당일 대장내시경은 오전에 오셔서 대장내시경을 하기로 하고 장정결제를 드시고 오후에 검사하는 방법입니다. 대부분의 병원에서 당일 대장내시경을 하지 않는 이유는 여러가지입니다. 주요한 이유는 대장내시경 검사가 예약제로 운영되기 때문입니다.

당일 대장내시경을 한다고 하면 대부분 장이 잘 비워지는지 걱정하십니다. 2만 명 넘게 대장내시경을 했고, 당일 대장내시경을 10년 전부터 해본 저의 경험으로 판단해보면 당일에 약을 드셔도 대부분 장이 잘 비워집니다.

주의할 것은 몇 가지 경우에는 당일 대장내시경이 비효율적이라는 것입니다. 특히 변비가 심한 여성분들이 그러합니다. 변비가 심한 여성분들은 장청소가 잘 안되는 경향이 있으므로 당일 대장내시경은 제한적으로 하는 것이 좋습니다.

대장내시경 검사 전후 약 복용에 유의하세요.

첫번째, 대장내시경 검사 당일 아침에 당뇨약은 드시지 않으셔야 합니다.
두번째, 대장내시경 검사 당일에 고혈압약은 드셔야 합니다.
세번째, 아스피린이나 항혈전제를 드신다면 장청소를 하기 전에 미리 알려주셔야 합니다.
네번째, 혈압약을 제외한 평소 복용하시던 약은 검사 전날 저녁까지는 드시고 아침약은 대장내시경 검사후에 드시는 것을 추천드립니다.
마지막으로 물도 검사 1시간 전까지만 드시는 것을 추천합니다.

대장내시경 검사를 위해 보호자와 함께 오지 않으셔도 됩니다.

대장내시경을 시행하는 병·의원에서 보호자와 함께 오시라고 요구하는 경우가 제법 있습니다. 특히나 진정내시경으로 하는 경우에는 보호자가 없으면 검사를 안 해주는 곳도 있습니다. 하지만 저는 대장내시경 검사 후 충분히 쉬었다가 가신다면 굳이 보호자와 함께 오지 않으셔도 된다고 생각합니다. 물론 연세가 많으셔서 거동이 혼자서는 힘든 경우를 제외하고 말입니다. 물론, 여건이 허락한다면 보호자와 함께 오셔도 좋습니다. 보호자가 오신다면 더 큰 장점이 있는 것도 사실입니다.

대장내시경 후 치질이 심해질 수 있으니 좌욕을 많이 하세요.

대장내시경을 하고 나면 항문이 다소 불편해질 수 있습니다. 그러므로 대장내시경을 하고 나서 좌욕을 많이 하는 것이 좋습니다.
좌욕을 잘 하는 요령은 다음과 같습니다.
첫째, 따뜻한 물에 좌욕합니다. 37~40도 정도 되는 따뜻한 온수가 좋습니다. 뜨거우면 오히려 좋지 않고 화상의 위험도 있으므로 피해야 합니다.
둘째, 좌욕은 3~5분 정도만 하시면 됩니다. 30분 넘게 하라고 하는 곳도 있는데 개인적으로는 짧게 여러 번 하는 것이 더 좋다고 생각합니다.
셋째, 대야나 좌욕기나 욕조에 엉덩이가 담기기만 하셔도 됩니다.
넷째, 좌욕 후에는 마른 수건으로 두드리거나 헤어드라이어로 뜨겁지 않은 바람으로 건조합니다.
다섯째, 좌욕은 소금이나 소독약이나 쑥 등을 타지 않고 맹물로 합니다.
참고로 좌욕은 항문의 청결유지에 가장 효과적이고, 치핵과 치열 등 항문질환의 보조적인 치료방법으로도 탁월한 효과가 있는 좋은 습관입니다. 대장내시경 후에도 좌욕을 하는 것이 좋지만 평소에도 좌욕을 정기적으로 하는 것은 큰 도움이 됩니다.

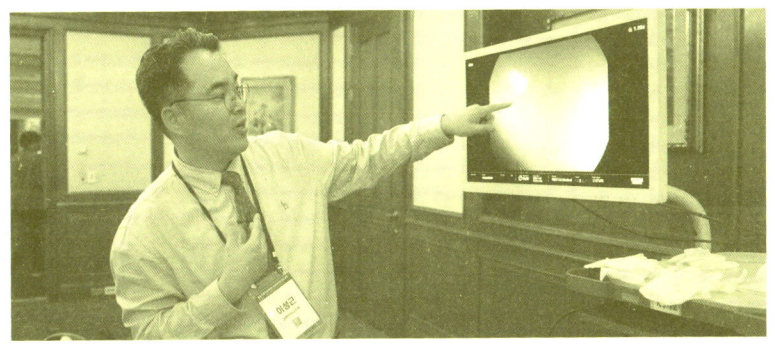

50세 이상이라면 대장내시경 하시기 전에
분변잠혈검사(FOBT)부터 하세요.

50세 이상이라면 대장내시경을 하기 전에 분변잠혈검사를 먼저 하는 것이 좋습니다. 국가에서 대장암 검진으로 분변잠혈검사를 50세 이상에서 매년 시행해주는데, 이 검사에서 양성으로 나오면 대장내시경 비용을 지원받아 할 수 있기 때문입니다.

물론 대장내시경을 의료급여로 하면 비용이 그리 많지 않습니다. 대장 관련 증상이 있고, 진찰한 의사가 대장내시경을 권유했다면 3~4만 원(진정내시경은 비급여라서 병·의원마다 추가되는 비용이 다릅니다.)이면 검사를 받을 수 있습니다.(분변잠혈검사 양성인 경우에도 진정내시경 비용은 개인 부담입니다.)

하지만 저는 항상 50세 이상에서 대장내시경을 하는 경우 분변잠혈검사 설명을 합니다. 선택은 수검자의 몫이지만 그런 혜택을 이용할 수 있다는 것을 알려드리기 위해서입니다.

대장내시경이 정상이면 5년 후에 검사하시면 됩니다.

대장내시경 검사상 정상으로 나왔다면 대장내시경은 자주 안 하셔도 됩니다. 보통은 5년 후에 대장내시경을 권유합니다.

물론 대장내시경 검사에서 대장용종이 발견된 경우에는 5년보다 더 이른 시기에 대장내시경을 하는 것이 좋습니다.

일반적으로 대장용종 중 선종이 3개 이상이거나, 1cm 이상 크기의 선종이 1개 이상이거나, 융모성분의 선종이거나, 장청소가 불량한 경우에는 1년 후에 대장내시경을 권유드립니다. 그리고 1년 후에 대장내시경을 하셔서 대장내시경이 없다는 것이 확인되면 5년 후에 하시면 됩니다.

그리고 대장암의 가족력이 있는 경우에는 5년보다는 더 자주 대장내시경을 하는 것이 필요합니다. 대장암에 대한 걱정이 많은 분도 5년보다 짧은 간격으로 대장내시경 검사를 하는 것이 좋습니다.

물론 대장내시경을 자주 한다고 해서 문제가 될 것은 없습니다. 대장내시경은 잘 하는 의사가 한다면 안전한 검사이기 때문입니다.

대장내시경 후 비급여 주사는 필요한 경우에만 맞으세요.

같은 개수의 대장용종을 제거했음에도 대장용종 절제술의 비용 차이가 나는 이유는 비급여 항목 때문입니다. 따라서 대장용종 절제술을 시행 받은 후에 비급여 항목이 있는지 병·의원 영수증을 제대로 확인할 필요가 있습니다.

대장내시경 검사 후의 모든 수검자에게 비급여 주사를 투여하는 검진센터나 병·의원도 있습니다. 물론 그런 비급여 주사들이 도움이 될 때가 있습니다. 대장용종을 많이 제거한 경우가 그러합니다. 큰 용종을 제거하였거나, 대장용종의 절제 개수가 많은 경우에는 그런 비급여 주사가 도움이 되기도 합니다.

하지만 제가 이렇게 말씀드리는 이유는 무분별하게, 꼭 필요하지도 않은데 그런 비급여 주사를 권하는 경우도 있기 때문입니다. 따라서 의료소비자인 여러분들께서 꼼꼼하게 챙겨야 한다고 생각합니다.

대장내시경을 편하고, 스마트하게 받기 위해서 이제는 의료소비자인 여러분들께서 나서야 할 때입니다.

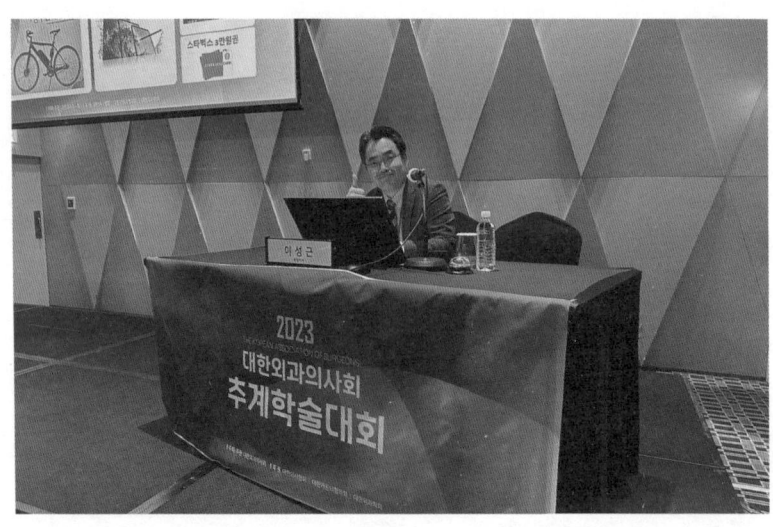

Chapter 1. 대장내시경 검사

1-4.
대장내시경을 하기 전 확인할 사항

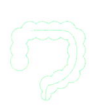

의료급여가 되는지 확인하세요.
증상이 있다면 검진으로 안 하셔도 됩니다.

대장내시경은 대장과 관련된 증상이 있을 때는 의료급여로 받으면 됩니다. 대장과 관련된 증상이 있는 상황이라면 굳이 건강검진으로 검사를 받을 필요는 없다는 것입니다. 비용 측면에서 상당히 유리하기 때문에 의료소비자인 여러분께서 알아두시면 도움이 됩니다.

대장내시경이 필요한 대장과 관련된 증상은 다양합니다. 출혈이 있거나, 배변습관의 변화가 있거나, 변비가 있거나, 변실금이 있거나, 설사를 자주 하거나, 체중감소나 복통 등 다양합니다. 이러한 증상을 의사에게 이야기해서 의사가 '당신은 대장내시경 검사가 필요합니다.'라고 판단하면 의료급여가 인정됩니다. 이 문제는 향후 의료보험 관련하여 실비로 청구되는지 판단하는 데 중요하기 때문에, 대장내시경을 하기 전에는 먼저

의사를 만나서 대장과 관련된 증상을 이야기하고 차트에 기록을 남겨두는 것이 필요합니다.

대장내시경을 하는 의사의 경험을 확인하세요.

현명한 의료소비자라면 대장내시경을 하기 전에 대장내시경 하는 의사가 대장내시경을 얼마나 해보았는지 확인하는 것이 좋습니다. 의사의 실력에 따라 대장내시경의 편안함의 정도가 다르기 때문입니다.

대장내시경 하는 의사의 경험을 알 방법은 다양합니다. 일단 요즘처럼 마케팅을 많이 하는 시대에는 의사가 스스로 본인의 대장내시경 경험을 공유합니다. 그래서 어렵지 않게 대장내시경을 하는 의사의 능력을 알아챌 수 있습니다.

두번째, 의사가 걸어왔던 경력을 살펴보는 것도 도움이 됩니다. 대장항문을 전문으로 진료를 봐왔는지, 건강검진센터에서 근무할 때도 내시경을 했는지 확인하는 것입니다.

또한, 내시경 세부전문의 자격이 있는지도 확인해보면 좋습니다. 어느 정도의 경험이 있어야 내시경 세부전문의 자격증을 받을 수 있기 때문입니다. 단, 내시경 세부전문의를 과거에 취득하고, 그 자격을 지금은 유지하고 있지 않은 경우에는 재고할 필요가 있습니다. 과거에는 대장내시경을 많이 했지만, 지금은 안 하고 있다는 이야기일 수도 있기 때문입니다.

대장내시경 세부전문의에게 대장내시경을 받으세요.

여러 학회에서는 내시경 세부전문의 자격제도를 운영하고 있습니다. 검증된 사람에게 자격증을 부여하고, 자격을 강화함으로써 내시경 검사를 하는 의사의 수준을 올리겠다는 의도에서입니다.

내시경 세부전문의 자격증은 어느 정도의 경험이 있어야 처음에 받을 수 있고, 어느 정도의 교육에 참가해야 5년마다 자격을 갱신할 수 있습니다. 따라서 의료소비자들은 내시경 세부전문의 자격증이 있는지, 그 자격을 지금도 유지하고 있는지 확인하는 것이 도움이 됩니다. 꾸준히 대장내시경을 시행하고 있고, 대장내시경에 관한 교육을 꾸준히 받는 의사라면 일단 믿을만합니다. 내시경 세부전문의 자격증에 더해서 대장내시경에 관해서 어느 정도의 경험(대장내시경 검사 횟수)이 있는지 확인할 수 있다면 금상첨화일 것입니다.

대장내시경을 하면서 항문쪽도 자세히 보는 의사를 추천합니다.

대장내시경은 대장만 검사하는 것이 아니라 항문도 검사할 수 있습니다. 하지만 항문을 제대로 못 보는 대장내시경 세부전문의가 많습니다. 따라서 대장내시경은 대장항문 외과의사이면서 내시경 세부전문의인 의사에게 받는 것이 좋습니다.

현명한 의료소비자라면 대장과 항문을 함께 볼 수 있는 대장항문외과 내시경 세부전문의에게 대장내시경을 받을 필요가 있습니다.

혈변의 원인 중 가장 많은 경우는 치질입니다. 그 치질을 어떻게 관리해야 하고, 치료해야 하는지, 혹시나 치질 수술을 해야 하는지에 대해서 의학적인 지식을 줄 수 있는 대장항문 외과의사에게 대장내시경을 받는 것이 좋기 때문입니다.

만약 항문을 전문으로 하는 병·의원에서 대장내시경을 하지 않으시고 다른 곳에서 검사하신다면 대장내시경을 검사하는 의사에게 '항문쪽도 자세히 봐달라.'고 하셔야 합니다.

대장내시경 회수시간이 '6분' 이상인지 확인하세요.

대장내시경을 제대로 하는지 알 수 있는 가장 간단한 방법은 대장내시경 회수시간이 6분 이상인지 확인하는 것입니다.

대장내시경 회수시간은 대장내시경을 하는 동안 몇 분 동안 대장을 관찰했는지의 시간입니다. 대장내시경은 들어가는 시간과 나오면서 관찰하는 시간으로 구분할 수 있습니다. 대부분 의사는 항문에서 시작하여 맹장까지는 관찰하지 않고 일단 들어갑니다. 왜냐하면, 맹장까지 들어가는 과정에서 대장을 관찰하기 위해 공기가 계속 주입되게 되면, 대장이 팽창하고 꼬이게 되어 대장내시경이 더 힘들어지기 때문입니다. 그래서 대부분의 대장내시경 의사들은 일단 맹장까지 들어가고 난 뒤 나오면서 대장을 관찰하게 됩니다. 맹장에 도달한 후 다시 항문까지 나오는 시간을 회수시간, 즉 관찰시간이라고 합니다.

대장내시경과 관련된 대부분의 학회에서 이 회수시간을 6분 이상으로 하라고 권고하고 있습니다.

따라서 의료소비자는 반드시 회수시간이 6분 이상이 되었는지 확인하는 것이 필요합니다.

맹장 도달 소요시간을 확인하세요.

대장내시경의 회수시간, 즉 관찰시간도 중요합니다만 대장내시경을 얼마나 잘 하는 의사인지를 알기 위해서는 '맹장 도달 소요시간'을 확인하는 것도 도움이 됩니다.

의료소비자인 여러분들께서는 대장내시경을 한 의사에게 물어보시면 됩니다. '제가 대장내시경이 어려웠나요? 맹장에 도달할 때까지 시간이 얼마나 소요되었나요?'라고 말이죠.

이 질문에 대한 대답을 들으면 많은 것을 알 수 있습니다.

먼저, 대장내시경 한 의사의 실력을 알 수 있습니다.

두번째, 맹장 도달 소요시간을 알면 본인의 대장의 굴곡 정도를 알 수 있습니다. 대장내시경을 잘하는 의사가 검사했음에도 맹장에 도달할 때까지 시간이 많이 소요되었다면 장의 굴곡이 심하다는 이야기입니다. 이런 분들은 변비가 생길 가능성이 높은 편입니다. 대장 굴곡이 심한 분들은 장의 흐름이 정체되기 쉬워서 변비가 생길 확률이 다소 높아지는 것입니다.

물론 맹장 도달 소요시간이 짧다고 해서 대장내시경을 다 잘하는 의사인 것은 아닙니다. 대장내시경을 하는 의사가 고수가 되어가는 과정을 표현하는 말이 있습니다.

'맹장 도달 소요시간을 짧게 하려고 노력하면 초보자이다. 병변을 놓치지 않기 위해 신경쓰면 중급자이다. 대장내시경 고수는 대장내시경 수검자를 편안하게 하기 위해서 노력한다.'

선종 발견율이 얼마인지 확인하세요.
얼마나 자세히 보는 의사인지 알 수 있습니다.

선종 발견율이란 대장내시경을 한 사람 중에 선종을 몇 명이나 발견했는지 %로 수치화한 것입니다. 10명의 검사를 했고, 그중에 선종을 4명 발견했다면 선종 발견율이 40%가 됩니다. 통상적으로는 '50세 이상에서 선종 발견율은 35% 이상이어야 한다.'고 권고하고 있습니다.

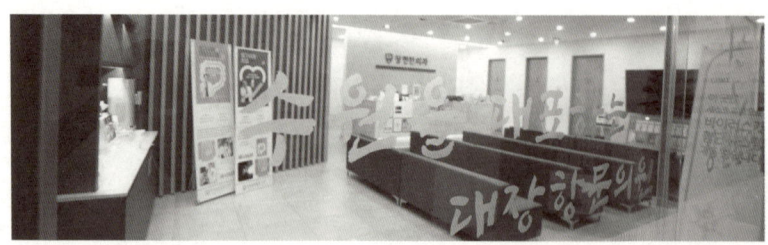

내시경 장비 수준과 대장내시경 검사 중 CO_2를 사용하는지 확인하세요.

대장내시경을 편하게 받기 위해서는 많은 것들이 필요한데 그중 한 가지가 성능 좋은 내시경 장비입니다. 그리고 대장내시경을 할 때 대장을 팽창시키기 위해 주입하는 것이 공기인지 CO_2인지 확인하는 것도 좋습니다. 대장내시경 고수가 내시경 장비까지 좋다면 더욱 실력을 발휘할 수 있으므로 대장내시경 장비는 중요합니다.

또 하나 중요한 것은 대장을 팽창시킬 때 사용하는 CO_2입니다. 대장내시경을 편하게 받기를 원하시면 대장내시경을 받고자 하는 병원에 CO_2 시스템을 이용하는지 확인해보세요. 일반적으로 사용하는 공기보다 CO2를 사용하면 흡수가 빠르고 용종이 훨씬 확장됩니다.

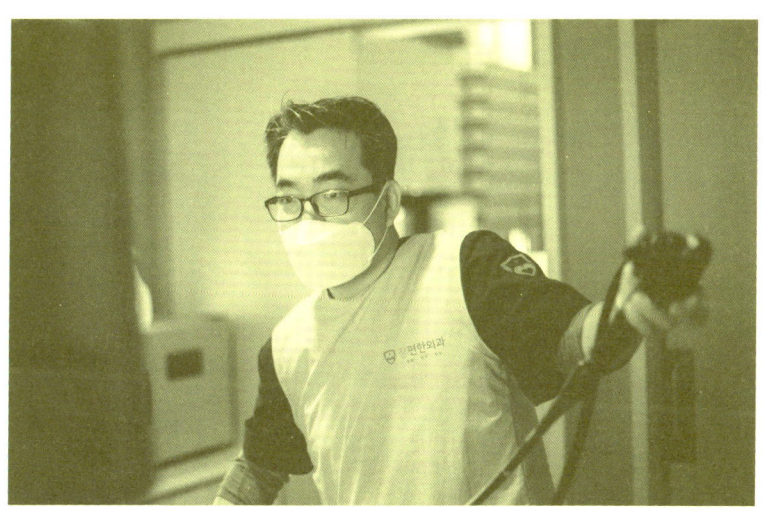

내시경 소독을 잘하고 있는지 확인하세요.

첫번째, 내시경이 진행되는 내시경실 안에는 소독기가 없어야 합니다. 소독기는 독립된 공간에 따로 있어야 합니다. 만약 내시경실 안에 소독기가 같이 있다면 생각해볼 필요가 있습니다. 물론 내시경실 공간 안에 소독기가 있다고 해서 잘못된 것은 아닙니다. 하지만 내시경 소독에 대해 관심이 있는 원장이라면 내시경실과 내시경실 소독실은 따로 구분할 것입니다.

두번째, 내시경 스코프가 몇 대가 있는지 물어보고, 내시경 검사 간격이 얼마나 짧은지 확인하는 것도 방법이 될 수 있습니다. 내시경 스코프가 몇 대 없는데 내시경 검사 간격이 짧다면 소독이 불충분하거나, 내시경 소독을 짧게 하는 것입니다.

세번째, 내시경 소독 자동세척기가 있는지 확인해보세요. 물론 내시경 소독은 손으로 해도 됩니다. 하지만 더 철저하게 내시경 소독을 하려면 자동세척기로 소독을 진행하는 것이 좋습니다.

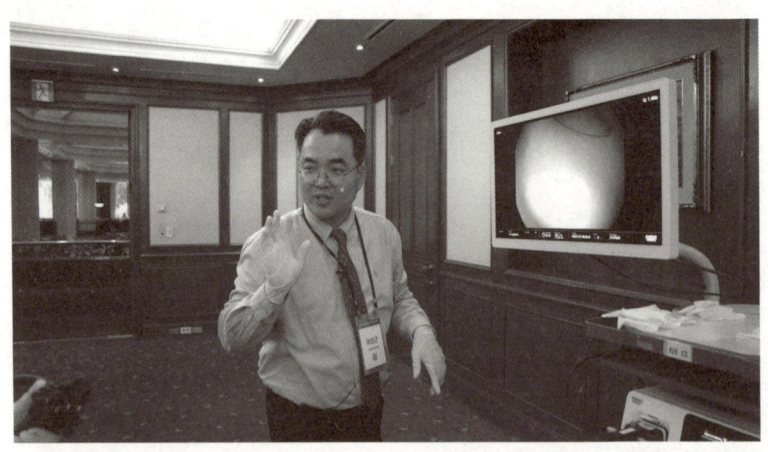

자세히 설명하는지, 촬영된 내시경 사진이 제대로인지 확인하세요.

대장내시경을 잘하는 병·의원을 선택하는 요령 중에 한가지로 '자세한 설명'도 포함될 것입니다. 대장내시경 검사를 하는 의사가 자세히 설명해 준다면 검사도 자세히 관찰하는 의사일 것입니다. 맹점을 놓치지 않기 위해 노력하고, 회수시간을 6분 이상 보려고 노력하는 의사일 가능성이 큽니다. 무엇보다 자세히 설명한다는 것은 '고객분들을 돕고자 하는 마음'이 많은 분일 것입니다.

대장내시경을 꼼꼼하게 검사를 하는가를 알 수 있는 또 하나의 척도는 촬영된 내시경 사진을 보는 것입니다. 사진이 흔들려서 찍혔거나, 촬영된 사진의 개수가 적다면 일단 고민해봐야 합니다. 꼭 봐야 하는 곳을 관찰했는지 알아보는 것이 좋지만 일반인들은 알기 어렵기 때문입니다. 그래서 찍힌 내시경 사진이 이쁘게 찍혔는지 확인하고, 찍힌 내시경 사진이 많다면 일단 안심해도 되겠습니다.

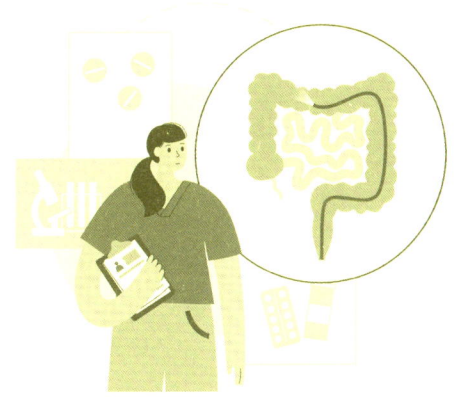

Chapter 1. 대장내시경 검사

1-5.
편안한 대장내시경 검사 준비

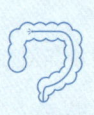

대장내시경을 하기 전 의료진에게 미리 알려야 하는 사항은 무엇이 있나요?

대장내시경을 안전하게 받기 위해서 검사를 받으시는 분들께서는 자신의 질환에 대해서 의료진에게 자세히 알려주셔야 합니다. 대장내시경을 편안하게 받기 위해서 진정제를 투여하는 경우가 많은데 심장질환, 신장질환, 뇌질환, 간질환, 당뇨, 임신인 경우에는 진정제 투여량을 조절해야 하기 때문입니다.

그리고 대장내시경 전에 아스피린이나 항응고제의 중단이 필요할 수 있는데 이때는 담당 주치의와 사전에 상의가 필요합니다. 덧붙여, 복부 수술한 적이 있으시거나, 가족 중에 대장암으로 고생하신 분이 계신 경우에도 알려주셔야 합니다.

2. 대장내시경을 하기 위한 준비는 어떻게 하면 되나요?

대장내시경을 하기 위해서는 장을 비우는 준비가 필요합니다.
즉, 장정결제를 드셔서 장청소를 해야 대장내시경을 할 수 있는 것입니다.
장청소가 잘되기 위해서는 대장내시경 검사 3일 전부터 해조류, 씨 있는 과일과 야채, 견과류 등 피해야 할 음식섭취를 하지 않도록 해야 합니다.

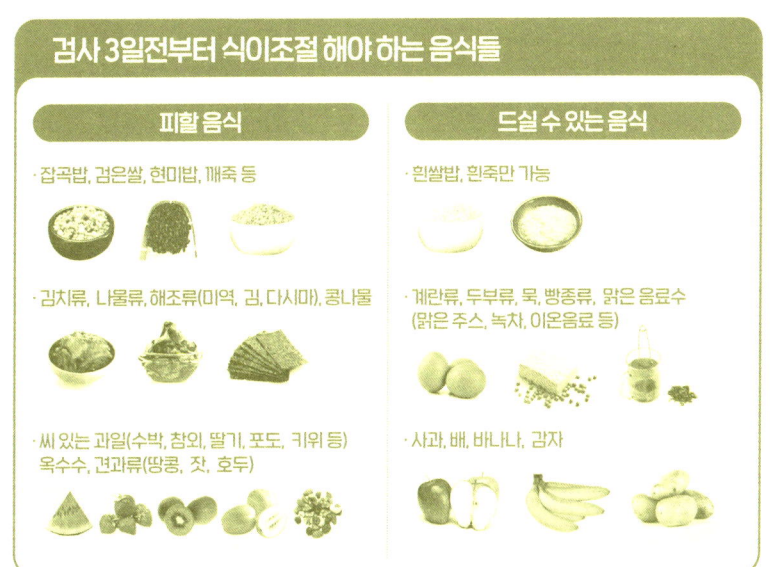

3
장청소를 잘하기 위한 방법은 무엇인가요?
또한, 장청소가 잘 안 되었을 때는 어떻게 하나요?

대장내시경을 위한 장청소를 잘하기 위해서는 씨 있는 과일과 해조류와 잡곡류와 채소류 등을 3일 전부터 드시면 안 되고, 장정결제를 드실 때 최대한 물을 많이 드시는 것이 좋습니다.

장청소가 잘 되었다는 것을 아는 방법으로는 마지막 대변이 노란색 물처럼 나오는 것입니다. 찌꺼기 없이 물만 나온다면 제대로 장청소가 된 것입니다. 만약 대변 찌꺼기가 나온다면 물을 더 드시거나 장정결제를 더 드시는 것이 필요합니다.

4
대장내시경 검사를 위해 장청소를 해야 한다고 하던데 편하게 하는 방법은 없나요? 대장내시경 장청소약으로 알약이 있다고 하던데 차이점은 무엇인가요?

최근 대장내시경 장청소를 편하게 하는 방법으로 알약 형태의 장정결제를 사용하기도 합니다. 기존의 물약 형태와 효과는 같고 복용이 편하다는 장점이 있습니다.

하지만 알약은 비급여 제품으로 본인부담금이 추가로 발생한다는 단점이 있습니다. 그리고 알약 형태의 장정결제를 드신다고 해도 마셔야 하는 물의 양이 현저히 적지는 않습니다.

대장내시경을 편하게 받을 수 있는 방법은 없나요?

대장내시경은 진정제 주사를 맞고 검사하는 것이 좋습니다.
그리고 대장내시경을 할 때 CO_2 가스주입장치를 사용하는 것이 좋습니다. 대부분의 병·의원에서는 대장내시경을 할 때 대장을 팽창시킬 목적으로 CO_2 대신에 공기를 사용합니다. 하지만 일반 공기를 사용해서는 검사 중이나 검사 후에 통증이 제법 있을 수 있습니다. 그리고 CO_2는 전혀 해가 되지 않습니다. 따라서 대장내시경을 하는 고객 입장에서 판단하면 당연히 CO_2 주입장치가 갖추어져 있는 곳에서 검사하는 것이 훨씬 좋습니다. 덧붙여 대장내시경의 경험이 많은 의사에게 대장내시경 검사를 받는 것이 편하게 검사받는 방법입니다.

Chapter 1. 대장내시경 검사

1-6.
대장내시경 검사후 주의사항

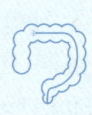

대장내시경의 합병증으로는 어떤 것이 있나요?

대장내시경 후 가장 흔한 문제는 항문불편감입니다. 이러한 경우 따뜻한 물에 좌욕을 하면 큰 도움이 됩니다.
그리고 아주 드물게 출혈이나 천공이 발생할 수 있으므로 주의가 필요합니다. 따라서 대장내시경 후 혈변, 심한 복부 통증, 어지럼증, 식은땀, 빈맥(맥박이 빨라짐), 구토, 고열 등이 동반되면 검사를 받은 병·의원이나 응급실로 내원해야 합니다.

정확 · 정직 · 정성의 장편한외과

대장내시경 전 주의사항

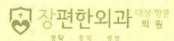

1. 음식 섭취

정확한 검사를 위해 주의해야 할 음식을 확인하세요

- 검사 2-3일 전부터 주의해야 할 음식

| 피해야 할 음식류 | 씨 있는 과일(수박, 참외, 딸기, 포도, 키위 등)
잡곡밥, 검은쌀, 현미밥, 깨죽, 견과류 등
해조류(미역, 김, 다시마)
김치류, 나물류, 콩나물 | 드실 수 있는 음식류 | 흰쌀밥, 흰죽 가능
계란류, 두부류, 묵, 생선류, 국물류
빵종류, 음료류(탄산음료, 맑은 주스,
우유, 녹차 등), 감자, 바나나 |

- 장편한외과에서 사용하는 장 정결제(장 청소약)는 효과가 좋으므로 너무 걱정하지 마세요.
- 당일 대장내시경도 장 정결이 잘 되므로 정확한 검사가 가능합니다.

2. 장 정결제 복용

최근 장 정결제는 복용이 매우 편해졌습니다

- 장편한외과 의료진이 설명드린 대로 정확히 복용하시면 됩니다.
  - 장 정결제 복용한 후 드시는 물은 충분히 드시는 것이 좋습니다.
- 무색의 이온음료를 드셔도 괜찮습니다.
- 장 청소가 잘 되었는지의 판단은 배변 색깔로 판단할 수 있습니다.

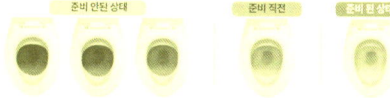

3. 검사 전 약 복용

드시는 약이 있다면 의료진에게 미리 알려주세요

- 고혈압 약 : 검사 당일 지정해 드린 시간에 꼭 복용하셔야 합니다.
- 심장질환, 뇌질환, 천식, 만성 폐질환, 고혈압, 협심증, 당뇨 등으로 현재 복용중인 약물이 있는 경우 담당의사에게 알려주십시요.
- 현재 복용중인 처방약물 중 항응고제(쿠마딘)나 항혈전제(아스피린, 플라빅스) 관련 약을 복용하시는 경우, 미리 말씀해 주십시요.
- 검사 당일에는 혈당조절 약물이나 인슐린 주사는 투여하지 마십시요.

TEL. 031-5057-5114

정확 · 정직 · 정성의 장편한외과

대장내시경 후 주의사항

QR 코드 사용방법
- 기본 카메라, 네이버, 각종 QR 스캔 어플을 열어주세요.
- QR 코드를 카메라 화면에 맞춰 사진을 찍는 것처럼 비춰줍니다.
- QR 코드가 인식 후, 나타나는 창을 눌러주세요.
- 장편한외과의 대장내시경 전후 주의사항에 관한 영상을 보실 수 있습니다.

01. 대장내시경 검사 후 (용종절제술을 시행하지 않은 경우)

- 대장내시경 검사 후에는 충분한 휴식이 필요합니다.
- 너무 무리한 활동은 자제해주세요.
  - 검사 당일에는 가급적 운전, 기계 다루는 일, 정교한 작업 등을 삼가해 주세요.
- 대장내시경 후 항문이 불편한 경우에는 연고와 좌욕이 도움이 됩니다.
- 대장내시경 후 첫 식사는 부드러운 음식(죽)을 드시는 것이 좋습니다.

02. 용종절제술을 시행한 경우

01 일상생활 : 대장용종 절제 개수와 크기에 따라 달라질 수 있습니다.
- 식사 : 대장용종절제술 후 가능한 식사시간은 의료진이 알려드립니다.
  - 첫 식사는 안내해 드린 시간에 부드러운 음식(죽)을 드시면 됩니다.
- 음주와 격렬한 운동은 일주일 동안은 삼가해 주시기 바랍니다.

02 출혈 : 배변 시에 출혈이 있는지 확인이 필요합니다.
- 코피처럼 피가 쏟아지거나 선지처럼 출혈의 덩어리가 나오는 경우에는 연락주세요.

03 복통 : 복부에 통증이 지속되면 연락주세요.
- 대장내시경 검사 시에 주입된 공기가 배출되기 전까지는 통증이 있을 수 있습니다.
- 복통, 어지럼증, 식은땀 등의 증상이 계속되면 병원이나 핸드폰으로 연락 주세요.

★ 장편한외과 대장내시경과 대장용종절제술이 특별한 이유 ★
- 의료진의 탁월한 실력과 풍부한 경험
- 최신장비와 특수장비(CO_2 (이산화탄소))
- 당일 대장내시경과 당일 대장용종절제술이 가능

TEL. 031-8067-8114

2
대장내시경을 잘하는 의사는 어떻게 찾나요?

대장내시경을 잘하는 의사를 찾는 방법으로 몇 가지를 소개해드립니다.
첫째, 대장내시경 세부전문의 자격이 있는지 확인하는 것입니다.
둘째, 대장내시경 경험이 얼마나 있는지 확인하는 것입니다.
셋째, 학회 활동을 얼마나 하고 있는지, 꾸준히 공부하는지 확인하는 것입니다.

3
대장내시경 후 좌욕을 하면 좋은가요?

대장내시경 후 항문불편감이 발생할 수 있으므로 대장내시경 후 좌욕을 하는 것이 도움이 됩니다. 특히나 치질 등 항문질환이 있는 경우에는 좌욕이 특히 도움이 됩니다.
좌욕을 하는 방법은 다음과 같습니다.
첫째, 따뜻한 물을 사용합니다. 37~40℃ 정도의 목욕탕 온탕 정도의 온도가 좋습니다. 뜨거운 물로 좌욕을 하는 경우에는 화상을 입을 수 있으므로 좋지 않습니다.
둘째, 좌욕하는 시간은 한번 하실 때 3~5분 정도 하시면 됩니다. 오래 할 필요는 없습니다.
셋째, 소금이나 소독약, 쑥 등을 타지 않고 맹물로 합니다.
넷째, 하루에 여러 번 좌욕을 해주시면 더욱 좋습니다.

대장내시경 후 조직검사 결과는 언제 나오나요?
대장암으로 진단되면 향후 어떤 조치가 이루어지나요?

대장내시경 후 조직검사는 대략 3~7일 후에 나옵니다. 대장암으로 진단되는 경우에는 대장암의 진행정도와 전이여부를 파악하기 위해 복부 CT(전산화 단층촬영)를 추가로 검사하게 됩니다. 필요에 따라 MRI(자기공명 영상장치) 검사와 기타 검사를 추가로 진행하기도 합니다. 이러한 검사결과를 토대로 대장암 병변을 내시경적으로 치료할지, 수술로 치료할지를 결정하게 됩니다.

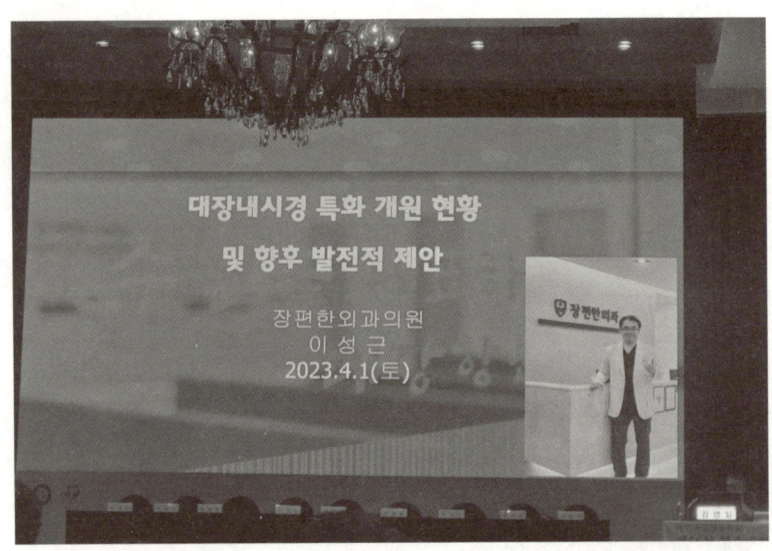

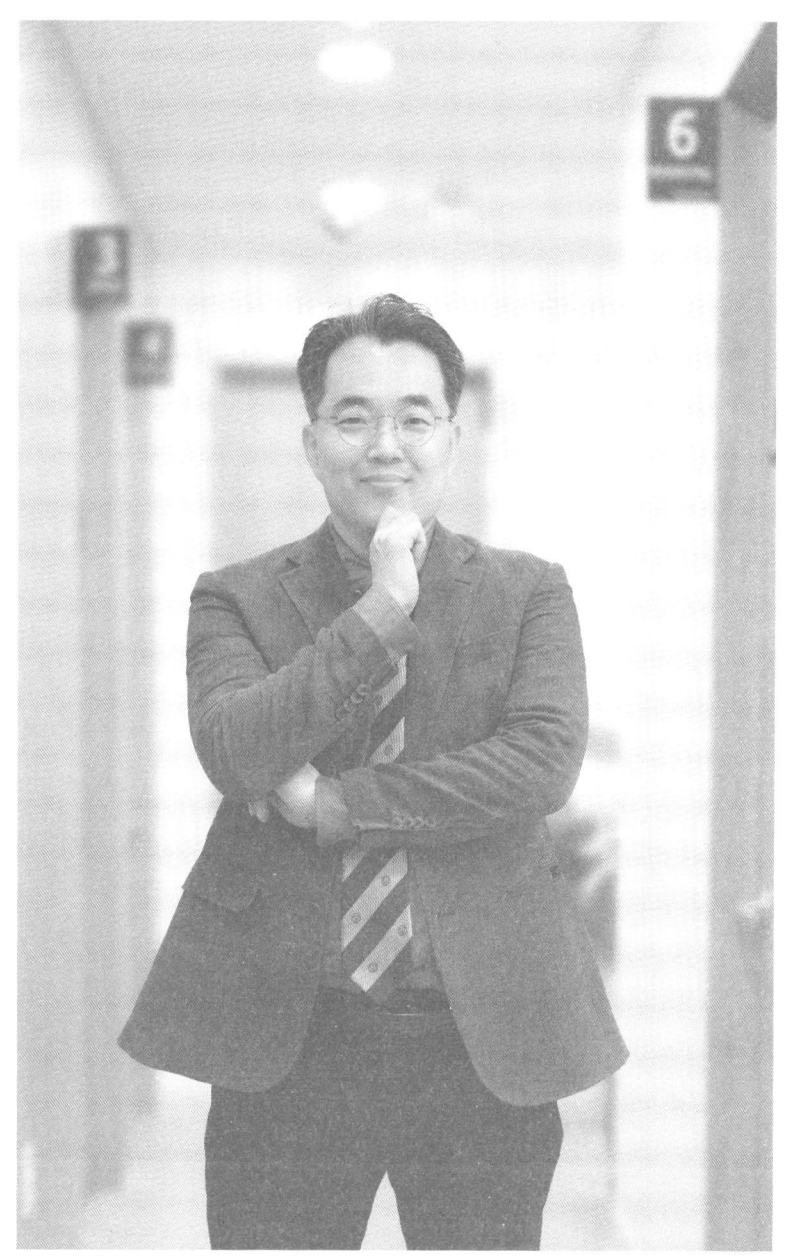

내시경 백과사전 PART 1.
대장내시경

Chapter 2
대장 질환

2-1. 대장용종
2-2. 대장용종 절제술
2-3. 대장암
2-4. 염증성 장질환
2-5. 변비와 변실금
2-6. 다양한 대장 질환

Chapter 2. 대장 질환

2-1. 대장용종

1
대장용종이 무엇인가요?

대장용종은 대장 점막 표면에 생긴 덩어리진 모양의 혹으로, 작은 세포들이 모여 만들어진 집합체입니다. 대장용종의 모양은 제각각이지만 조직학적인 분류에 따라 크게 4종류로 나눌 수 있고, 각각의 용종마다 어느 정도의 공통점과 특성을 가지고 있습니다. 대부분의 용종은 해롭지 않으나, 그중 일부 용종(선종)은 시간이 지나면서 크기가 커지면서 암으로 진행될 수 있고, 이러한 용종을 너무 늦게 발견할 경우 좋지 않습니다.

대장용종은 왜 생기나요?

대장용종의 정확한 원인은 아직 밝혀지지 않았습니다. 육류 및 기름진 음식의 섭취로 인한 담즙산의 과도한 분비나 흡연, 음주 등 독성물질에 의해 장점막 세포에 손상이 지속되면 발생한다고 알려져 있습니다.

대장용종의 종류가 다양하다고 하던데 대장용종은 무조건 제거해야 하나요?

예. 가능하면 대장용종은 발견됐을 때 제거하는 것이 좋습니다. 다만, 단순 물혹이 너무나 확실해서 의심의 여지가 없을 경우는 제거하지 않을 수도 있습니다.

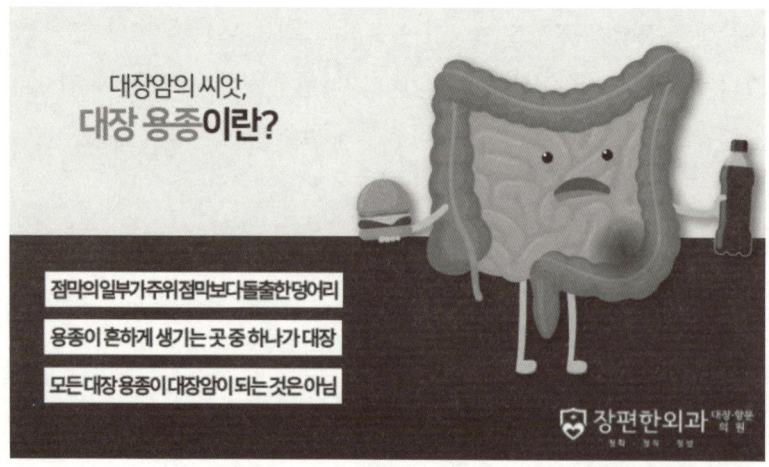

4
대장용종이 모두 암으로 발전하는가요?

아닙니다. 대장용종의 종류는 많지만 그중 암으로 발전하는 용종은 '종양성 용종'으로 분류되는 선종입니다. 하지만 모든 선종이 암으로 발전하는 것도 아닙니다. 대장암의 90~95%는 선종에서 시작한다고 보고가 되지만, 모든 선종이 암이 되느냐와는 다른 문제라고 할 수 있습니다.

대한대장항문학회의 대장내시경 진료권고안에 따르면, 크기가 1cm 이상의 선종, 한 번에 3개 이상의 선종이 발견된 경우, 관융모선종 혹은 융모선종일 경우, 선종의 이형성 정도를 따졌을 때 고도 이형성이 동반된 선종의 경우, 1cm 이상의 톱니모양용종 등은 암으로 진행될 가능성이 높다고 보고하고 있습니다.

5
대장암으로 진행을 잘 하는 대장용종은 어떤 종류인가요?
얼마나 지나서 암이 되나요?

일반적으로 잘 알려진 '선종'이라는 용종이 대장암으로 발전하는 용종입니다. 일반적으로 5~10년에 걸쳐 암으로 진행된다고 알려져 있습니다. 그렇지만 모든 선종이 암으로 발전하는 것은 아니며, 일반적으로 선종의 30% 정도만이 5~10년에 걸쳐 암으로 진행된다고 알려져 있습니다.

대장용종은 재발을 잘 하나요? 재발 이유가 무엇인가요?

대장용종의 재발은 용종의 크기가 크거나 개수가 많았던 경우에 가능성이 높아지고, 그 외에 고령의 나이, 남자, 음주 및 흡연, 비만, 운동하지 않는 것 등 매우 다양한 원인 때문으로 알려져 있습니다.

지난번 대장내시경에서는 용종이 없었는데 1년 만에 용종이 있는 이유가 무엇인가요?

1년 사이에 대장용종이 생겼을 수도 있고, 지난번 검사에서는 발견이 안 된 대장용종일 수도 있습니다. 장정결 상태나 용종의 위치, 용종의 크기와 모양, 주변 과증식 용종의 분포에 따라 용종이 있어도 발견되지 않을 수 있기 때문입니다.
또한, 내시경 장비의 성능, 대장용종의 위치 및 형태 등 다양한 원인으로 대장용종이 발견이 안 될 수도 있습니다. 따라서 대장내시경은 일회성에 그치는 검사가 되어선 안 되며, 정기적으로 꾸준히 받으시는 게 좋습니다.

8 대장용종을 예방하는 방법은 무엇인가요? 예방할 수 있는 음식이 있나요?

증상이 없더라도 만 40세가 되면 정기적인 대장내시경 검사를 받고, 채소와 과일 그리고 섬유소가 많이 있는 음식을 섭취하는 것이 중요합니다. 술과 담배를 멀리하고, 규칙적인 운동을 하는 것도 도움이 됩니다.
하루 전체 열량 중 지방질 섭취에 의한 열량을 30% 이하로 줄이고, 일일 섬유소 섭취량을 30g으로 높이면서 여러 가지 채소와 과일을 매일 드시는 것이 좋습니다. 또한, 비만을 해결하고, 하루 800mg 이상의 칼슘 섭취가 권장됩니다. 곡류에서는 보리, 미숫가루, 보리쌀 등이 좋습니다. 버섯류, 물미역, 김, 파래 같은 해조류, 복숭아, 대추 같은 과일류, 고추, 갓 같은 야채류 등에 섬유소가 많습니다. 전분이 많은 고구마, 도토리 등도 섬유소가 풍부한 음식입니다.

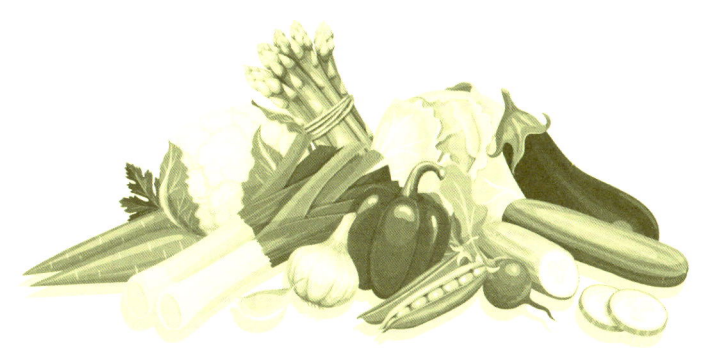

❶ 대장용종은 제거하면 완치입니다.

우리가 대장용종에 대해서 걱정해야할 것은 대장용종이 대장암으로 진행되는 것입니다. 대장용종 중에 '선종 adenoma'이라는 것은 대장암으로 진행될 수 있기 때문입니다. 따라서 대장용종 중에서 '선종'이라는 용종이 대장암으로 발전하기 전에 대장용종 절제술을 시행하는 것이 중요합니다.

대장용종은 제거만 하면 완치이기 때문에 걱정하지 않으셔도 됩니다. 대장용종을 제거하면 대장암이 예방되기 때문에 대장용종 절제술은 상당히 중요합니다. 대장용종이 없으면 다행이지만 대장용종이 있다고 해도 대장용종을 제거했다면 그리 스트레스를 받을 필요는 없는 것입니다.

❷ 모든 대장용종이 대장암이 되는 것은 아닙니다.

대장용종의 종류는 다양합니다. 선종 adenoma, 과형성용종 hyperplastic polyp, 염증성용종 imflammatory polyp 등이 대표적입니다. 하지만 모든 대장용종이 대장암으로 진행되는 것이 아니기 때문에 대장용종이 있다는 것만으로 걱정하지 않으셔도 됩니다. 대장암으로 진행될 수 있는 대장용종은 '선종'입니다.

물론 모든 선종이 대장암으로 진행되는 것도 아닙니다. 선종은 다시 저이형성 low grade 선종과 고이형성 high grade 선종으로 구분됩니다. 저이형성 선종보다는 고이형성 선종이 악성화의 가능성은 높으나 빈도가 그리 흔하지는 않습니다. 하지만 선종이라면 종류가 뭐든 상관없이 제거되어야 합니다.

강조하건데, 조직검사상 '선종'으로 나왔다 하더라도 대장암 걱정은 안 하셔도 된다는 것입니다. 조직검사상 선종이기는 하지만 완전히 제거되었다면 대장암으로 발전할 가능성은 없는 것입니다. 다만 다른 부위에 또 대장용종이 생길 수 있으니 추적 대장내시경 검사는 필요합니다.

❸ 대장용종은 나이 든 사람만 있는 것이 아닙니다. 젊은 분들에게도 늘어나고 있습니다.

대장용종은 과거에는 나이가 많은 분들만의 질병이라고 생각해 왔습니다. 50세 이상에서 대장용종이 흔히 발견되기 때문에 국가 암검진도 50세 이상에서만 시행하고 있습니다. 하지만 대장내시경을 주로 하는 의료인들은 대장암검진 시작 나이를 50세에서 40세로 나이를 낮춰야 한다고 주장하고 있습니다.

젊은 나이에서 대장용종이 늘어나고 있는 이유는 식습관과 연관이 많을 것입니다. 술을 많이 드시고, 육고기를 좋아하는 젊은 분들에게서 대장용종이 더 흔하게 발견됩니다. 식단이 서구화되고, 어릴 적부터 햄과 햄버그 등의 가공육을 많이 드시고, 야채 위주의 식단을 안 하기 때문일 가능성이 큽니다.

대다수 의사는 40세부터 대장내시경을 권유하고 있지만 저는 여건이 된다면 35세부터 대장내시경을 하는 것도 괜찮다고 생각합니다. 물론 혈변이나 체중감소나 복통이나 배변습관의 변화가 있다면 20대라도 검사를 하는 것이 필요합니다.

특히나 대장암 가족력이 있다면 젊은 나이에 대장용종이 있는지 확인하고 대장용종을 제거해야 합니다. 확률적으로 대장암 가족력이 있다면 젊은 나이에 대장용종이 있을 가능성이 있습니다. 따라서 부모나 형제가 대장암이 진단되었다면 바로 대장내시경을 해보시라고 추천합니다.

❹ 장청소가 불량하면 대장용종 발견이 안 될 수도 있습니다.

대장은 꼬불꼬불합니다. 3~4번 정도 심하게 꺾여 있으므로 숨어있는 대장용종을 발견하지 못할 수 있습니다. 장청소가 잘 되어도 대장용종을 놓칠 가능성이 있는 것입니다. 따라서 대장용종을 잘 발견하기 위해서는 장청소를 확실하게 해야 합니다. 장청소가 잘 안되어 대변의 찌꺼기가 남아있다면 그 찌꺼기로 인해 대장용종이 가려서 안 보일 수도 있습니다.

대장내시경을 할 때 장청소를 잘하는 방법은 여러 가지입니다. 일단 정확하게 장청소약을 드셔야 합니다. 시간에 맞춰 약을 드시는 것도 중요하고, 물을 많이 드시는 것도 중요합니다. 물을 드시는 것이 힘들다면 색깔 없는 이온 음료를 드시는 것도 괜찮고, 장정결제로 알약 형태를 드시는 것도 좋습니다.

두번째, 대장내시경하기 3일 전부터 음식조절을 잘 하셔야 합니다. 남자분들은 장청소가 잘되는 편인데 변비가 있는 여성분들은 특히 음식조절을 잘 하셔야 합니다. 씨 있는 과일은 안 드셔야 하고, 해조류나 채소류도 안 드시는 것이 좋습니다.

❺ 대장용종을 제거했다면 추적 대장내시경이 필요합니다.

대장용종 절제술 후 추적검사의 시기는 대장용종의 개수와 조직검사 결과에 따라 달라집니다. 보통 선종이 3개 이상이면 1년 후에 대장내시경을 권유 드립니다. 그리고 선종의 크기가 1cm 이상이었다면 역시나 1년 후에 대장내시경을 권유 드립니다. 선종의 개수가 3개 이상이거나, 크기가 1cm 이상이었다면 대장용종이 또 생길 수 있기 때문입니다. 선종의 크기가 1cm보다 작고, 개수가 1~2개였다면 2~3년 후에 대장내시경을 하시면 됩니다.

강조하고 싶은 것은 조직검사에서 대장용종 중 선종으로 확인이 된 경우에는 반드시 추적 대장내시경이 필요하다는 것입니다. 물론 대장용종이 없었다 하더라도 5년 후에 대장내시경은 필요합니다.

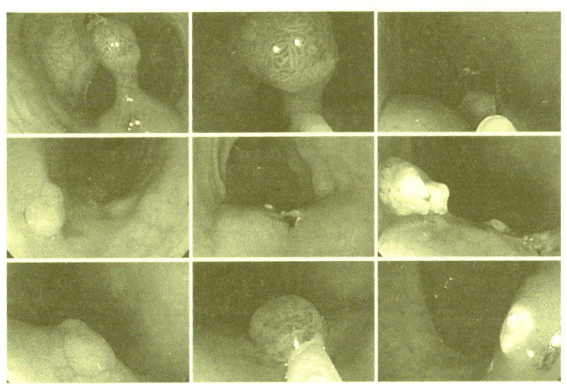

Chapter 2. 대장 질환

2-2. 대장용종 절제술

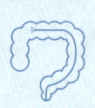

대장용종이 있으면 바로 제거해야 하나요?

네. 발견되는 대장용종은 바로 제거하는 것이 원칙입니다. 다만 항혈전제 복용 중인 환자, 장정결 상태가 너무 불량한 경우 등 예외적인 경우에는 따로 일정을 잡아서 절제하기도 합니다.

대부분의 대장항문 병·의원에서는 용종을 발견하는 즉시 제거할 수 있는 시스템을 갖추어 두고 있지만, 간혹 건강검진센터 혹은 아주 작은 규모의 병원에서는 진단 목적의 대장내시경만을 시행하는 경우가 있기 때문에, 대장내시경을 받으시기 전에 검사중에 용종절제가 가능한지에 대해서 문의해 보시는 것이 좋겠습니다.

대장용종을 치료하는 방법이 다양하다고 하던데 어떤 경우에 어떤 치료법을 선택하나요? 그 차이가 무엇인가요?

대장용종의 크기에 따라 대장용종을 제거하는 방식이 달라질 수 있습니다. 제거하는 방식에 따라 시술 시간, 시술 난이도, 합병증의 빈도 등이 달라질 수 있습니다.

첫번째, 용종의 크기가 4mm 미만일 때는 조직겸자를 이용하여 용종을 제거합니다. 겸자는 작은 주걱 모양의 기구를 의미하며 용종을 감싸듯 잡아 뜯어내는 방식으로, 주로 조직검사에 이용되지만 작은 용종을 통으로 제거할 수도 있습니다.

두번째, 올가미 모양의 기구를 이용한 일반적인 용종절제술입니다. 용종절제술은 용종의 크기가 5~10mm일 때 사용하며, 올가미로 용종 주변의 충분한 변연부를 확보하면서 절제하는 방식입니다. 이때 전기를 통하여 절제와 동시에 지혈을 시도할 수 있지만, 천공의 위험으로 현재는 전기 없이 물리적으로 절제하는 방식 cold polypectomy이 선호됩니다.

세번째, 점막하절제술(EMR)이라고 하여, 10mm를 넘는 용종에서 장천공 등의 합병증을 방지하기 위해서 대장의 점막과 근육층 사이에 생리식염수를 채워넣은 후에 근육층 손상없이 제거하는 방법입니다.

네번째, 점막하 박리술(ESD)입니다. 올가미로 한 번에 조직을 절제하는 점막하절제술과 다르게 점막하 박리술은 점막하층을 박리하면서 조금씩 벗겨내듯이 절제하는 방법입니다. 시술시간이 오래 걸리고 천공의 위험성이 다소 높으며, 시술 난이도가 매우 높기 때문에 주로 조기 대장암 혹은 20mm 이상 크기의 용종, 점막하종양의 경우에 사용됩니다.

건강검진 할 때는 왜 일부 병원에서는 대장용종 절제술을 바로 시행하지 않나요?

시간이 오래 걸리고 보험 체계가 다르기 때문입니다.
일반적으로 진단 목적의 대장내시경은 짧게는 10분, 오래 걸려도 20~30분 이내에는 끝나게 됩니다. 하지만 대장용종 절제술을 시행하는 경우에는 시간이 다소 필요합니다. 건강검진센터의 경우, 짧은 시간 내에 많은 내시경을 해야 하는 시스템입니다. 따라서 대장용종 절제술을 시행할 경우, 모든 검사를 다 할 수 없기에 진단 목적의 내시경만을 시행하고 있습니다.

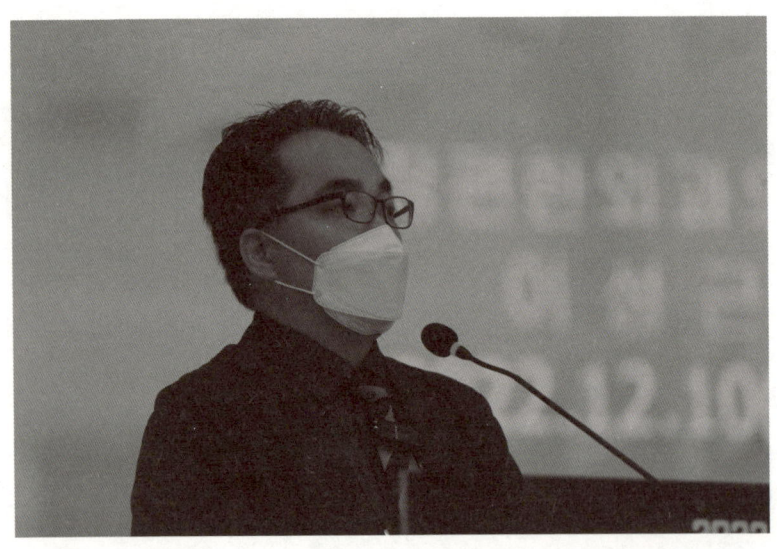

대장용종 절제술 후 입원을 하거나 수액치료를 하면 도움이 되나요?

일부의 경우에서는 도움이 됩니다.
일반적으로 대장용종 절제술 후 입원을 하는 가장 큰 이유는 합병증 발생 여부를 관찰하기 위해서입니다.
지연성 천공 및 출혈 가능성이 조금이라도 있는 경우, 금식과 함께 절대 안정을 취해야 하기 때문에 입원치료를 권장하게 됩니다.
하지만 최근에는 전기를 통하지 않는 단순 올가미절제법이 널리 쓰이면서 지연성 천공을 비롯한 용종절제로 인한 합병증 발생이 많이 줄어들었기 때문에 2cm가 넘는 용종을 제거하거나, 한 번에 여러 개의 용종을 제거하는 경우, 출혈성 경향이 높은 경우가 아니라면 반드시 입원치료가 필요하지는 않습니다. 물론 내시경 의사가 용종절제 후 입원치료를 권한다면 환자의 안전을 위한 것이니 긍정적으로 검토하는 것이 좋습니다.
그리고 수액치료가 반드시 필요한 경우가 있는데, 대장용종 절제술 후 금식을 유지해야 하는 경우나, 출혈이 의심되어 지혈주사 치료가 필요할 경우, 천공이 의심되어 수액치료와 함께 약물치료가 동반되어야 하는 경우 등입니다.

대장내시경 후
주의사항

대장용종 절제술 후 발생할 수 있는 합병증은 어떤 것이 있나요?
어떻게 알 수가 있을까요?

대장용종 절제술 후 발생 가능한 합병증은 드물지만 출혈, 천공입니다. 대장의 벽은 두께가 1.5~3mm정도로 매우 얇고, 영양 및 수분흡수를 위해 점막에 얇은 혈관들이 잘 발달되어 있기 때문입니다.

이런 합병증이 발생하면 배변시 핏덩이가 쏟아지고, 어지러움, 빈맥 등의 증상이 나타나거나, 갑작스럽게 참을 수 없는 복통 및 발열, 오한 등의 증상이 나타납니다.

대장용종 절제술 후 위와 같은 증상들이 나타난다면 즉시 병·의원에 문의하거나 가까운 응급실을 방문하여야 합니다.

대장용종 절제술 후 합병증은 어떤 경우에 발생 가능성이 있나요?

대장용종 절제술 후 합병증 발생은 용종의 크기, 위치, 기저 질환 등에 영향을 받습니다. 용종의 크기가 큰 경우, 기저질환이 있는 경우에 위험성이 높아지지만 빈도는 매우 드뭅니다. 또한, 일반적으로 고령 환자, 고혈압, 당뇨 등 만성 기저 질환이 있는 환자, 관상동맥 질환, 콩팥 질환, 호흡기 질환이 있는 환자나 항응고제를 복용하는 환자의 경우에 상대적으로 합병증 발생의 위험이 있습니다.

대장용종 절제술 후 특별히 주의해야 할 것이 있나요?

대장용종 절제술 후 합병증 발생 시 생길 수 있는 증상에 대해 숙지하고, 식사를 진행하는 것에 유의해야 합니다. 그리고 대장용종 절제술 후 조직 검사 결과 확인을 위해 한 번 더 병원에 내원하셔야 합니다.

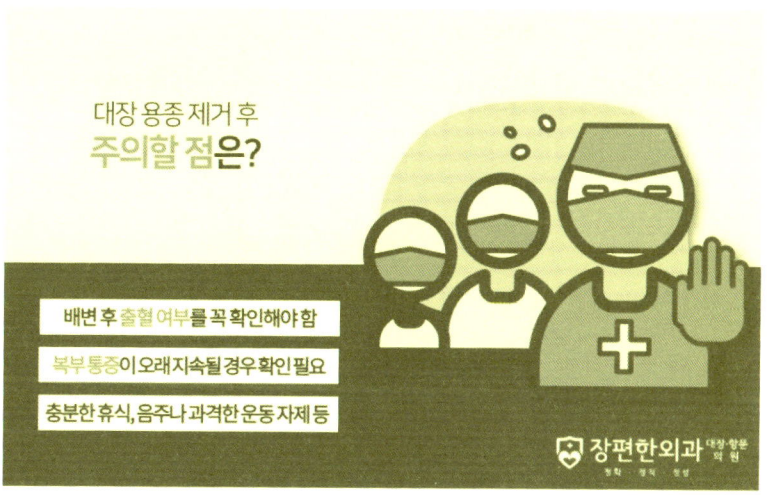

❶ 대장용종을 바로 제거해주는 병·의원에서 대장내시경을 하세요.

대장용종은 대장내시경을 하면서 바로 제거하시면 됩니다. 하지만 대장내시경을 하면서 바로 대장용종을 제거해주지 않는 병·의원도 많습니다. 따라서 대장내시경 하기 전에 대장용종 절제술을 대장내시경을 하면서 바로 해주는지 확인할 필요가 있습니다.

다만, 저는 개인적으로 크기가 2cm 미만의 대장용종까지만 당일에 대장용종 절제술을 시행합니다. 2cm보다 크기가 큰 대장용종은 대장암일 가능성이 있으므로 조직검사로 확인한 후에 치료합니다.

❷ 검사 당일에 대장용종을 제거하지 못하셨다면 당일에 대장용종 절제술을 해주는 병·의원으로 가셔서 대장용종을 절제하세요.

다른 의료기관에서 대장내시경을 하시고 대장용종 절제술을 위해 당일 대장용종 절제가 가능한 병·의원에 가실 때는 대장내시경 관련 자료를 가지고 가시면 좋습니다. 보통 대장내시경을 한 병·의원에서 CD에 대장내시경 검사 사진과 결과를 복사해서 주십니다. 그리고 진료의뢰서도 가지고 오시면 더욱 좋습니다. 대장내시경 검사를 한 병·의원에 요구하면 다 주는 자료니까 복잡하지 않습니다. 대장용종 절제술을 위해 오시는 시간도 상관없습니다. 다만 식사를 하고 오시면 안 됩니다. 가볍게 물을 드셔도 되지만 반드시 금식하고 오셔야 합니다. 대장내시경 후 식사를 하셨다면 당일에 대장용종 절제술을 할 수 없기 때문입니다.

❸ 이전에 제거를 못 한 대장용종도 미루지 말고 제거하세요.

대장내시경을 한 당일에 대장용종 절제술을 못 한 분도 대장용종을 제거해야 하지만, 과거 대장내시경을 하다가 대장용종을 제거하지 못했던 분들도 대장용종 절제술을 시행해야 합니다.
대장용종은 그냥 두면 크기가 커지고, 특히 대장용종 중에 선종이라면 악성화의 가능성도 있기 때문입니다. 그래서 대장용종을 제거하는 것을 늦출 필요는 없습니다. 가끔 '내년에 검사해서 또 대장용종이 생기는 것까지 같이 제거를 하겠다.'고 하는 분이 계시는데 그러시면 됩니다. 대장용종이 남았다면 가능하면 당일에, 당일에 제거를 못 했다면 조만간 제거하는 것을 추천합니다.

❹ 대장용종의 크기가 2cm까지는 대장항문의원에서 치료 가능합니다.

대장용종의 크기가 2cm 이상인 경우에는 상당히 조심해야 합니다. 대장용종 절제술 후 출혈의 위험성과 드물지만 천공의 위험성이 있기 때문입니다. 대장용종의 모양과 동반 질환의 유무와 나이

등 고려해야 할 요소가 많습니다.

2cm보다 대장용종이 작은 경우에는 개인의원에서 용종절제가 가능하지만, 2cm보다 큰 경우에는 '점막하 박리술'이 가능한 병원에서 시술을 하는 것이 좋다고 생각합니다.(점막하 박리술이라는 방법은 전신마취하 수술이 가능한 병원에서만 가능하게끔 법적으로 정해 두었습니다.) 그리고 저는 2cm보다 작은 경우라도 위치가 좋지 않거나, 동반 질환으로 인해 합병증의 발생위험이 있다고 판단이 되면 상급병원에 의뢰하기도 합니다.

❺ 'Cold polypectomy'는 안전합니다.

이전에는 용종절제술을 할 때 겸자로 잡아서 전기를 통전하여 제거를 하였습니다(이 방법을 'hot polypectomy'라고 합니다.).

하지만 최근에는 전기를 통전하지 않고 그냥 겸자로 절단하는 cold polypectomy 방법이 인기를 끌고 있습니다. 전기를 통전하게 되면 지연 출혈이나 천공의 위험성이 다소 있기 때문입니다.

❻ 대장용종 절제술 후 합병증은 아주 드뭅니다.

대장용종 절제술은 합병증이 발생할 수 있는, 다소 위험성이 있는 시술입니다. 대장용종 절제술 후 출혈과 천공이 그 대표적인 합병증입니다. 하지만 대장용종 절제술을 잘하는 의사가 한다면 드문 합병증이 됩니다. 따라서 합병증이 걱정되어 대장내시경 검사를 미루거나 대장용종 절제술을 망설이시면 안 됩니다.

❼ 대장용종 절제술 후 입원은 꼭 필요한 경우에만 하시면 됩니다.

대장용종 절제술 후 입원이 필요한 경우는 다음과 같습니다.
첫번째, 대장용종을 너무나 많이 제거한 경우입니다. 현재 우리나라 의료보험상으로는 5mm 이상의 크기인 경우 대장용종을 7개까지만 제거하도록 권고하고 있습니다. 개수를 한정해둔 것도 이상하기는 하지만 한꺼번에 너무 많은 대장용종 절제술은 다소 위험할 수 있으므로 저도 7개까지만 제거하려고 합니다. 하지만 가끔 7개보다 더 많이 제거를 해야 할 때가 있습니다. 장청소약을 드시는 것이 너무 힘들어서 이번에 다 제거해달라고 하는 경우가 그러합니다. 여러 이유로 대장용종을 너무 많이 제거한 경우에는 몇 시간이지만 입원치료를 하여 금식을 하고 주사치료를 하는 것이 좋습니다.

두번째, 출혈이나 천공 등 대장용종 절제술 후 합병증이 의심되는 경우입니다. 대장용종 절제술 후 복통이 있거나, 출혈이 관찰되는 경우에는 안정가료가 필요합니다. 그래서 X-ray도 촬영하고, 지혈 주사 등의 조치가 필요합니다.

마지막으로 대장용종 절제술 후 기력이 너무 없거나 안정가료가 필요한 경우입니다. 대장내시경을 위해서 장청소를 하신다고 설사를 많이 한 경우에는 전해질 불균형이 올 수 있습니다. 탈수 등의 이유로 대장용종 절제술 후 기력이 없는 경우에는 수액 치료를 위해 잠시 입원치료하는 것도 좋습니다.

❽ 대장용종 절제술 후 1주일간은 금주입니다. 과격한 운동도 자제하는 것이 좋습니다.

대장용종 절제술 후 조심해야 할 것이 몇 가지가 있습니다.
첫번째, 대장내시경 검사 후에는 어지러움을 느껴 넘어질 수 있어 조심해야 합니다.
두번째, 검사에 이용되는 진정제, 위장 운동 억제제, 진통제 등의 부작용으로 어지럼증, 구토, 시야흐림 등의 증상이 나타날 수 있으므로 주의해야 합니다.
세번째, 대장용종 절제술을 한 경우 출혈이 발생할 수 있습니다. 대부분 출혈은 대변에 조금 섞여 나올 정도이고 곧 멈춥니다. 하지만 아주 드물지만 출혈이 많으면 혈변, 흑색변을 볼 수 있습니다. 이런 경우에는 반드시 대장용종 절제술을 한 병·의원에 연락하셔야 합니다.
네번째, 대장용종 절제술 후 드물지만 대장 천공이 생길 수 있습니다. 대장내시경 고수가 하면 거의 없는 합병증이지만 대장용종 절제술 후 심한 복부 통증이 있거나, 식은땀, 빈맥(맥박이 빨라짐), 구토, 토혈, 고열이 동반되면 시술한 병·의원에 연락하시거나 가까운 응급실로 가셔야 합니다.
그리고 이러한 합병증의 예방을 위해 음주, 격한 운동, 장시간 운전, 사우나, 비행기 탑승 등은 시술 후 1주일간은 안 하는 것이 좋습니다. 특히, 음주는 1주일간 절대 안 되며, 대장용종의 크기가 컸거나 개수가 많았다면 2주까지의 금주도 필요합니다.

대장용종 절제술 후 1주일간 피해야 하는 격렬한 운동에는 골프, 테니스, 등산, 격투기, 권투 등입니다. 복압이 갑자기 증가하고 하중이 많이 걸리는 운동은 1주일간 피하는 것이 좋습니다. 가볍게 산책하거나 가벼운 스트레칭은 괜찮습니다.

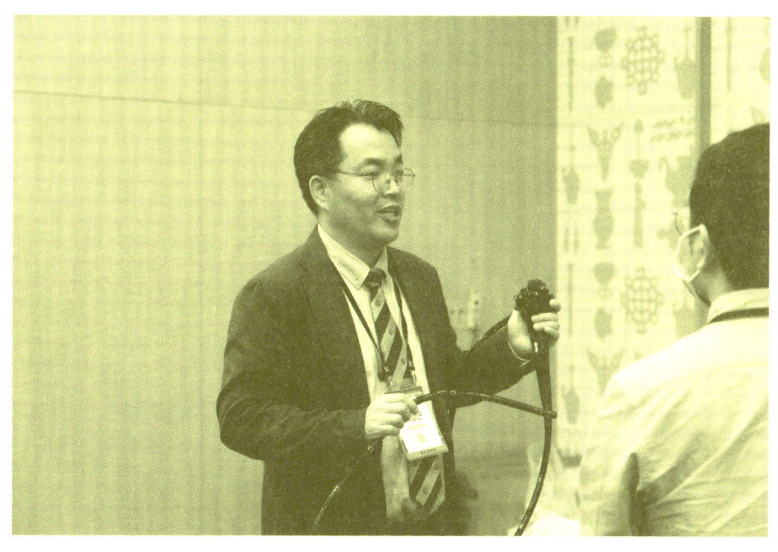

Chapter 2. 대장 질환

2-3. 대장암

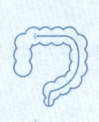

대장암의 증상에는 어떤 것이 있나요?

대장암은 초기에는 대부분 무증상이고, 대장암이 진행될수록 복부 통증, 변비 등의 배변습관 변화, 출혈, 소화불량, 가는 변, 체중감소, 복부 종괴 등의 증상이 나타납니다.

대장암은 어떤 사람이 잘 생기나요?

대장암의 원인을 특정할 수 없습니다. 일반적으로 대장용종, 서구화된 음식 습관, 음주, 변비, 유전 등이 대표적인 원인으로 알려져 있습니다.

그 밖에 방사선을 포함한 각종 발암 물질, 흡연 등도 대장 점막의 유전자 변이와 관련이 있습니다. 유전이나 다른 질병 치료로 인한 방사선 피폭은 어쩔 수 없는 측면이 있지만, 음주, 흡연, 잘못된 식습관으로 인한 발암 물질 노출은 충분히 개인의 노력으로 줄일 수 있습니다.

국가 암검진으로 시행하는 분변잠혈검사만 해도 대장암 진단은 되지 않나요?

아닙니다. 절대 그렇지 않습니다.
분변잠혈검사의 대장암 진단율은 매우 낮습니다. 분변잠혈검사 결과만 믿는 것은 정말이지 위험합니다.
일정 나이 이상(40세 이상)이 되거나 소화기 증상, 대장암 가족력이 있다면 적극적으로 대장내시경 검사를 고려해야 합니다.

대장암이 있는지 알려면 어떤 검사를 해야 하나요?

대장내시경이 가장 정확하고 훌륭한 검사입니다.

조기 대장암은 내시경으로 치료할 수 없나요?
무조건 수술해야 하나요?

조기 대장암은 크기도 작고 점막을 깊게 파고들지 않은 대장암을 말하는데, 이런 경우 내시경으로 완전 절제가 가능합니다.
단, 대장내시경으로 조기 대장암을 완전 절제를 했다고 하더라도 복부 전산화 단층촬영(CT)을 통해 림프절 및 원격 전이가 있는지 확인을 해야 합니다.

조기 대장암

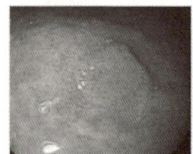 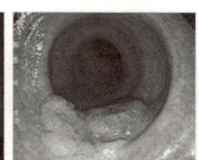 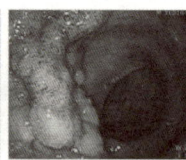 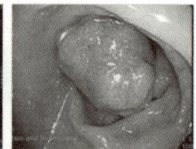

진행성 대장암은 어떻게 치료하나요?

진행성 대장암이라면 내시경적 치료만으로 해결하기는 불가능합니다. 수술을 통해 충분한 안전 거리를 두고 장과 림프절을 한꺼번에 잘라내는 치료를 받는 게 가장 좋은 치료법입니다.
그리고 림프절 전이가 확인되면 추후 항암 치료까지 해야 합니다. 또한, 때에 따라서는 방사선 치료도 필요합니다.

7
대장암을 예방하기 위해서는 어떻게 하면 좋을까요?

정기적인 대장내시경이 가장 중요합니다. 그 외에 건강한 식이 습관, 적절한 신체 활동 및 스트레스 관리가 필요합니다.

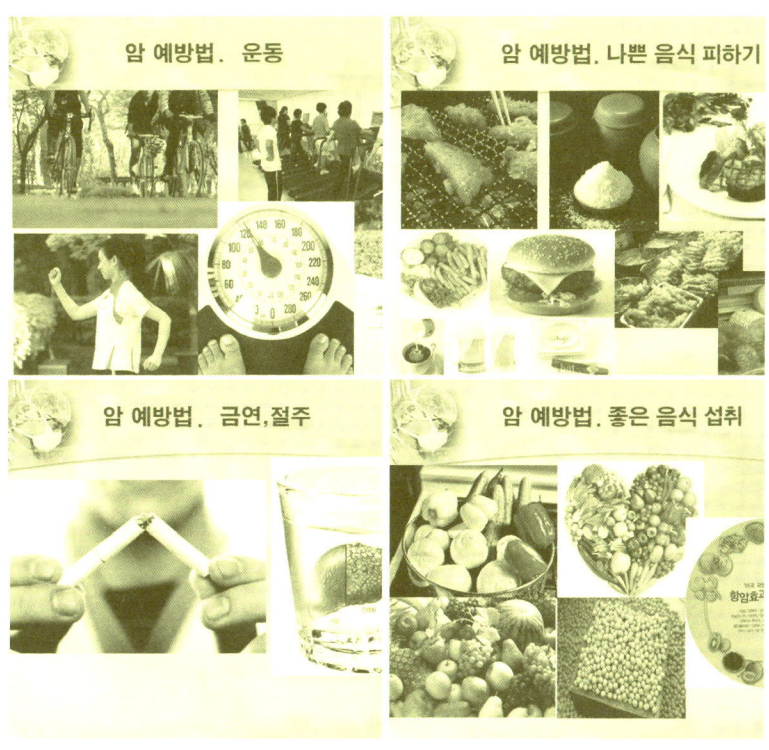

❶ 대장내시경을 하셨다면 대장암은 걱정하지 마세요.

대장암은 예방할 수 있는 암입니다. 여러 암 중에서 예방할 수 있는 암이 몇 개 안되는데 대장암은 다행히도 예방이 가능한 암입니다. 대장내시경을 하셔서 대장용종을 제거한다면 90~95%의 대장암은 막을 수 있습니다. 따라서 대장암에 대한 걱정이 많으시다면 대장내시경을 하셔서 대장용종을 제거하시면 됩니다.

❷ 분변잠혈검사가 정상이더라도 절대 안심하지 마세요.

제가 이전에 국립암센터 대장암센터에서 근무할 때 가장 안타까웠던 것이 대장암검진 검사(분별잠혈검사)에서 정상으로 나왔다고 방심하다가 대장암이 늦게 진단된 경우였습니다.
분변잠혈검사가 정상이라고 해서 대장암이 없다고 절대 맹신해서는 안 됩니다.

❸ 대장암의 증상은 무증상이 가장 흔합니다. 증상이 없다고 절대 안심해서는 안 됩니다.

대부분 암이 그러하듯 대장암도 초기에는 증상이 없습니다. 따라서 대장암을 초기에 발견할 수 있는 유일한 방법은 대장내시경을 하는 것입니다. 증상이 생기면 늦습니다. 대장암과 연관된 증상이 생겼다는 것은 이미 어느 정도 대장암이 진행되었을 가능성이 있습니다. 대장암 관련된 증상이 생기고 나서야 병원에 오셔서 대장암이 진단된 후 땅을 치고 후회하는 분을 너무나 많이 봐왔습니다. 여러 번 강조하지만 대장암은 증상이 생기기 전에 검사하셔야 합니다.

대장암과 연관된 증상은 배변습관의 변화(없던 변비가 생기거나, 없던 설사가 생기거나, 변비와 설사가 반복되는 증상), 혈변, 출혈, 복통, 체중감소, 점액질 분비물, 복부 종괴, 복부 팽만감 등입니다. 이러한 증상이 있다면 지금 바로 대장내시경을 예약하시길 권유합니다.

❹ 대장암 가족력이 있다면 가족 전체가 검사하는 것이 좋습니다.

50대 가장인 분이 장편한외과의원에서 대장암이 진단되셨습니다. 그분은 대장암 수술을 하시고 3개월이 지나 다시 오셨습니다. 이번에는 아들 두 명을 데리고 오셨습니다. 본인은 이제 대장암 수술을 잘 마치고 항암 치료중인데 아들들이 걱정이 된다고 대장내시경 검사를 하러 오신 것입니다.

처음에 대장암이 진단되고 가족의 생계를 걱정하셨는데, 이번에는 아들들도 혹시나 대장에 문제가 있는지 걱정을 하신 것입니다. 아마도 본인이 '혹시나 유전적으로 아들들에게 대장암을 물려준 것이 아닌가?'라는 걱정도 하셨을 것입니다.

아버님의 마음을 알기에 바로 다음 날에 아들들의 대장내시경이 진행되었습니다. 그리고 아주 깨끗하다는 기쁜 소식을 전해드렸습니다. 대장암이 유전될 수는 있지만 가족력이 있는 대장암은 드물다는 이야기도 드렸습니다. 아들들이 대장내시경 결과를 듣고 나서야 그분의 얼굴에는 미소가 번졌습니다. 그리고 남은 항암 치료도 이제는 안심하고 받을 수 있겠다고 말씀하셨습니다.

❺ 출혈로 치질 수술만 하고 대장암 진단이 늦어지는 경우도 있습니다.

많은 의사가 항문 출혈로 내원하시면 기본적인 검사후에 치질이라고 진단하고 치질 수술을 하십니다. 항문 출혈로 내원하는 대다수 분은 치질이 있습니다. 심지어 대장암으로 인해 출혈이 되어 수술하신 분들도 치질이 있는 분이 대부분입니다. 따라서 이러한 치료가 틀린 것은 아닙니다.

하지만 저는 대장암센터에서 근무할 때 치질 수술로 인해 대장암 진단이 늦어진 경우를 몇 번 보았습니다. 개인 의원에서 사전에 대장내시경 검사 없이 치질 수술을 진행했는데 알고 보니 대장암이 있더라는 것입니다. 치질 수술을 먼저 선택한 의사의 잘못은 아닐 것입니다. 하지만 안타까운 것은 사실입니다.

❻ 대장암 진단 시 전이 여부를 확인하기 위해 복부 전산화 단층촬영(CT)을 합니다.

대장내시경을 통해 대장암이 조기에 진단이 되어도 전이 여부에 대한 검사는 필요합니다. 전이를 알기 위해서 복부 전산화 단층촬영(CT) 검사를 하면 됩니다. MRI(자기공명 영상장치) 검사나 PET(양전자 단층촬영) 검사까지는 꼭 안 하셔도 됩니다.(일부에서는 이러한 검사가 필요하기도 합니다.)

복부 전산화 단층촬영(CT) 검사를 하면 많은 정보를 알 수 있습니다. 대장암이 대장벽에 얼마나 침범되었는지 알 수 있고, 주위 림프절의 전이 유무도 알 수 있습니다. 간전이 같은 다른 장기로의 전이 여부도 알 수 있습니다.

❼ 대장암이더라도 조기에 발견하면 내시경적 치료가 가능합니다.

대장암은 조기에 발견하면 내시경으로 치료할 수 있습니다. 물론 대장 절제를 하는 대장암 수술방법이 많이 위험한 것은 아닙니다. 하지만 대장을 절제하고 안 하고는 큰 차이가 있습니다.

먼저, 입원 기간의 차이입니다. 조기 대장암을 내시경적으로 치료하면 1~2일 정도만 입원하시면 됩니다. 그리고 바로 일상생활이 가능합니다. 하지만 대장을 절제하는 수술을 하시면 통상적으로 1주일 정도는 입원이 필요합니다.

두번째, 합병증의 차이가 큽니다. 조기 대장암의 내시경적 치료의 합병증은 낮은 편입니다. 아주 드물게 출혈이나 천공이 발생할 수 있는데 잘하는 의사가 하면 빈도가 높지 않습니다. 하지만 대장절제술의 합병증은 여러 가지입니다. 문합부의 누출로 인해 재수술을 할 수도 있고, 수술 후 장유착으로 인해 고생하는 분도 계십니다.

세 번째로 삶의 질의 차이도 큽니다. 내시경적 치료는 일상생활의 지장이 없다고 봐도 과언이 아닙니다. 하지만 대장절제술 후에는 설사를 자주 하실 수도 있고, 과거보다 빈도는 많이 줄었지만 장루(인공 항문)를 해야 하는 경우도 있습니다.

마지막으로 비용적인 차이도 큽니다. 당연히 내시경적 치료가 비용이 훨씬 적습니다.

이러한 차이점 이외에도 조기 대장암을 내시경적으로 치료를 하면 항암치료를 할 필요가 없으며, 예후도 좋습니다. 내시경적 치료가 완치라고 할 정도로 재발은 거의 드물고, 5년 생존율도 월등히 좋습니다.

❽ 대장암 치료를 어디서 해야 할지 고민될 때 자세히 설명드립니다.

제게 '어느 병원으로 가는 것이 좋겠냐?'라고 물으신다면 저는 '집과 가까운 대학병원이나, 대장항문 전문병원이 좋습니다.'라고 말씀드립니다. 대장암이 진단되고, 치료받고, 관리하는 것은 마라톤처럼 긴 시간이 필요하기 때문입니다. 대장암이 진단되고 향후 30번 정도는 더 가야 할 곳이기 때문에 교통이 불편하면 대장암 환자들은 쉽게 지칩니다. 특히나 항암 치료나 방사선 치료를 받으실 때는 더 체력적으로 힘듭니다.

두번째 이유는 요즘에는 대장암 수술방법이 표준화되어 대장암을 수술한다는 의사들은 거의 실력이 평준화되었기 때문입니다.

의사의 경험의 차이는 조금 나더라도 말입니다. 항암 치료 역시나 똑같이 정해져 있으므로 대장암 4기가 아니라면 가까운 병원이 좋다고 생각합니다.(대신 조기 대장암의 내시경적 치료는 잘하는 의사에게 찾아가는 것이 좋다고 생각합니다.)

실상 수술할 병원에 가시면 의사로부터 긴 시간 동안 자세히 설명 듣기는 쉽지 않습니다. 진료시간이 3분도 안 되는 경우가 많고, 전담 간호사가 설명해주는 것이 전부일 가능성도 있습니다.

❾ 대장암이 진단되면 국가에서 비용을 95% 지원해줍니다.

'산정특례'라는 제도가 있습니다. 암이나 희귀병이나 난치성 질환인 경우에 국가에서 5년 동안 95%의 진료비를 지원해주는 제도입니다. 대장암이 진단되면 역시나 산정특례를 신청할 수 있고, 비급여 항목을 제외하고 검사비와 치료비의 95%를 지원받을 수 있습니다.(염증성 장질환인 경우에도 산정특례 혜택을 받을 수 있습니다.) 그리고 5년이 지난 시점에도 심사를 통해 치료비 지원 기한의 연장도 가능합니다.

⑩ 대장암 예후는 좋습니다.

현재 대장암의 5년 생존율은 많이 향상되었습니다. '5년 생존율' 이란 암 환자가 치료하고 5년 지나서 살아있을 확률을 말하는데 대장암의 5년 생존율은 다른 암에 비해서 상당히 높은 편입니다. 그리고 과거에 비해 그 성적도 무척이나 좋아졌습니다.

대장암은 전이를 잘 하는 암이지만, 전이된 병변까지도 같이 수술을 할 수 있는 암입니다. 다른 암은 전이가 되어 4기가 되면 말기라고 해서 수술이 의미가 없는 경우가 있습니다. 하지만 대장암은 간으로 전이가 되더라도, 폐로 전이가 되더라도 전이된 병변까지 제거하면 완치될 수 있는 것입니다.

⑪ 대장 신경내분비종양(유암종, NET)도 대장암입니다.

대장 신경내분비종양은 젊은 나이에서 발생하는 주된 대장암입니다. 전체 대장암 중에서 신경내분비종양이 차지하는 비율은 낮지만, 젊은 사람들에서 발생하는 대장암만 따지고 보면 낮은 수치는 아닙니다.

과거에는 대장 신경내분비종양을 악성질환으로 분류하지 않는 의사들이 많았습니다. 물론 여전히 지금도 그런 의사들이 있습니다. 그래서 그 의사들은 진단코드로 'C'코드가 아니라 'D'코드를 줍니다. 문제는 보험회사로부터 환자들이 받는 보험금의 차이가 크다는 것입니다. 보험약관에 따라 다르지만 보통 D코드는 대략

300만 원 정도 받지만 C코드는 대략 3,000만 원 정도 받습니다. 그래서 많은 환자분이 보험회사를 상대로 소송을 제기했습니다. 결국 법원은 몇 년 전에 '대장 신경내분비종양을 악성질환에 준해서 보험금을 지급하라.'는 판결을 내렸습니다.

대한대장항문학회에서는 몇 년 전 공식적으로 대장 신경내분비종양 환자에게 C코드를 부여하라고 권고하였습니다. 그렇지만 아직 일부 의사가 D코드를 주는 것이 현실입니다. 저는 아직도 대장 신경내분비종양을 D코드를 주는 의사 선생님들께 말씀드리고 싶습니다. '전이의 가능성이 있는 대장 신경내분비종양은 C코드로 주는 것이 맞다.'고 말입니다.

⑫ 대장암 예방을 위해서는 대장내시경을 하시고, 술을 줄이시고, 고기를 줄이세요.

대장암 예방을 위해서 가장 중요한 것은 첫번째, 대장내시경을 정기적으로 하는 것입니다.

두번째, 육류와 튀김 등 지방질의 섭취를 줄이는 것입니다. 대장에 가장 안 좋은 음식을 고르라고 하면 기름진 음식입니다.

세번째, 싱겁게 먹고, 패스트푸드나 인스턴트 음식을 피하는 것입니다. 특히나 햄과 소시지 등의 가공육은 좋지 않습니다.

네번째, 대장암 예방에 좋은 음식은 다양한 채소와 과일입니다. 즉, 저지방 고섬유 식단이 좋은 것입니다. 다양한 채소와 과일을 더 많이, 더 자주 섭취하는 것이 좋습니다.

다섯 번째로 하루에 1.5리터 이상의 물과 유제품을 섭취하는 것이 좋습니다. 세상에서 가장 좋은 음식은 아마도 물일 것입니다.

여섯 번째로 비만이라면 체중조절을 하는 것입니다. 아시겠지만 비만은 병입니다. 비만은 치료해야 합니다. 대장암 예방에도 비만 해결은 중요합니다.

일곱 번째로 과음을 삼가야 합니다. 우리나라 국민은 술을 상당히 좋아하는 편인데, 적당한 음주는 한 번에 2잔, 일주일에 2번의 음주입니다.

여덟 번째로 적당한 운동이 필요합니다. 운동은 만병통치약입니다. 운동은 대장암 이외에도 만병을 예방하는 비법입니다.

아홉 번째로 금연입니다. 담배는 폐암의 원인이기도 하지만 모든 암의 원인입니다. 담배는 독약입니다. 독약을 스스로 복용해서는 절대 안 되겠습니다.

마지막으로 대장용종이 있으면 절제해야 합니다. 대장암의 90~95%의 원인은 대장용종입니다. 따라서 대장용종을 제거하면 90~95%의 대장암은 예방될 수 있습니다.

Chapter 2. 대장 질환

2-4.
염증성 장질환

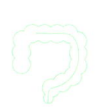

염증성 장질환이 어떤 병인가요?

염증성 장질환이란 대장뿐만 아니라 다른 부위의 장에 만성적인 염증을 일으키는 질환을 말합니다. 만성적인 염증은 호전과 악화를 반복하면서 점점 장관의 기능을 저하시키고, 협착, 누공, 농양 등의 합병증이 생기게 하며, 더 진행되면 암까지도 발생할 수 있습니다.

염증성 장질환은 장에 염증이 생길 수 있는 모든 질환을 일컫는 말이지만, 일반적으로는 가장 대표적인 염증성 장질환은 궤양성 대장염과 크론병입니다.

염증성 장질환은 왜 걸리나요?

아직 명확하게 밝혀진 건 없습니다. 자가면역 질환이라는 가설, 어떠한 감염원에 의해 생긴다는 가설이 있습니다. 그 외에 유전적 요인, 지나치게 도시화된 환경적 요인과 스트레스와 관련된 원인을 주장하는 학자들도 있습니다.

최근 염증성 장질환이 많아지는 이유는 무엇인가요?

현재까지 가장 유력한 원인은 서구화된 식습관과 도시화된 생활환경 때문으로 생각되고 있습니다. 또한, 원래 유병률이 높았던 질환인데 의학의 발달로 최근 진단율이 올라가면서 통계적으로 환자 수가 많아졌다는 의견도 있습니다.

궤양성 대장염

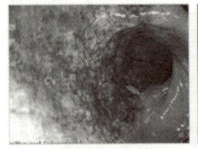
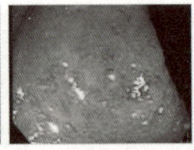
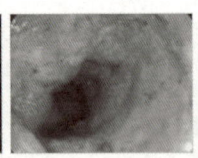
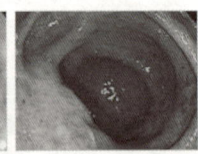

4
궤양성 대장염은 약물로 치료하나요?

궤양성 대장염의 1차적인 치료는 약물치료입니다. 처음 진단된 시점에서 초기 치료로 항염증제인 메살라진(5-ASA)을 경구 혹은 좌약 형태로 시작하게 되는데, 좌약과 경구 사용을 병행할 경우 효과가 더 좋습니다. 스테로이드 제제는 메살라진 좌약과 함께 사용하거나, 메살라진을 충분히 복용했음에도 효과가 없고, 전신 증상이 동반된 경우에 사용합니다. 보통 약물 치료를 시작하고 나서 4~8주 후에 대장내시경을 시행하여 약물에 반응이 있는지 평가해야 합니다. 메살라진과 스테로이드 제제를 사용했음에도 효과가 없다면, 면역억제제 치료를 시작할 수 있습니다.

5
크론병은 어떤 병인가요? 어떻게 치료하나요?

크론병은 궤양성 대장염보다 좀 더 전신질환에 가까운 염증성 장질환입니다. 기본적으로는 약물치료를 하면서 동반되는 합병증에 대한 치료를 병행합니다. 질병의 활동도, 침범 부위, 질병의 행태 등을 고려하여 치료 방침을 결정하게 되는데, 이때 어떤 약을 어떻게 쓸지, 부작용이 어떻게 나타날지, 이전 치료에 대해 어떻게 반응했는지, 크론병과 동반된 다른 질환은 어떻게 치료할지 등 많은 여건을 고려해야 합니다.

6

궤양성 대장염과 크론병 이외에도 염증성 장질환으로는 어떤 병이 있나요?

결핵성 대장염, 세균성 장염, 아메바성 이질, 허혈성 장염, 방사선 조사 후 장염, 베체트 장염 등이 있습니다.
베체트병은 만성적이고 반복적인 전신질환으로, 피부, 점막, 눈, 장, 관절, 비뇨생식기, 신경계 등 여러 장기를 침범하는 질환입니다. 가장 흔하게 문제가 생기는 부위는 소장과 대장이 연결되는 말단 회장부로 크론병과 감별해야 합니다.

허혈성 대장염

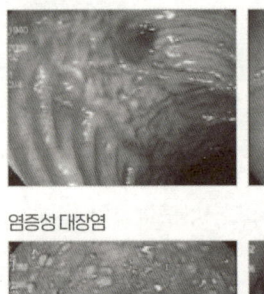
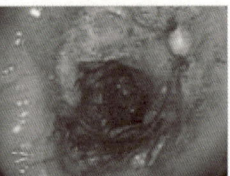

염증성 대장염

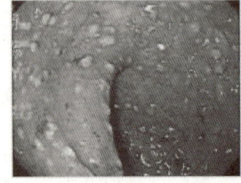
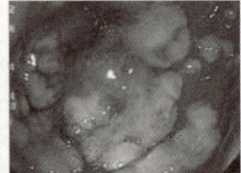

❶ 궤양성 대장염은 드물지 않은 질환입니다. 조기에 발견하면 효과적입니다.

다행스럽게도 궤양성 대장염은 크론병에 비해 예후가 좋습니다. 다시 말해, 치료가 잘되고 완치되는 경우도 많습니다. 물론 조기에 진단된 경우라면 특히 예후가 좋습니다. 따라서 대장내시경을 통해 염증성 장질환이 있는지 확인하는 것이 필요합니다. 증상이 없는데 대장내시경을 통해 궤양성 대장염이 진단된 경우도 많습니다.

궤양성 대장염이 크론병에 비해 예후가 좋은 이유 중 하나는 조기에 발견되기 때문입니다. 궤양성 대장염은 주로 직장에서부터 염증이 시작됩니다. 항문 바로 위의 직장에서부터 연속적인 염증의 진행이 특징적입니다. 따라서 증상이 빨리 나타나서 조기 진단이 가능합니다.

❷ 크론병은 최근에 증가하고 있습니다. 조기 발견으로 합병증을 예방하세요.

크론병은 궤양성 대장염에 비해 다소 드뭅니다. 하지만 최근에는 증가하고 있습니다. 또한, 크론병은 궤양성 대장염에 비해 추가적인 약물치료가 필요한 경우가 더 많습니다. 궤양성 대장염은 간단한 약물치료로 호전되는 경우가 많지만, 크론병은 약물치료가 다소 어려운 편입니다.

합병증 역시나 크론병이 궤양성 대장염에 비해 더 가능성이 있습니다. 대장 표면에서 염증이 생기는 궤양성 대장염에 비해 크론병은 대장 점막보다 더 깊이 근육층과 장막까지 염증이 침범될 수 있기 때문입니다. 이로 인해 장관의 협착이 발생하거나 심해지면 장의 천공이 가능합니다. 따라서 크론병은 적절하고 적극적인 치료가 이루어져야 합니다.

❸ 대장염의 종류는 다양합니다.

궤양성 대장염과 크론병과 감별해야 하는 대장염이 있습니다. 사실 궤양성 대장염이나 크론병보다 더 흔한 대장염이 많습니다. 다시 말해, 대장에 염증이 있다고 해서 전부 궤양성 대장염이나 크론병이 아니라는 것입니다.

가장 흔한 것은 단순 장염입니다. 음식을 잘못 드시거나 스트레스나 컨디션 저하로 인해 발생할 수 있는 대장의 염증입니다. 이런 장염인 경우에는 약물 치료로 쉽게 호전될 수 있습니다.

두번째, 장결핵입니다. 결핵균은 주로 폐에 침범하지만 가끔 대장에 침범하기도 합니다. 장결핵이 진단되면 6개월 이상의 약물치료가 필요합니다.

세번째, 감염성 장염입니다. 세균의 침범으로 인해 발생되는 대장염으로 적절한 항생제 치료가 필요합니다. 대장내시경 소견과 임상증상으로 진단될 수 있으며, 약물치료와 함께 필요하면 입원치료가 필요합니다.

네번째, 허혈성 장염입니다. 대장의 혈액공급이 일시적으로 저하되어 염증이 생기는 경우입니다. 주로 연세가 높고 심장질환이 있는 분들에서 생기는 경우가 있는데 최근에는 젊은 분들도 종종 진단되곤 합니다.

다섯번째, 베체트병입니다. 드문 질환이지만 향후에는 발생이 늘어날 수도 있는 질병입니다. 내시경적으로는 크론병과 감별해야 하므로 의미가 있는 질병입니다.

여섯 번째는 방사선으로 인한 장염입니다. 직장암 등으로 인해 방사선 치료를 한 경우에 발생하는 대장염으로 대부분 간단한 치료로 호전되지만 출혈이 심한 경우에는 지혈 치료가 필요할 수도 있습니다.

그 외에도 매우 많은 대장염이 있습니다. 정확한 진단을 위해서는 의사의 진찰과 대장내시경 등의 검사가 필요합니다.

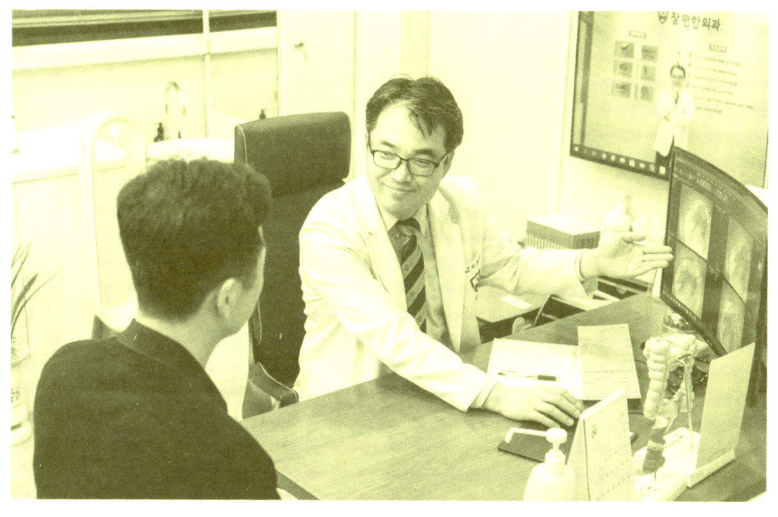

Chapter 2. 대장 질환

2-5.
변비와 변실금

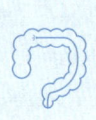

제가 일주일에 변을 두 번 정도밖에 못 보는데 변비인가요?

변비의 정의는 일반적으로 '로마 판정 기준'이라는 기준을 가장 널리 사용합니다.

① 1주일에 변을 2회 이하 본다.
② 대변 무게가 하루 35g 미만이다
③ 4번 중에 한 번 이상은 변 볼 때 힘이 든다.
④ 4번 중에 한 번 이상은 딱딱한 변을 본다.
⑤ 4번 중에 한 번 이상은 잔변감이 있다.

위의 다섯 가지 증상 중에 2개 이상이 3개월 이상 지속되는 경우를 비로소 '변비'라고 정의합니다.

평소 변비가 있는데 복통, 출혈 같은 특별한 증상이 없어도 병원을 꼭 가야 하나요?

변비는 그 자체로 하나의 질병으로 보는 것이 합당하며, 다른 이차적인 증상이 없더라도 반드시 병원에 방문하여 원인을 알아보고 본인에게 맞는 치료를 받아야 합니다.

변비가 생기는 가장 흔한 이유가 무엇인가요?

일반적으로 채소를 많이 먹지 않는 잘못된 식이 습관, 신체 활동 부족이 변비의 주된 원인입니다.

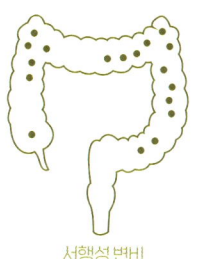
서행성 변비

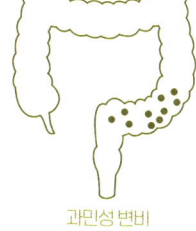
과민성 변비

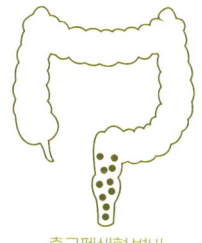
출구폐쇄형 변비

4
채소도 많이 먹고 운동도 매일 하는데 왜 변비가 생기나요?

섬유질 섭취 부족, 운동 부족 이외에도 변비의 원인은 아주 많습니다. 대장의 해부학적 이상, 대장암 같은 대장 질환, 신경정신 질환, 변비를 일으키는 약물 등 다양한 원인에 대해 생각해야 합니다. 변비는 아주 다양한 원인이 존재하므로 변비가 있으면 약국을 먼저 가는 것이 아니라 병원 진료가 우선입니다.

5
변비가 있을 때 대장내시경을 꼭 해야 하나요?

변비가 있다면 반드시 대장내시경을 받아야 합니다. 대장의 해부학적 모양을 알 수 있고, 대장암이나 염증성 장질환 같은 중요한 원인이 있는지도 정확하게 확인할 수 있기 때문입니다.

6
변비 치료는 어떻게 하나요?

채소 위주의 식단으로 섬유질 보충, 적당한 유산소 운동, 의사 처방에 의한 약물 치료를 통해 일반적인 변비는 치료할 수 있습니다.

7

변비약 종류가 다양하던데 어떤 것이 좋은가요? 약국에서 약을 사 먹어도 되나요?

변비 치료 약물은 일반적 기준으로 대장의 수분 흡수 능력을 방해하여 대변을 무르게 해주는 약과 대장의 운동성을 촉진시키는 약, 섬유질을 채워주는 식이섬유, 그리고 장내 세균을 좋은 쪽으로 치환시켜주는 유산균 제재 등으로 분류가 됩니다. 어떤 약물이 환자에게 좋을지는 진료 후에 결정이 됩니다. 그러므로 반드시 의사 처방을 받아 약을 복용하는 것을 추천합니다.

8

변비약은 오래 먹어도 되나요? 관장은 집에서 하면 안 되나요?

몇 달 정도의 단기 복용은 크게 문제 되지 않습니다.
그리고 관장이 환자에게 도움이 될지 오히려 해가 될지는 진료를 봐야 알 수 있습니다. 그러므로 반드시 병원 진료 후 관장할 것을 권유합니다.

변비에 바이오피드백 치료가 도움이 되나요?

상당히 큰 도움이 됩니다. 보고에 따르면 70% 정도의 환자에서 도움이 된다고 알려져 있습니다.

변비에 좋은 음식은 무엇인가요?

섬유질이 풍부한 음식(채소류, 키위나 바나나 같은 일부 과일류), 물, 유산균 등은 변비 예방 및 치료에 매우 효과적입니다.

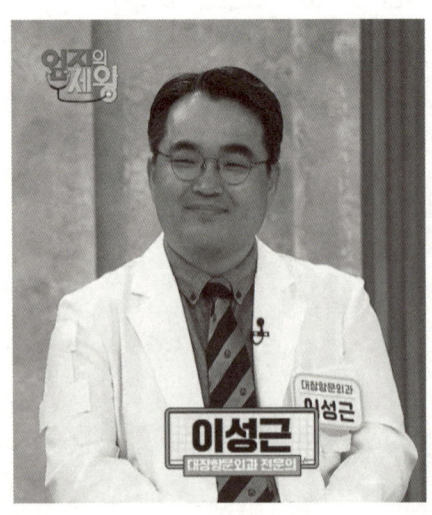

변비에 좋은 운동은 무엇인가요?
변비를 해소하는 마사지도 있다던데요?

걷거나 뛰는 유산소 운동이 좋습니다. 몸이 움직여야 장의 움직임이 활발해지면서 정체되었던 변이 항문쪽으로 이동할 수 있습니다.
대장에서 대변의 경로는 오른쪽 아랫배에서 시작하여 배꼽을 중심으로 왼쪽 아랫배까지 이동하므로 그 방향으로 마사지를 부드럽게 해주면 변비 해소에 도움이 될 수 있습니다.

변비를 방치하면 합병증이 생기나요?
대장암도 생길 수 있나요?

변비와 관련된 합병증은 우선 항문 관련 질환이 가장 흔하고 대장암도 변비와 관련이 있다고 알려져 있습니다.
변비는 단순히 변을 힘들게 보는 질병이 아니라 이차적으로 심각한 질병과 연관이 있으므로 반드시 개선이 필요합니다.

변실금이 무엇인가요?

변실금이란 자신도 모르는 사이에 대변이 나오거나, 대변이 마려운 상황에서 변이 나오는 것을 억제하기 힘든 병입니다.
항문괄약근은 우리가 신경을 쓰지 않아도 늘 어느 정도 압력을 유지하고 있고, 변을 특별히 더 참아야 할 때는 우리가 일부러 더 힘을 줘서 압력을 높일 수도 있습니다. 이 두 가지 능력 중 하나라도 이상이 있다면 변실금이 생길 수 있습니다.

변실금의 원인은 무엇인가요?

변실금의 원인은 인구의 노령화, 자연분만시 회음절개, 직장암, 항문 수술 그리고 당뇨로 인한 골반저 신경이상 등입니다.

항문 수술하면 무조건 변실금이 생기나요?

치루, 치열, 치핵 수술 중 일부에서 괄약근 손상이 되기 때문에 변실금의 위험이 있습니다.

16
변실금을 진단하기 위해서는 어떤 검사를 하나요?

먼저 병력을 듣는 것이 기본입니다. 환자의 증상을 최대한 자세히 파악하면 환자의 대략적인 변실금의 상태도 알 수 있고 원인도 추측 가능합니다. 그리고 직장수지 검사, 항문기능 검사, 직장경과 항문초음파 검사를 합니다.

17
변실금은 어떻게 치료하면 되나요?

생체되먹임(바이오 피드백) 치료가 큰 도움이 됩니다. 변실금의 70% 환자에서는 바이오피드백 치료로 증상이 호전됩니다.

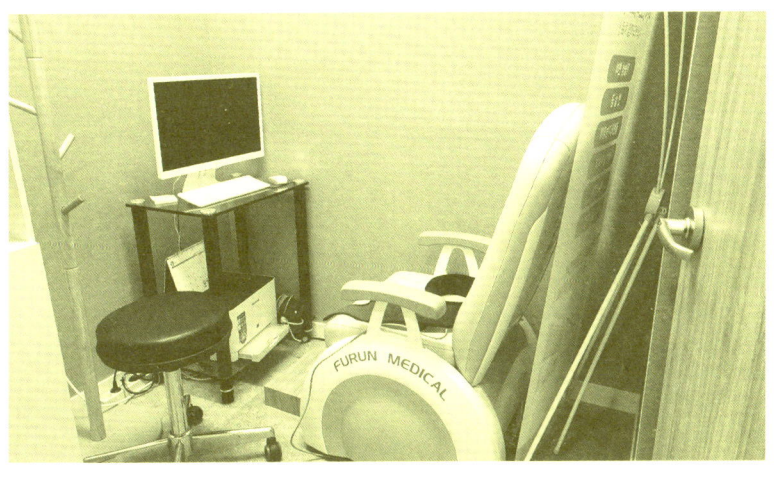

❶ 변비는 원인을 찾아야 합니다. 그냥 약만 드셔서는 안 됩니다.

변비의 원인은 크게 4가지로 분류됩니다.

첫번째는 기질성 변비입니다. 장관의 협착이나 폐쇄로 인한 변비로 대장암이 대표적인 원인입니다.

두번째는 약제성 변비입니다. 신경안정제, 우울증약, 항콜린제 등에 의한 변비입니다. 의외로 약제성 원인 때문에 변비가 있는 경우가 있으므로, 드시는 약의 부작용을 확인하는 것이 필요합니다.

세번째는 각종 내분비 질환, 대사 질환, 전신 질환 등에 의한 변비입니다.

그리고 마지막으로는 기능성 변비입니다. 생활습관의 문제, 환경의 변화, 무리한 다이어트, 정신적 스트레스 등에 의한 변비입니다. 실제에서는 상당히 많은 빈도를 차지하는 변비의 원인입니다. 이 중 기능성 변비의 경우 다시 3가지 유형으로 나눌 수 있습니다.

첫번째, 전체적으로 장운동이 떨어져 있는 서행성 변비입니다.

두번째, 장운동이 항진되어 있지만 변을 밀어내지 못하는 과민성 변비입니다.

세번째, 장운동은 정상적이지만 직장 항문에 걸려서 배변을 하지 못하는 출구 폐쇄성 변비입니다.

이러한 다양한 변비의 원인 중 자신의 변비의 원인이 무엇인지를 확인하는 것은 치료에 상당히 중요합니다. 원인을 확인하지 않고 그냥 변비약만 드셔서는 정확하고 효과적으로 치료할 수 없기 때문입니다. '대변이 시원하지 않다.'는 자가 진단만으로 시중에서 구할 수 있는 약을 다 사용 후 효과가 없어 병원을 찾았을 때는 이미 만성 변비로 진행된 경우가 많습니다. 이 경우 장의 근육과 신경이 손상되어 대장 무력증까지 유발할 수 있기에 조기에 변비에 대한 정확한 검사와 진단이 필요합니다.

❷ 변비 치료는 다양합니다. 개인 맞춤형으로 치료하세요.

변비의 치료는 원인에 대한 검사가 선행되어야 합니다. 원인에 맞는 치료가 중요하다는 의미입니다. 변비의 치료는 또한 다양합니다. 식사 치료, 행동 치료, 약물 치료, 바이오피드백 치료(생체되먹임 치료), 수술적 치료 등이 가능합니다. 따라서 자신의 변비의 원인을 찾아 그 원인을 해결할 수 있는 가장 적합한 치료방법을 선택해야 합니다.

변비의 식사치료로 추천되는 것은 식이섬유와 물입니다. 변비가 있다면 적어도 하루에 30g의 식이섬유소와 8컵 이상의 물을 드셔야 합니다. 식사 습관만 개선해도 약 90%의 변비 환자의 상태가 호전될 수 있습니다. 식이섬유가 많은 음식은 귀리, 보리, 과일, 채소 등입니다.

변비 치료의 두번째로 행동 치료는 어렵지 않습니다. 식사 후에 유발되는 '위·대장반사'에 따라 배변하고, 적당한 복부 마사지와 유산소 운동을 하는 것입니다.

변비 치료의 세 번째는 약물치료입니다. 변비약은 약물 작용기전에 따라 크게 4단계로 사용합니다. 1단계는 부피형성 완화제이고, 두번째는 삼투압성 완화제입니다. 세 번째는 약국에서 쉽게 구매

할 수 있는 자극성 완화제입니다. 네 번째는 위장관운동 촉진제로 아직 보험급여가 까다로워서 비급여로 처방하는 경우가 많습니다. 변비약은 조심히 사용해야 합니다. 1단계부터 사용하여 효과가 없다면 단계별로 상향하여 약을 사용하는 것이 좋습니다. 따라서 시중에서 판매되는 3단계인 자극성 완화제를 처음부터 사용하거나, 장기간 복용하는 것은 좋지 않습니다. 또한, 변비약을 지나치게 자주 드시면 습관이 되어버려 나중에는 변비약에 반응하지 않게 될 수 있으므로 반드시 의사와 상의하는 것이 필요합니다.

네 번째 변비치료로 제가 권유하는 것은 바이오피드백 치료입니다. 매우 효과가 좋아 적극적으로 활용하는 것을 추천합니다.

❸ 바이오피드백 치료는 변비 치료에 도움이 됩니다.

생체되먹임 치료라고 하는 바이오피드백 치료는 골반저 기능이상의 경우에 효과적인데, 모니터를 보면서 복압이 올라가는지, 괄약근 이완이 제대로 되는지 직접 확인하면서 배변훈련을 하는 방법입니다. 과거에는 항문 안에 장비를 직접 넣어서 치료를 했기에 상당히 불편했는데, 최근에는 비삽입형 치료장비가 개발되어 상당히 편해졌습니다.

물론 모든 변비치료에 바이오피드백 치료가 효과적인 것은 아닙니다. 바이오피드백 치료에 효과적인 변비는 출구 폐쇄형 변비입니다. 출구 폐쇄형 변비는 골반과 직장에서 변을 밀어내지 못하는 경우를 말합니다. 대변을 배출하기 위해서는 골반저 근육과 항문

괄약근의 협력운동이 중요한데 배변반사가 저하되거나 근육의 감각기능이 상실되거나 약해졌을 때 변비가 생기는 것입니다. 따라서 바이오피드백 치료를 통해 이러한 근육들의 힘을 강화하고, 여러 근육의 상호작용을 제대로 조율해준다면 변비의 상당수가 해결됩니다.

바이오피드백 치료는 국가에서 급여로 인정되는 치료방법입니다. 일종의 물리치료라고 생각하시면 되겠습니다. 12~20번 정도 치료를 하면 많은 경우에 변비가 호전됩니다.

④ 변실금이 있다는 것을 숨기지 마세요.

변실금은 '가스, 변 등을 참기가 매우 힘든 상태 혹은 항문 배출의 조절이 안 되어서 자신도 모르게 변이나 가스가 갑자기 항문 밖으로 새어 나오는 상태'를 말합니다. 이러한 증상이 3개월 이상 지속되는 경우를 변실금으로 정의합니다.

변실금은 상당히 많고 환자가 늘어나고 있습니다. 조사에 따르면 7년 사이에 환자 수는 2배 이상 늘었습니다. 하지만 진단이 늦고 치료가 이루어지지 않는 경우가 많았습니다. 조사 결과에서 변실금 증상이 나타나고 1년 이상 지난 후에야 병원을 찾았다는 사람이 42.6%였습니다. 병원을 늦게 온 이유는 '병이 아닌 줄 알아서'가 49.4%였습니다.

변실금은 만성질환으로 생각해야 합니다. 변실금을 만성질환으로 여기고 꾸준히 관리하고 치료하면 호전됩니다. 고혈압, 당뇨가 만성질환이고 잘 관리하면 건강하게 살아갈 수 있듯이, 변실금도 부끄러워하지 말고 전문의와 상담 후에 바이오피드백 치료라는 물리치료를 받으면 큰 효과를 볼 수 있습니다.

❺ 변실금은 개인 맞춤형 치료가 필요합니다.

변비처럼 변실금도 원인이 다양하고 치료도 다양하므로 개인 맞춤형 치료가 필요합니다.

변실금의 예방과 치료는 크게 배변습관을 교정하고, 섬유질과 수분을 섭취하고, 케겔운동을 자주 하고, 바이오피드백 치료를 하는 것입니다.

변실금의 치료를 위해서는 반드시 정확한 진단을 통해 변실금의 원인을 찾아야 합니다. 변실금 진단을 위한 검사로는 직장수지 검사, 항문초음파 검사, 대장항문기능 검사, 대장내시경 검사 등이 있습니다. 그중에서도 항문초음파 검사와 대장내시경 검사가 중요합니다. 항문초음파 검사를 통해 괄약근 근육의 상태를 확인해야 하며, 대장내시경을 통해 변실금을 유발할 만한 대장 질환을 확인해야 합니다.

변실금의 치료는 다양하며 한 가지 치료방법으로 해결되지 않는 경우가 많습니다. 따라서 가장 적절한 치료법을 선택하는 것이 중요하며, 경우에 따라 오랜 치료 기간이 필요합니다.

❻ 바이오피드백 치료는 변실금 환자에서 큰 도움이 됩니다.

변비에서도 바이오피드백 치료(생체되먹임 치료)가 도움이 됩니다만 변실금에서도 바이오피드백 치료(생체되먹임 치료)는 아주 큰 도움이 됩니다.

변실금 환자의 70%에서 효과가 있다고 알려져 있기 때문에 바이오피드백 치료(생체되먹임 치료)를 잘 활용하시면 변실금은 해결될 수 있습니다.

바이오피드백 치료(생체되먹임 치료)는 의료급여 혜택으로 하실 수 있습니다. 보통 12~20회까지 의료급여 혜택이 가능하고, 필요하면 추가 치료가 가능합니다. 한번 치료받을 때 10~15분 정도 소요되며, 전혀 통증이 없습니다.

과거에는 항문에 직접 치료 장비를 삽입하여 시행하였으나, 최근에는 항문 안으로 장비를 넣지 않고 의자에 그냥 앉아서 하는 장비가 개발되었습니다.

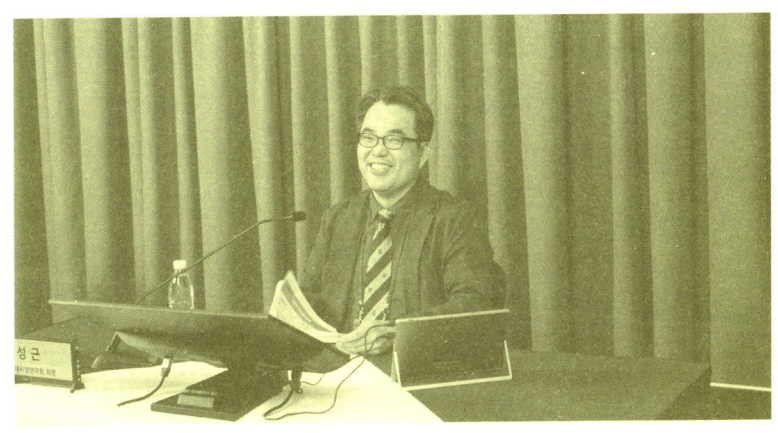

Chapter 2. 대장 질환

2-6.
다양한 대장 질환

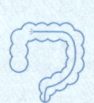

과민성 대장증후군이라는 것이 어떤 질병인가요?

과민성 대장증후군은 특별한 기질적인 문제가 없음에도 배변습관의 변화와 함께 복통 혹은 복부 불편감과 함께 설사 또는 변비 등이 동반되는 비교적 흔한 증후군입니다.

일반적으로 증상이 6개월 이상 되고, 한 달에 3회 이상은 배가 아프고 불편하다가 배변 시 해소되고, 이런 증상으로 배변습관에 변화가 생기며, 대변의 형태 및 굳기 변화가 동반되면 과민성 대장증후군으로 진단합니다.

중요한 것은 '과민성대장 증후군'이라고 진단내리기 위해서는 대장내시경 검사 등을 통해 대장의 기질적 문제가 없다는 것을 확인해야 하는 것입니다.

2
과민성 대장증후군은 어떻게 치료하나요?

과민성 대장증후군은 특별한 기질적인 문제가 없으므로 증상에 대한 약물 치료를 기본으로 하면서 증상이 유발되는 상황에 대한 생활환경, 습관 등을 교정하는 치료를 합니다.

3
대장 게실이 무엇인가요? 왜 생기나요?

대장 게실은 매끈해야 할 대장 벽에 마치 싱크홀처럼 작은 공간이 빠져나가 대장 바깥으로 작은 주머니처럼 형성되는 질환으로, 서구화된 식습관으로 대장내 압력이 높아져서 생기는 것으로 알려져 있습니다.
또한, 게실의 원인은 고단백, 고지방, 저섬유질 식사와 연관이 있습니다. 섬유소 섭취가 적을 경우, 대변의 양이 적고, 변비가 발생하면서 대장의 근육층이 약한 사람의 경우 장관내의 압력이 증가할 때 게실이 초래될 수 있습니다.

게실

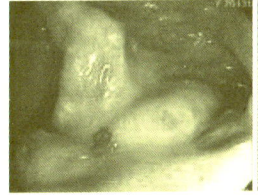
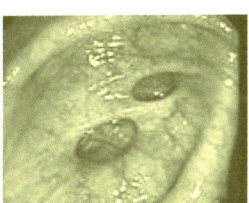
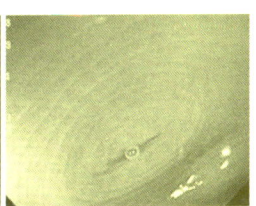

대장 게실이 있다고 문제가 생기나요? 치료해야 하나요?

대장 게실은 게실염, 출혈 등의 문제를 일으킬 수 있지만, 증상이 없는 경우엔 특별히 치료가 필요하지 않습니다.
게실로 인한 합병증이 생긴다면 변비나 설사, 점액변, 혈변 등이 나타날 수 있고, 열이 나거나 배가 아프고, 비뇨기계 증상이 생길 수 있습니다. 이럴 때는 병원에 방문해야 하며, 금식과 함께 항생제 주사 치료를 합니다.

대장 게실염의 증상은 무엇인가요?

가장 대표적인 증상은 복통이며, 발열, 오한, 근육통과 같은 전신 염증 증상이 나타날 수 있습니다. 게실염은 위치에 따라 충수돌기염(맹장염)과 아주 유사한 증상을 나타낼 수 있으니, 충수돌기염과의 감별 진단이 반드시 필요합니다.

6
장염에 걸렸을 때는 어떻게 하면 되나요?

일반적으로는 감염성 장염이 급성으로 나타나고, 비교적 흔하기 때문에 흔히 장염이라 한다면 감염성 장염을 이야기합니다. 감염성 장염이 생겼을 때, 설사, 오심, 구토, 식욕감퇴, 복부 경련통, 복부 통증, 출혈, 점액변 등 증상이 나타납니다.

장염이 의심될 때는 원인을 파악할 수 있는 혈액 및 대변검사를 하게 되고, 필요하다면 대장내시경을 시행할 수 있습니다. 일반적으로 심하지 않은 급성 장염은 수일 내로 서서히 완화되며, 구토와 설사로 인한 탈수를 예방하는 것이 필요합니다. 탈수가 심할 경우 수액 치료 및 약물 치료를 위해 입원하는 것이 좋습니다.

7
대장염의 종류는 다양하다고 하던데 어떤 질환들이 있나요?

대장염은 감염성 대장염인지, 비감염성 대장염인지 구분하는 것이 중요합니다. 대장염이 진단될 경우 우선적으로 감염성인지 아닌지를 파악해야 합니다. 그에 따라 치료 목표, 치료 방법, 추가적인 검사의 필요 유무를 판단해야 하기 때문입니다. 가장 대표적으로는 세균, 바이러스에 의한 대장염, 만성 염증성 대장염, 허혈성 대장염 등이 있습니다.

대장내시경에서 대장 흑피증이라고 하던데 그냥 두면 되나요?

대장 흑피증은 직접적으로 몸에 해로운 질환은 아니며, 완전히 원상복귀 될 수 있는 증상이기 때문에 크게 걱정하실 필요는 없습니다.

치핵

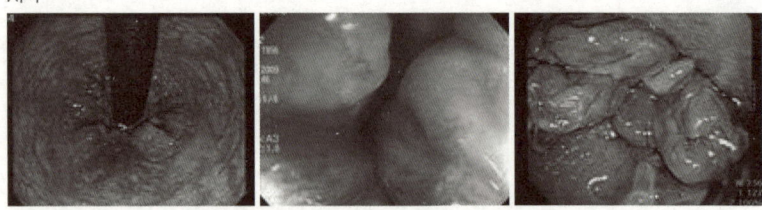

항문용종

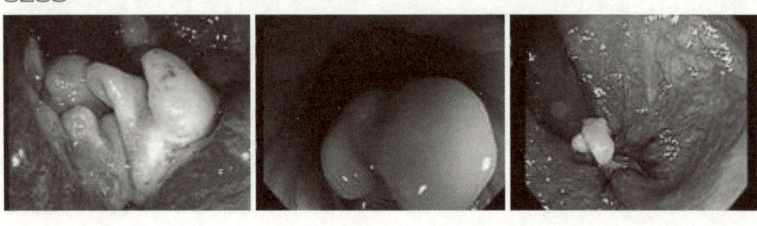

❶ 대장 게실은 염증과 출혈이 없다면 치료가 필요 없습니다.

대장 게실은 대장 점막이 여러 가지 이유로 움푹 들어간 홈처럼 변화되는 질환입니다. 대장의 벽이 약해져서 바깥쪽으로 동그랗게 꽈리처럼 튀어나가는 것을 말합니다. 이것을 안쪽에서 보면 홈처럼 움푹 파여서 보입니다. 저는 대장 게실을 '바닷가 게가 구멍 뚫은 방 모양처럼 생겼다고 해서 게실이라고 합니다.'라고 설명합니다.

이러한 대장 게실이 문제가 되는 경우는 흔하지 않습니다. 게실 환자의 15~25%에서 게실염이 발생하며 5~15%에서 게실 출혈이 발생한다고 알려졌지만, 제 경험상은 그리 흔하지는 않은 것 같습니다.

❷ 대장 흑피증과 치질은 대장암으로 진행되지 않습니다

대장 흑피증은 대장의 점막이 까만색으로 변하는 것입니다. 대장 흑피증은 주로 변비 치료를 오래 하신 분들에게서 종종 발견되는데 알로에나 변비약 일부가 대장의 점막을 까맣게 변화시키기 때문입니다.

대장 흑피증이 있다고 말씀드리면 대부분의 고객분은 대장 흑피증으로 인한 합병증이 생길 수 있는지 걱정하십니다. 워낙 이상하게 보이다 보니 대장암이 생기는 것이 아닌가 하고 걱정을 하는 것입니다. 하지만 대장 흑피증은 합병증이 없으니 걱정을 안 하셔도 됩니다.

물론 대장 흑피증을 그냥 두시는 것보다는 알로에나 흑피증을 유발하는 변비약의 중단이 필요합니다. 의사가 처방하는 변비약으로는 대장 흑피증이 유발되지 않으므로 적절한 변비약으로의 변경이 필요한 것입니다.

대장내시경을 통해 진단되는 많은 질환 중에 치질도 흔합니다만, 치질 역시나 걱정하지 않으셔도 됩니다. 치질은 대장암으로 진행되지 않으며, 치질은 증상이나 합병증이 없다면 굳이 수술하지 않으셔도 되기 때문입니다.

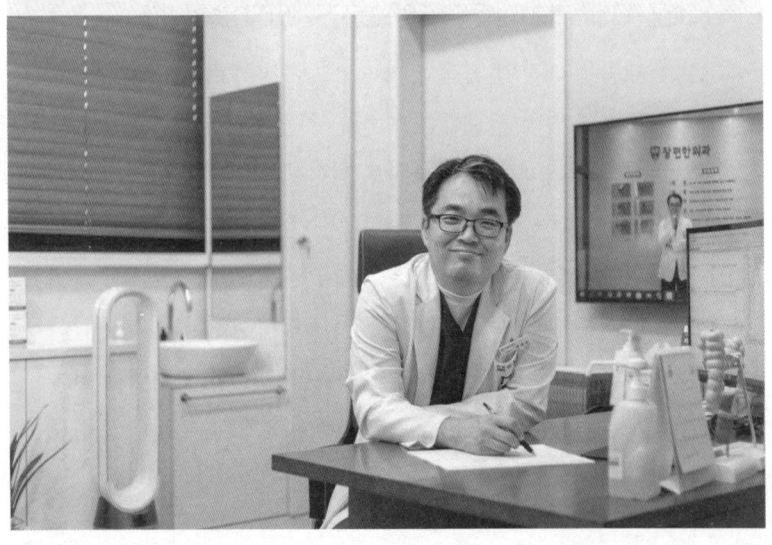

장편한외과 대장내시경 QR코드

나이가 많으면
대장내시경이 가능할까요?

대장내시경 후
음식 이것만 조심하세용

대장내시경에 대한 걱정,
걱정말아요 그대!

위/대장내시경을 동시에?
과연 괜찮을까?

대장내시경 검진 병원
선택을 위한 이야기

대장내시경 검사는
몇살부터 해야할까?

엉덩이대장은 무엇을 위하여
대장내시경을 하는가?

대장내시경후에 바로 운전이나
일을 해도 될까요?

QR코드 사용방법

 →  → 웹페이지
브라우저에서 youtube에
접속하려면 여기를 누르세요.

❶ 기본 카메라 앱을
열어주세요
(애플/안드로이드 동일)

❷ 화면에 맞춰 사진을
찍는 것처럼 QR코드를
화면 중앙에 배치합니다.

❸ 위와 같이 나타나는 창을
누르면 영상이 유튜브에
서 재생됩니다.
(애플도 팝업창 열기를 해주세요)

무엇이든 물어보세요
내시경 백과사전

PART.
2

위내시경

Chapter 1.
위내시경 검사

Chapter 2.
위장 질환

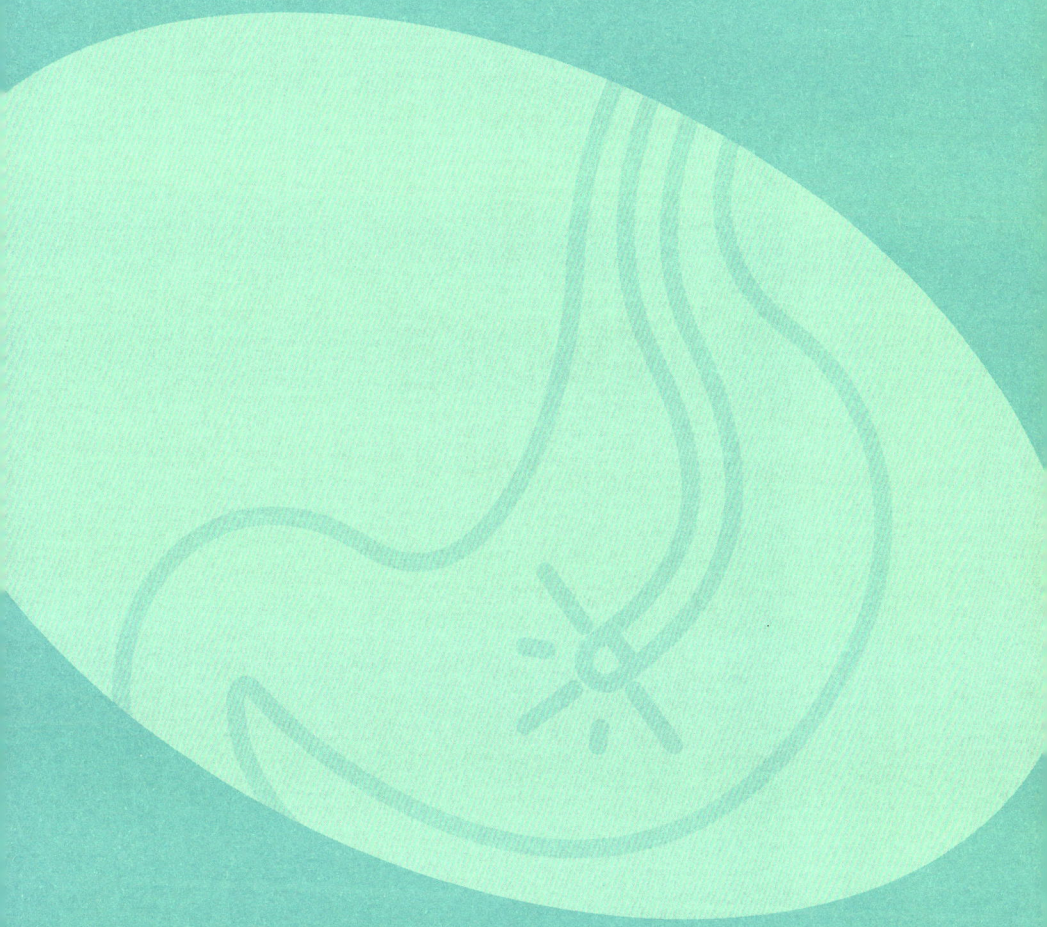

PART 2.
위내시경

Chapter 1

위내시경 검사

1-1. 위내시경 검사에 관한 흔한 질문
1-2. 위내시경과 위암검진
1-3. 편안한 위내시경 검사 준비
1-4. 진정내시경의 오해와 진실
1-5. 편안한 위내시경 검사
1-6. 위내시경 후 주의사항

Chapter 1. 위내시경 검사

1-1.
위내시경 검사에 관한 흔한 질문

위내시경은 어떤 증상이 있을 때 받아야 하나요?

보통은 소화가 되지 않는다거나 속이 쓰린 경우, 상복부 통증이 있는 경우에 위내시경을 실시하고 있습니다. 또한, 위암 가족력이 있는 분들도 정기적인 검사가 필요합니다.
하지만 어떤 특별한 증상이 없어도 이제는 건강검진으로 위내시경을 하고, 만 40세 이상이면 국가 건강검진을 이용하여 2년에 한 번씩 검사가 가능하니 잘 활용하는 것도 하나의 방법이라 하겠습니다.

2
위내시경을 통해 어디를 검사하나요? 무엇을 알 수 있나요? 췌장 검사도 되나요?

위내시경을 통해 식도, 위, 십이지장에 발생하는 질환들을 발견할 수 있습니다. 하지만 췌장의 이상 유무는 확인할 수 없고 췌장 검사를 위해서는 초음파, CT 등 별도의 검사가 필요합니다.

우리가 보통 위내시경이라고 부르는 검사의 공식적인 명칭은 상부 위장관 내시경 검사입니다. 소화를 담당하는 장과 관련된 부분 중에서 상부에 있는 식도, 위, 십이지장 장기에 문제가 있는지를 살펴보는 검사입니다.

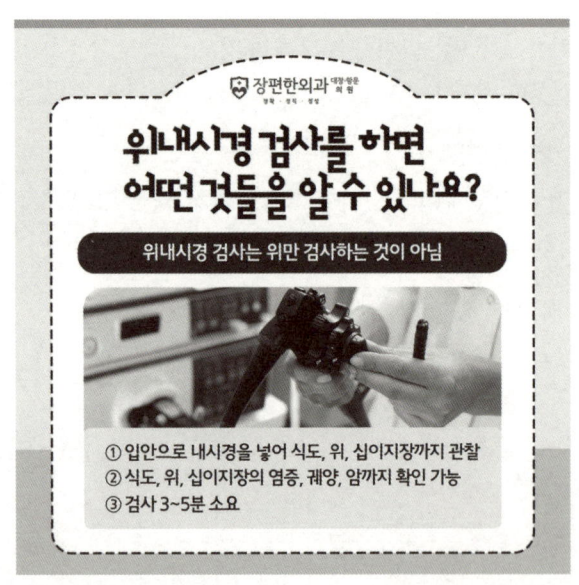

내시경을 입으로 넣어 검사하게 되면 목에서 시작해서 식도, 위 그리고 십이지장까지도 볼 수 있으므로 거기에 관련된 질환들을 발견하는 검사라고 생각하시면 되겠습니다. 또한, 위 점막 즉, 위의 표면에 생길 수 있는 병변을 발견할 수 있고, 음식이 소화되고 나가는 길에 이상한 염증이나 병변들이 있는지 확인할 수 있습니다. 그리고 위 점막 아래에 있는 질환들까지도 유추해 볼 수 있습니다.

3
속 쓰리고, 소화가 안 되는데 위내시경을 해야 하나요?

속이 쓰리거나 소화가 안 되거나 복통이 있다거나 또는 역류 증상이 있어서 불편하시면 위내시경을 통해서 위장 질환, 식도 질환, 십이지장 질환이 있는지 확인해 볼 필요가 있습니다.

우리나라는 위암 발생률이 높은 나라이기 때문에 위장 질환에 대해 관심을 많이 가질 필요가 있습니다. 위암은 사실 증상이 없는 경우가 대부분입니다. 위암이 생겨도 아무런 증상이 없다는 겁니다. 따라서 속이 쓰리거나 소화가 안 되는 등의 위장 증상이 있다면 반드시 위내시경을 하셔서 그 증상을 유발할만한 원인이 있는지, 그리고 혹시나 조기 위암이 있는지 확인할 필요가 있겠습니다.

어떤 사람이 위내시경을 자주 해야 하나요?

위궤양이 있는 분들은 보통의 검사 주기보다 위내시경을 자주 해야 합니다. 회를 자주 드시는 분들이 위내시경 검사를 자주 할 필요는 없지만, 위궤양이 있는 분들은 자주 검사를 받는 경우도 있습니다.

위암 가족력이 있으면 위내시경을 얼마나 자주 해야 하나요?

위암 가족력이 있다면 1년에 한 번씩 위내시경 검사를 받아보시라고 권해드립니다.

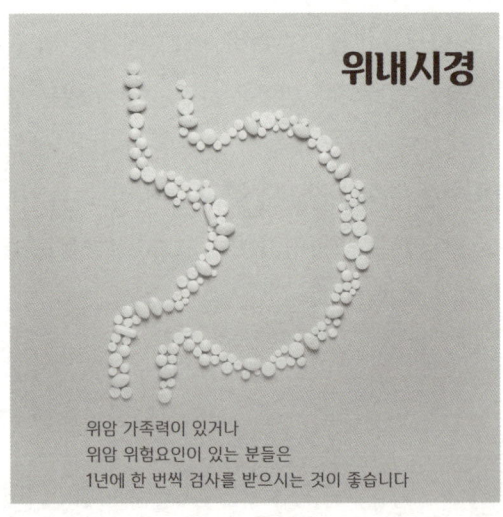

위암 가족력이 있거나
위암 위험요인이 있는 분들은
1년에 한 번씩 검사를 받으시는 것이 좋습니다

6
위내시경을 자주 해도 되나요?

정기적으로 질환 때문에 또는 위암 가족력으로 인해 자주 체크를 하셔야 하는 분들이 계십니다. 위축성 위염이나 장상피화생이 있는 분들의 경우, 위 상피하종양이나 추적 검사가 필요한 분의 경우에도 정기적인 체크가 필요합니다.

위내시경은 검사시간이 오래 걸리지 않고 또 큰 합병증이 생기는 검사가 아니므로 일부러 자주 하실 필요는 없지만, 필요하다면 자주 검사하셔도 됩니다.

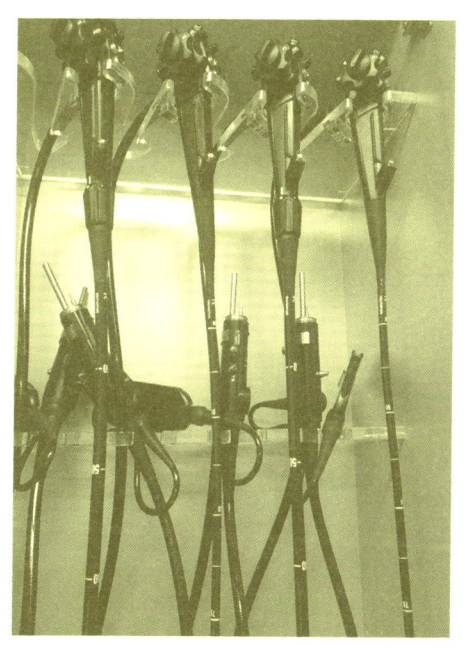

고혈압인데 위내시경 검사를 받아도 되나요?

고혈압이 있는 분들도 위내시경이 가능합니다. 주치의와 상담하시고 검사 전 고혈압약을 복용하신 후에 검사를 받으면 됩니다.
비단 고혈압뿐만 아니라 다른 질환이 있는 분들도 내시경 검사를 받으시는 것 자체는 문제가 되지 않습니다. 다만, 1~2개월 이내에 뇌출혈이 있으셨다거나 심장 스텐트 시술을 하신 경우에는 제한을 두고 있습니다.

고령이고 동반 질환이 있는데 위내시경이 가능할까요?

고령이라 하더라도 식사도 잘하시고 일상생활에 어려움이 없다면 위내시경을 받으실 수 있습니다.
또한, 동반 질환이 있는 경우에도 주치의와 상의해서 위내시경 시기를 결정하는 것은 필요하겠지만, 동반 질환이 있다고 해서 위내시경이 불가하지는 않습니다.

9
약물 복용 중일 때 특별히 주의해야 할 사항은 무엇인가요?

대장내시경의 경우에는 용종절제를 해야 하는 경우가 생길 수 있기 때문에 항응고제나 항혈전제를 드시지 말라고 말씀을 드리고 있지만, 위내시경은 일반적으로 그럴 이유가 없습니다.

위내시경 전에는 당뇨약을 제외한 현재 복용하고 있는 약은 그냥 드셔도 됩니다. 하지만 주치의와 현재 복용하고 있는 약에 대해 상담을 하신 후 복용 여부를 결정하시면 되겠습니다.

10
혈소판 수치가 낮을 때도 위내시경을 할 수 있나요?

위내시경 시 출혈이 야기되는 상황은 거의 없으므로 혈소판 수치가 낮아도 위내시경 검사는 가능합니다.

대신에 용종 절제술을 하거나, 조직 검사를 하는 부분에서는 좀 한계가 있을 수 있습니다. 그러니까 혈소판이 낮으면 당연히 용종 절제술을 하면 안 되고, 조직 검사도 가급적 자제하는 것이 좋으므로 위내시경을 못 하는 건 아니지만 추가적인 조치를 못 하는 경우가 있습니다. 그래서 혈소판이 낮으면 꼭 필요한 경우에만 위내시경을 하는 것을 추천해 드립니다.

또한, 개인 병·의원에서 위내시경을 하기에는 조금 위험성이 있다고 판단이 되면 추가적인 조치가 가능한 상급 병원에서 위내시경을 하는 것을 추천합니다. 하지만 기본적으로는 혈소판이 낮을 때도 위내시경은 할 수 있습니다.

암 환자가 위내시경을 해도 되나요?

암 환자에게는 위내시경 검사가 더 중요합니다. 위암뿐만 아니라 다른 암이 진단되신 분들은 좀 더 자주 그리고 정기적으로 검사하셔서 조기 위암 발견을 위해 노력하는 것이 필요합니다.

기본적으로는 암 환자라고 해서 위내시경 주기가 달라지지는 않는다고 교과서적으로 얘기는 하고 있습니다. 하지만 일부 의사들은 '암 환자면 일반인들보다는 조금은 더 자주 검사하는 것이 좋겠다.'라는 의견을 가지고 있습니다.

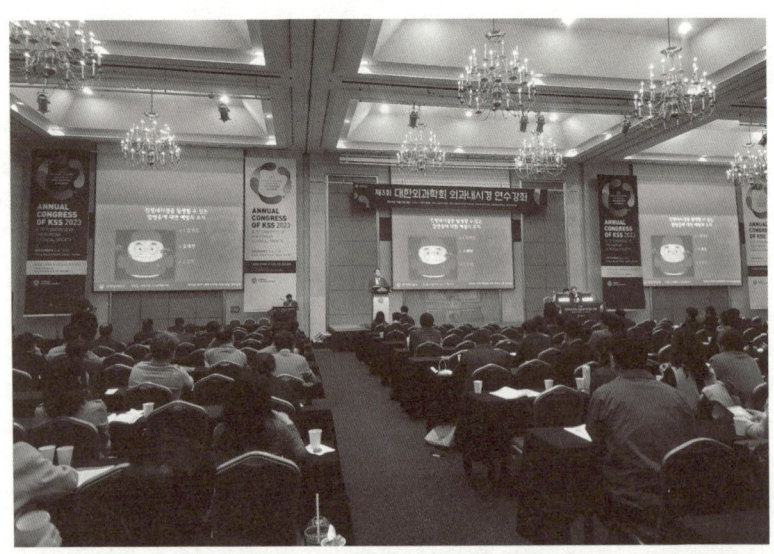

위내시경은 몇 살부터 할 수 있나요?
어린이도 위내시경을 받을 수 있나요?

속이 불편하고 소화불량 등의 증상이 약으로 호전되지 않으면 검사를 할 때도 있지만, 10대들과 어린이들에게는 위내시경 검사를 권하지는 않습니다. 10대의 경우에는 위내시경을 하더라도 어떤 질환을 발견하는 경우가 거의 없고, 어린이는 위내시경으로 인해 얻는 이익이 거의 없기 때문입니다.

저는 20대부터는 본인이 원하는 경우나 증상이 호전되지 않을 때는 위내시경 검사를 권해드리고 있습니다. 불편해하고 불안해하는 분들에게는 검사를 통해 확인을 해 드리는 것이 옳다고 생각합니다. 검사를 해보면 간혹 20대이신 분 중에 선종이 있는 분도 있기 때문에 증상이 있는 분들은 검사를 받아보시는 것이 맞습니다.

몇 살까지 위내시경을 할 수 있나요?

일상생활에 불편함이 없으신 분들이라면 고령이라 하더라도 위내시경 검사는 가능합니다. 나이 제한은 없습니다. 다만, 위내시경을 진정내시경(수면내시경)으로 원하는 경우에는 나이 제한이 있을 수 있습니다.

위내시경과 대장내시경을 동시에 진행할 수 있나요?

위내시경과 대장내시경은 동시에 검사가 가능합니다. 진정내시경으로 위내시경과 대장내시경을 동시에 진행하게 되면 시간, 비용 면에서 이익입니다.
하지만 상황에 따라 달라질 수는 있습니다. 대장내시경을 6개월 전에 했는데 위내시경을 할 때 다시 대장내시경까지 함께 할 필요는 없습니다. 건강검진을 해야 할 때가 되었고, 대장내시경 검사도 필요한 경우에는 같이 검사를 받으면 좋다고 생각합니다.

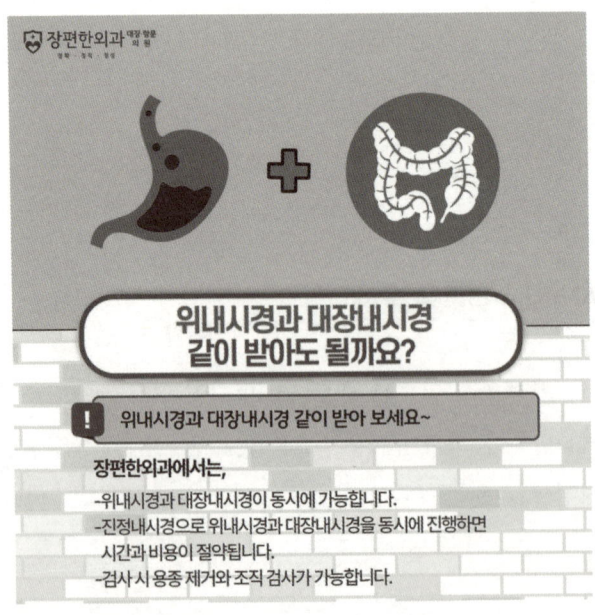

Chapter 1. 위내시경 검사

1-2.
위내시경과 위암검진

건강검진으로 위내시경은 어느 정도 간격으로 받으면 좋은가요?

국가 건강검진에서 실시하고 있는 위암 검진은 만 40세 이상을 대상으로 2년 주기로 검사받을 수 있습니다. 하지만 증상이 있는 경우에는 시기에 상관없이 위내시경을 받으면 됩니다.

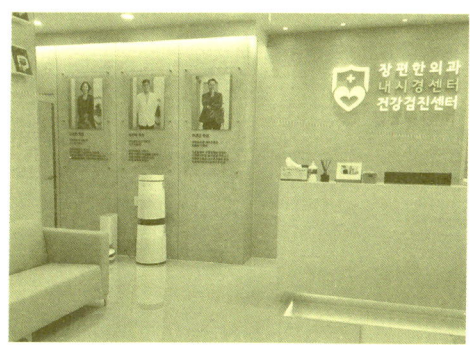
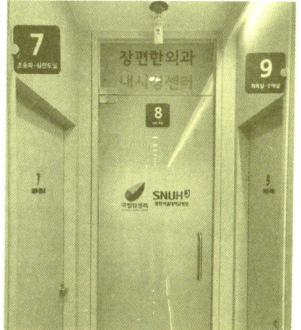

위내시경 적응증 1

- ☑ 상복부 통증, 속쓰림, 소화가 되지 않는 경우 위내시경이 필요
- ☑ 식도, 위, 십이지장에 발생하는 질환을 검사
- ☑ 위암 가족력, 장상피화생, 위축성위염은 매년 위내시경 권장
- ☑ 고혈압이 있으신 분들도 위내시경 가능(고혈압 약 복용 후)
- ☑ 고령의 분들도 일상생활에 어려움이 없다면 위내시경 가능
- ☑ 약물복용은 의료진과 상의 후 복용여부 결정
- ☑ 혈소판이 낮아도 위내시경 가능

위내시경 적응증 2

- ☑ 편도수술 후 위내시경 가능
  (이비인후과 의사와 검사 시기 상담)
- ☑ 갑상선 세포검사 후 위내시경 가능
  (하루나 이틀 후 위내시경 권장)
- ☑ 암환자에게는 정기적인 위내시경이 필요
- ☑ 위내시경은 20대 이후 증상이 있다면 권장
- ☑ 위내시경과 대장내시경은 동시에 진행 가능

2. 40세 이하면 위내시경을 안 해도 되나요?

아닙니다. 증상이 있거나 기회가 된다면 40세 미만이라 할지라도 위내시경 검사를 받아야 합니다.

서구화된 식습관을 비롯한 다양한 이유로 위암 발생 연령은 점점 빨라지고 있습니다. 그러므로 40세 미만이라 할지라도 증상이 있어서 불편하신 분들이나 회사에서 실시하고 있는 건강검진과 같은 기회가 있다면 위내시경을 받아보실 것을 추천합니다.

또한, 2년마다 검사를 받으면 된다고 생각하시고 꼭 2년 주기를 지키려고 하는 분들이 계시는데, 속이 불편하고 소화가 안 되는 증상이 있어서 약을 먹어도 증상이 호전되지 않는다면 나이에 상관없이 위내시경을 통해 그 원인을 찾아야 하겠습니다.

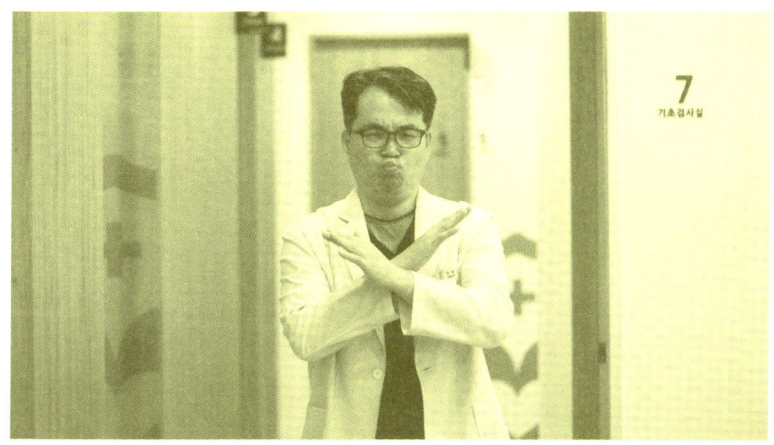

40세 이상에서 2년마다 위암 검진을 하는데 1년마다 해야 하는 경우는 어떤 경우인가요?

교과서적으로 1년마다 검사를 해야 하는 분은 장상피화생이 있는 경우, 위축성 위염이 있는 경우, 위암 가족력이 있는 경우입니다.
장상피화생이라는 것은 위장 점막이 장 점막처럼 바뀌는 소견입니다.
위축성 위염은 위 점막이 위축되는, 다시 말해서 얇아지는 위염 소견을 말합니다. 이런 장상피화생이나 위축성 위염은 위암의 위험인자이기 때문에 위내시경을 1년마다 받는 것을 추천합니다.
위암 가족력이 있는 경우에도 1년마다 위내시경을 받으시는 것이 좋습니다. 아무래도 위암 가족력이 있다면 다른 분들보다는 위암이 생길 확률이 더 높으므로 조금 더 자주 검사가 필요하겠습니다.
저는 추가로 위장 질환의 증상이 있는 경우에는 1년마다 검사를 받아보시라고 말씀드리고 싶습니다. 평소에 위가 안 좋다고 느끼거나, 소화가 안 되거나, 속쓰림이 있거나, 소화불량이 있는 경우에는 2년마다 위내시경을 하는 게 아니라, 1년마다 검사를 추천해 드립니다. 심지어 증상이 자주 반복되는 경우에는 1년보다 더 짧게 검사를 하는 것도 가능하다고 생각합니다.

4. 위내시경 검진은 몇 살까지 해야 하나요?

위내시경 검사의 나이 제한은 없습니다. 다만, 고령의 환자분이면 진료 시 여러 가지 상황을 확인하고 고려하여 검사 여부를 결정하고 있습니다.

5. 위장조영술은 어떤 검사인가요?

위장조영술은 흰색의 바륨현탁액, 즉 조영제와 공기가 생기는 발포제를 같이 복용한 후 위와 십이지장의 모양 및 병변을 방사선을 이용하여 검사하는 방법입니다. 그러므로 임신 중이거나 임신 가능성이 있는 분, 현재 수유 중이신 분들은 검사 시에 특히 주의가 필요합니다.

6. 위내시경 대신에 위장조영술을 해도 되나요?

건강검진센터에 가면 위내시경과 위장조영술의 효과가 거의 비슷한 것처럼 안내하고, 어떤 검사를 할 것인지 선택하라고 하는 경우가 많습니다. 위내시경은 의사가 직접 검사를 해야 하고, 위내시경 장비도 비싸고, 소독도 해야 하는 번거로움이 있습니다. 반면에 위장조영술은 의사 대신 방사선사가 검사해도 되고, 검사 장비도 비싸지 않고, 소독할 필요도 없으므로 검진센터 입장에서는 경제적으로 이득입니다.

또한, 위장조영술은 하루에 20~60명 검사할 수 있으니 일부 건강검진센터에서 의료소비자에게 위내시경과 위장조영술 중에서 선택하시라고 안내를 드리는 것 같은데, 저는 위암 검진으로 위장조영술은 하지 마시라고 말씀드립니다.

위장조영술과 위내시경 중 위 관련 질환을 어느 쪽이 더 정확하게 파악할 수 있나요? 두 검사의 차이점은 무엇인가요?

위내시경 검사가 내시경을 통해 직접 눈으로 식도, 위, 십이지장을 관찰하는 검사이기 때문에 더 정확합니다. 반면, 위장조영술은 조영제를 마신 후 X선이 발생되는 기계 위에서 엑스레이 촬영을 통해서 장기의 이상 유무를 파악하는 검사 방식입니다.

위장조영술은 위내시경 검사보다 다소 쉬운 방법일 수 있지만 작은 병변까지 확인하는 것에는 한계가 있고 조기 위암 발견에도 도움이 되지 않습니다.

Chapter 1. 위내시경 검사

1-3.
편안한 위내시경 검사 준비

위내시경 전 주의사항은 무엇인가요?

위내시경 전 특별한 주의사항은 없습니다. 8시간 이상 금식하시고 검사받으면 됩니다. 하지만 너무 늦은 시간에 야식을 드시는 것은 피해야 합니다. 너무 늦게 음식을 드시면 소화가 완전히 되지 않아서 음식물이 위에 남아 있을 수 있으므로 원칙적으로 저녁을 드시고 나서 저녁 10시 이후에는 금식하시면 좋습니다.

위내시경 전에 주의할 음식은 무엇인가요?

위내시경의 경우에는 검사 전부터 식사 조절이나 미리 드셔야 하는 약은 따로 없습니다. 8시간 이상 금식만 하시고 내원하셔서 위내시경을 받으면 됩니다.

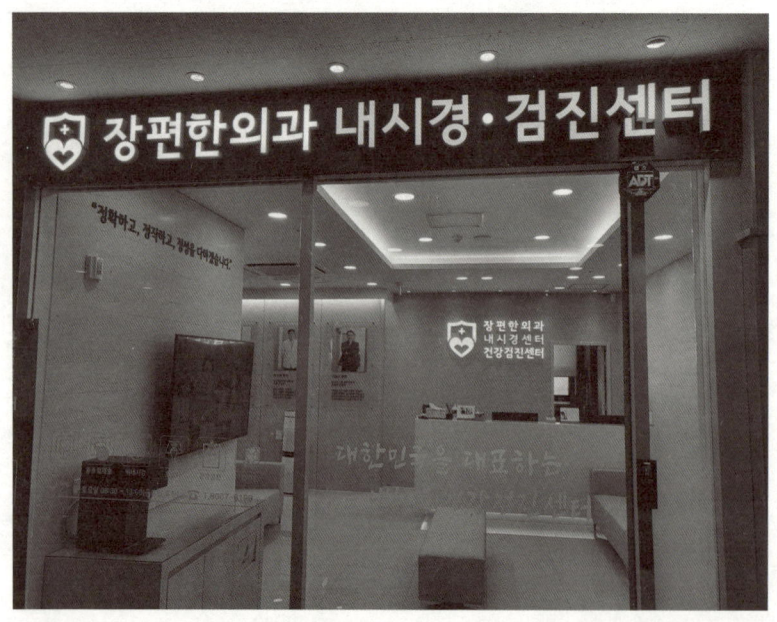

3
위내시경 전에 공복 시간이 어느 정도 유지가 되어야 하나요?
물 섭취는 검사 몇 시간 전까지 가능한가요?

보통 공복 시간은 8시간으로 말씀드리고 있습니다. 저녁을 드시고 나서 다음 날 검사할 때까지는 금식하시고, 저녁 10시 이후부터는 공복을 유지하는 것이 가장 좋은 방법이라 하겠습니다.

물도 드시지 말라고 안내해 드리는 병원도 있지만, 물은 일어나서 목을 축이는 정도는 드셔도 괜찮습니다. 다만, 검사 1시간 전부터는 물도 드시지 않는 것이 좋겠습니다.

4
대장내시경 전에 장 정결제를 먹는데 위내시경은 왜 안 먹나요?

위는 스스로 운동을 하고, 알아서 소화를 시키기 때문에 적당한 시간이 지나면 위가 깨끗해집니다.

그래서 위내시경은 대장내시경처럼 검사 전에 약을 드셔서 위를 깨끗하게 청소하실 필요가 없고, 금식만 하시면 간편하게 검사받으실 수 있습니다.

위내시경 전 며칠 전부터 금주 및 금연해야 하나요?

위내시경 검사 전 일정 기간 금주나 금연을 하실 필요는 없습니다. 하지만 다른 건강검진을 함께 할 때는 금주나 금연이 필요하겠습니다. 무엇보다 건강을 위해서 금연과 금주는 필수입니다. 또한, 흡연은 위액 분비와 위 연동운동을 증가시키기 때문에 검사 당일에는 금연하셔야 하겠습니다.

평소 동반 질환으로 약물치료 중인데
검사 전 복용 가능한 약과 안 되는 약은 무엇인가요?

당뇨약은 검사 전에 드시지 마시고, 혈압약은 내시경 검사 전 소량의 물과 함께 꼭 복용하셔야 합니다.
이처럼 만성질환으로 복용하고 계시는 약은 당뇨약을 제외하고는 드셔도 무방하지만, 원해서 드시는 비타민과 같은 영양제는 굳이 드시지 않으셔도 되겠습니다.
그래서 위내시경이 예정이신 분들은 본인이 드시는 약을 가지고 병원을 방문하셔서 한번 확인을 받으시는 것도 좋은 방법입니다. 다니시는 병·의원에 가셔서 지금 드시는 약이 어떤 약인지 확인을 하시고, 만약 당뇨약이 있다면 검사 당일 아침에는 그 약은 빼셔야겠습니다.

항응고제나 항혈전제는 언제부터 중단해야 하나요?

위내시경 검사 시에는 항응고제나 항혈전제를 중단하실 필요는 없습니다.
그리고 만성질환으로 현재 복용하고 있는 약이 있다면 어떤 약인지 알고 계시는 것이 꼭 필요합니다. 의료진에게 복용하고 있는 약을 확인받으시는 것이 좋겠습니다.

위내시경 비용은 얼마인가요?

위내시경 검사 비용은 대략 2~3만 원 정도입니다. 그리고 위내시경은 의료보험 적용을 받으면 저렴한 가격으로 받을 수 있는 검사입니다. 단, 진정내시경(수면내시경)으로 위내시경을 하는 경우에는 추가비용이 있습니다.
다시말해, 불편한 증상이 있어서 검사가 필요한 경우에는 의료보험 적용이 가능해 저렴한 비용으로 검사할 수 있습니다. 하지만, 건강검진센터에서 검진을 목적으로 위내시경을 받는 경우에는 금액이 달라질 수 있습니다.

위내시경은 의료급여가 되나요? 보험적용은 되나요?

위내시경을 치료 목적으로 실시한 경우에는 의료보험 적용이 가능합니다. 하지만 보통 검진센터에서 위내시경을 받으시는 경우에는 치료가 아닌 검진이 목적인 경우가 많고, 이 경우에는 본인이 그 비용을 다 지급하셔야 합니다.

그리고 최근 들어 위내시경이 좀 불편하다고 생각하는 분들께서 진정내시경(수면내시경)으로 위내시경을 많이 하고 계시는데, 이 경우에는 비용이 좀 달라집니다. 수면내시경 비용은 비급여 항목이기 때문에 본인 부담으로 다 지불해야 합니다. 또한, 수면내시경 비용이 병·의원마다 차이가 날 수 있으므로 가격을 확인해 보시고 진행하시면 되겠습니다.

위내시경을 잘하는 의사를 찾는 방법은 무엇인가요?

본인을 잘 아는 주치의에게 검사를 받는 것이 위내시경을 가장 잘 받을 수 있는 방법입니다. 검진센터에서 검사를 받으시는 것보다는 본인을 잘 아는 주치의에게 위내시경을 받고, 궁금한 점이나 결과에 대해서 자세한 설명을 듣고, 향후 관리와 치료를 받으시는 것이 좋겠습니다.

또한, 위내시경은 그 의사가 위내시경에 얼마나 많은 경험이 있는지도 중요합니다. 내시경도 사람이 하는 시술이고, 경험치가 편안함의 차이를 만들 수 있으므로 내시경 경험이 많은 의사를 찾아가는 것도 조금 더 편안하고 안전하게 내시경을 받을 수 있는 방법의 하나라고 생각합니다.

내시경 장비는 얼마나 좋아야 하나요?

화질이 뛰어나고 병변을 놓치지 않을 수 있는 좋은 성능의 장비를 쓰는 것이 좋습니다. 그래서 의료소비자들은 어느 정도의 내시경 장비를 갖춘 병원인지에 대해서 확인해 볼 필요가 있다고 생각합니다.

위내시경할 때 자세는 어떻게 하는 것이 편한가요?

수검자는 보통 좌측와위, 즉 왼쪽으로 누워서 오른쪽 무릎이 왼쪽 무릎보다 앞으로 나오도록 자세를 잡으시고 누우시면 됩니다. 그리고 턱을 가슴 쪽으로 향하도록 앞으로 숙여서 마우스피스를 물고 검사를 받으면 됩니다.

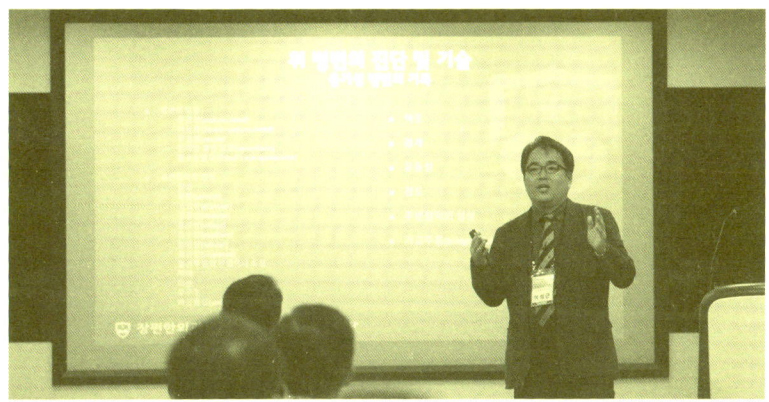

비만인 사람이 위내시경이 힘든가요? 어떤 사람이 편한가요?

사람의 체형과 위내시경의 편안함과는 상관이 없습니다. 비만인 사람은 보통 목이 두껍기 때문에 내시경을 힘들어하지만 비수면내시경으로 위내시경을 하는 경우에는 모든 분들께서 약간의 불편함을 느끼실 수 있습니다. 그리고 평소 신뢰한 의사에게 검사를 받거나 경험이 많은 의사에게 검사를 받으면 조금은 더 편하게 위내시경을 받을 수 있습니다.

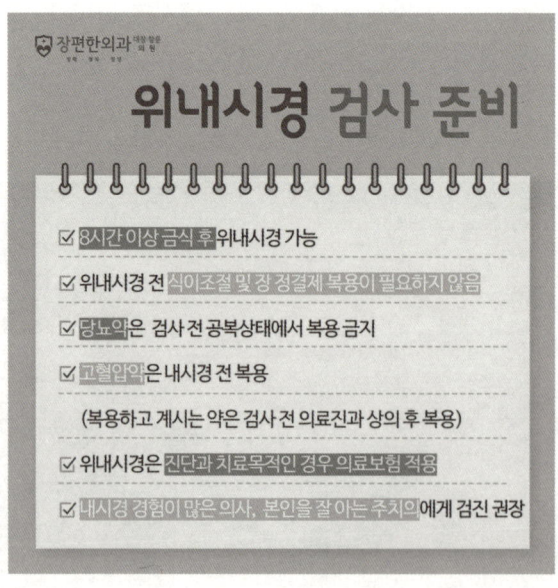

Chapter 1. 위내시경 검사

1-4.
진정내시경의
오해와 진실

진정내시경과 비진정내시경 중 어떤 것이 더 좋은가요?

위내시경 시 진정내시경으로 검사를 받을 것인지, 비진정내시경으로 받을 것인지는 의료소비자들의 선택사항입니다. 또한, 진정내시경(수면내시경)은 의료소비자의 상황을 고려해서 진행해야 합니다. 예를 들어, 연세가 정말 많은 분들은 진정내시경을 권해드리지는 않습니다. 따라서 '어느 것이 좋다.'라고 말씀드릴 수는 없습니다. 하지만, 내시경에 대한 두려움이나 불편함이 있는 분들은 진정내시경 검사로 하면 편안하게 위내시경을 받을 수 있습니다.

비진정내시경 시 많이 힘든가요?

사람마다 차이는 있습니다. 아무래도 입안으로 내시경이 들어가기 때문에 불편함은 있습니다. 하지만 검사 시간이 길지 않기 때문에 참을만하다 하는 분들도 계시고, 어떤 분들은 힘들어서 꼭 진정내시경으로 검사를 받으시는 경우도 많습니다.

간혹 진정내시경이 위험하다고 생각하는 분들이 계시는데, 준비가 잘된 병·의원에서 검사하시면 위험하지 않은 검사이니 그 부분에 대해 걱정은 하지 않으셔도 되겠습니다.

진정내시경 하면 정말 잠꼬대를 하나요?
어떤 사람이 잠꼬대를 많이 하나요?

진정내시경을 하면서 잠꼬대하는 분들도 계십니다. 평소 음주를 즐기시는 분들이 좀 더 많이 잠꼬대하는 경우가 있습니다만, 잠꼬대는 정말 주무시기 때문에 하게되는 자연스러운 현상입니다. 그래서 저는 잠꼬대는 수면이 잘 안 되었거나 부작용이 있어서가 아니라, 정말 꿈을 꾸시는 것이니 너무 걱정하지 마시라고 말씀드리고 있습니다.

4
진정내시경을 한 달 뒤 또 해도 되나요?

가능합니다. 진정내시경 시 사용하는 진정제는 위험하지 않고, 사람마다 용량을 달리하여 안전하게 사용하고 있습니다. 경우에 따라서는 하루에 두 번도 괜찮습니다.

추가로 진정내시경에 대한 오해에 대해서 설명을 추가로 드리면, 진정제를 맞는다고 해서 머리가 나빠지지 않습니다. 부작용도 거의 없다고 생각하시면 됩니다. 물론, 너무 짧은 시간에 진정제를 과량으로 투여하게 되는 경우는 합병증이 생길 가능성이 있지만, 안전하게만 사용한다면 걱정 안 하셔도 되겠습니다.

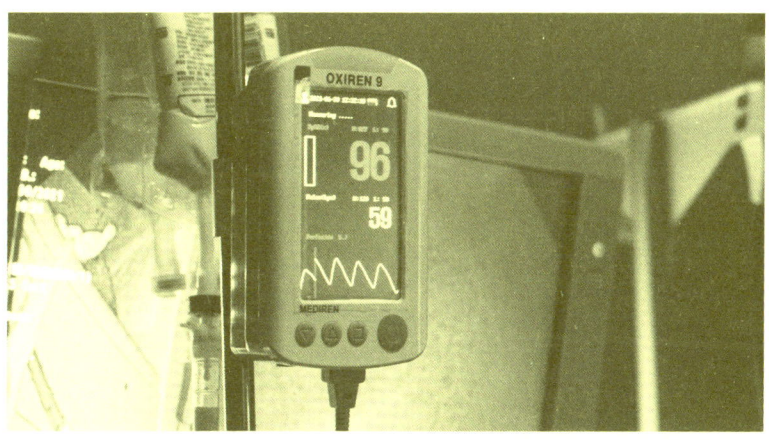

진정내시경 후 좀 피곤하고 몽롱한 느낌이 언제까지 지속되나요?

개인차도 있고 그날 컨디션에 따라 피곤한 정도와 몽롱한 느낌은 다를 수 있습니다. 하지만, 몽롱한 상태가 금방 없어지는 것은 아니므로 조금 주의가 필요하겠고, 진정내시경을 한 당일에는 충분히 휴식을 취하는 것이 좋습니다.

진정내시경이 잘 안 되는 사람은 뭐가 문제인가요?

평소 술을 자주, 많이 드시는 분이나 수면제를 복용하는 분들은 진정내시경 시 사용하는 진정제에 내성이 생겨서 잘 반응하지 않을 수 있습니다. 또한, 비만이거나 예민하신 분들도 진정내시경이 잘 안 될 수 있습니다.

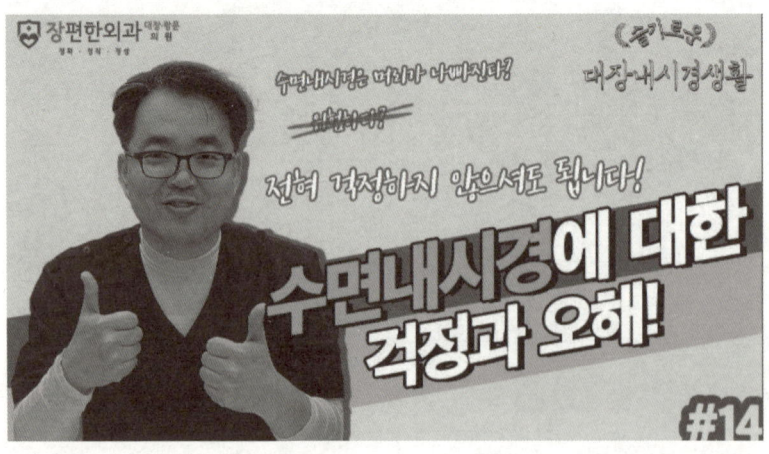

진정내시경의 부작용은 없나요?

진정내시경의 드문 부작용은 저산소증, 저혈압, 고혈압, 부정맥, 약제 과민성 등이 있습니다. 하지만, 적절한 진정제 사용과 철저한 사전 준비를 하고 전신 모니터링을 통해 검사하고 있으므로 부작용에 대한 걱정은 하지 않으셔도 되겠습니다.

진정내시경은 위험하지 않나요?

진정내시경을 원치 않으신 분들의 의견을 들어보면 '진정내시경이 위험하다.'는 오해가 있는 것 같습니다. 하지만 진정내시경은 준비를 제대로 하고 하면 안전합니다. 그 준비하는 것은 바로 모니터링과 안전장치를 말합니다. 진정제 투여 전후에 수검자의 상태를 체크하고, 내시경 검사 도중에 산소포화도와 맥박수를 체크하며, 진정제 투여량을 조절해야합니다. 혹시나 있을지 모르는 상황을 대비하고, 만약을 대비하기위해 산소와 (진정제의 효과를 없앨 수 있는) 길항제의 준비가 필요합니다.

이렇게 충분히 준비를 하고 진정내시경을 한다면 진정내시경은 위험하지 않습니다. 충분한 경험이 있는 의사에 의해 진정내시경이 시행된다면 걱정하지 않으셔도 됩니다.

진정내시경 후 주의해야 할 사항은 무엇인가요?

진정내시경 후에는 충분한 휴식이 필요합니다. 저희 장편한외과는 진정내시경을 하고 나면 충분히 쉬셨다가 컨디션 회복이 완전히 된 후에 귀가하실 수 있도록 하고 있습니다. 또한, 의식 상태 수준이 괜찮은지, 맥박이 괜찮은지, 혈압이 괜찮은지, 걸었을 때 보행에 별 문제가 없는지, 의사소통에 전혀 문제가 없고, 인지장애가 없고, 충분히 깼는지 등을 확인하고 있습니다.

그래서 진정내시경 후에 충분히 쉬었다 가신다면 보호자가 안 계셔도 되고, 충분히 진정제가 깼다는 전제하에 당일 근거리 운전도 가능하다고 설명합니다.

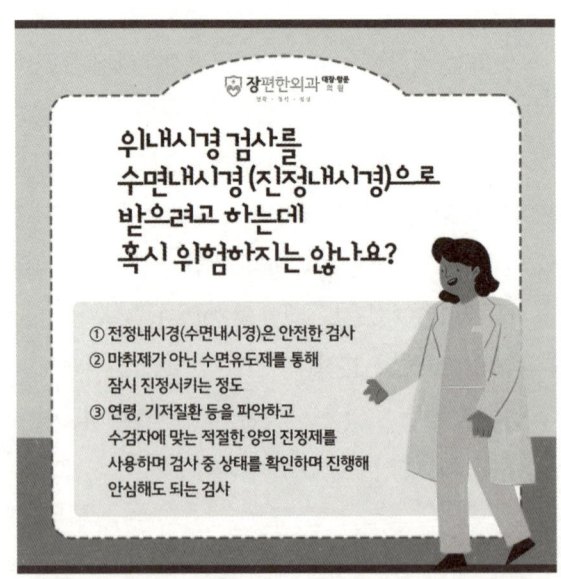

10. 진정내시경 시 응급 상황이 생기면 어떻게 조치하나요?

응급 상황 발생 시 적절한 응급 치료를 할 수 있도록 응급처치 장비들과 응급 약물들에 대한 준비는 필수입니다. 또한, 평소에 응급처치에 대한 교육과 응급조치 매뉴얼을 만들어 대비하고 있어, 만약 응급 상황이 생긴다면 그에 따른 적절한 조치가 가능합니다.

또한, 그런 응급 상황이 생기지 않도록 저희가 철저하게 사전 준비를 하고 있고, 검사 중에도 수검자의 혈중 산소 포화도, 맥박 등을 체크해 가면서 일대일로 모니터링하고 검사를 진행합니다.

모니터링과 회복실에서 맥박수와 산소포화도 체크가 잘 된다면 진정내시경은 안전한 검사이고, 의사들이 잘 모니터링하면서 진행하는 검사이기 때문에 진정내시경에 대한 오해와 걱정은 없으셨으면 합니다.

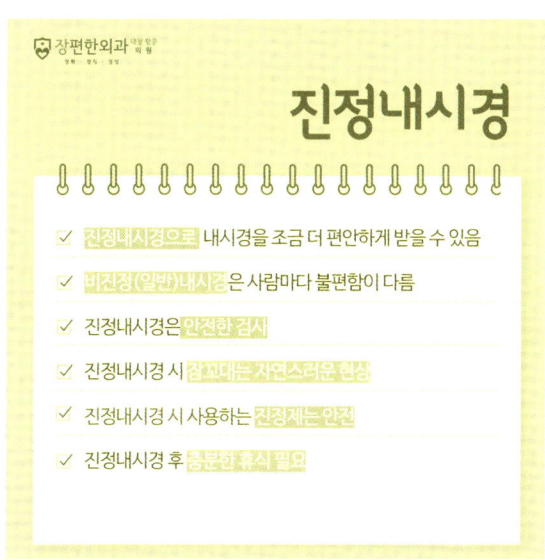

Chapter 1. 위내시경 검사

1-5.
편안한
위내시경 검사

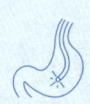

위내시경은 어떤 방법으로 진행하나요?

진정내시경을 할 때는 진정제를 사용하고, 비진정내시경의 경우에는 인후부(목) 부분을 마취하여 구역 반사(구토)를 완화시키는 과정을 거치게 됩니다.

위내시경을 비진정내시경의 경우로 설명하자면, 기포 제거제를 드셔서 위 점막 표면에 있는 기포를 제거합니다. 그리고 국소마취제를 통해 목의 이물감, 통증, 구토 증상을 완화하고, 위장관 운동을 정지시키고 분비를 억제하기 위해 항콜린제 약물을 사용할 수도 있습니다.

검사시에는 왼쪽으로 누운 상태로, 긴장을 풀고 몸에 힘을 빼신 상태에서 심호흡하시면 도움이 됩니다. 입안에 고이는 침을 삼키지 말고 그냥 흘리시면 되고, 검사 중에는 움직이시면 안 되겠습니다.

전체 검사 시간은 3~5분 정도 소요되고, 검사 후 목 마취가 풀리면 물부터 드시면 되겠습니다.

위내시경은 시간이 어느 정도 걸리나요?

위내시경 검사 시간은 보통 3~5분 정도 소요됩니다. 하지만 조직 검사를 해야 하는 경우나 헬리코박터 파일로리균 검사 등이 있는 경우에는 조금 더 시간이 소요됩니다. 드물기는 하지만 용종을 제거해야 하는 경우에도 그렇습니다.

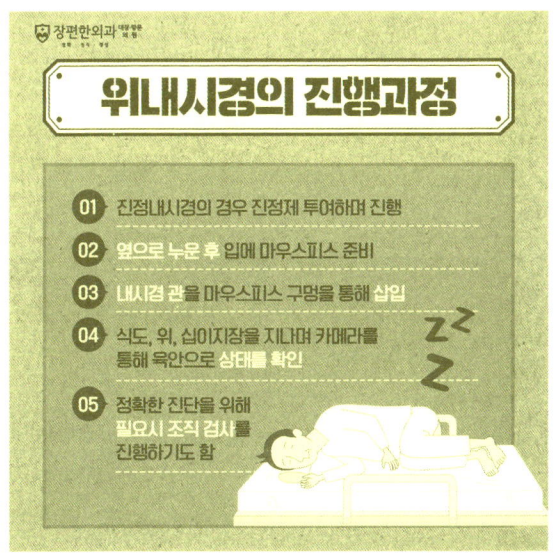

위내시경 시 구역질이 심한데 어떻게 하면 안 할 수 있나요?

구역질은 정상적인 반응입니다. 하지만 검사 시에 몸에 힘을 빼고 심호흡을 하면 구역질이 조금 덜할 수 있습니다.
이런 상황이 불편하신 분들께서는 진정내시경으로 위내시경을 진행하시면 좀 더 편하게 검사를 받으실 수 있겠습니다.

일반적으로 내시경 시 몸에 힘을 빼라고 하는데 어떻게 하면 되나요?

최대한 심호흡을 크게 하면서 몸을 푹 내려놓으시라고 말씀드립니다. 심호흡을 크게 하면 긴장이 이완되고 기도가 확장됩니다. 또한, 침을 삼키면 자극이 생길 수 있으니 침을 삼키지 말고 흘리면 검사가 좀 더 편안해질 수 있습니다.

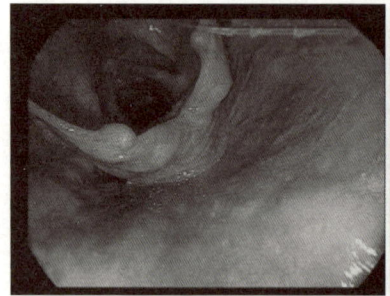
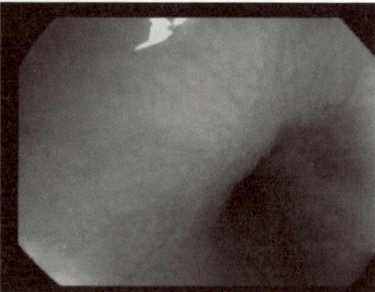

5
위내시경을 편하게 받는 요령은 무엇인가요?

검사 전 의료진은 검사에 대한 충분한 설명과 안내를 해야 합니다. 그리고 수검자는 의사가 지시하는 대로 잘 따라주면 검사가 훨씬 편해집니다. 위내시경을 받을 때는 의사와 수검자 모두의 노력이 필요합니다.

6
위내시경 시 헬리코박터 파일로리균 검사는 항상 시행하나요?

헬리코박터 파일로리균 검사에 대해 의사마다 의견이 다르긴 하지만, 위내시경 검사 시 항상 헬리코박터 파일로리균 검사를 하는 것은 아닙니다. 이상 소견이 있을 시에 검사하고 있습니다. 요즘에는 헬리코박터 파일로리균이 위암과 관련이 있다는 것을 많은 분이 알고 계시기 때문에 헬리코박터 파일로리균 검사나 치료를 원하는 분들도 계십니다.

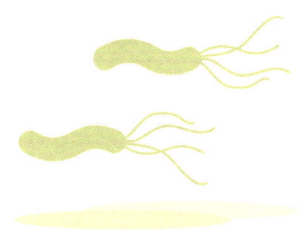

7
위내시경 후 내시경 소독은 잘 하나요?

내시경 장비의 소독은 정말 중요합니다. 장편한외과는 지침에 따라 위내시경 후 세척, 소독, 헹굼, 건조 등 여러 단계에 걸쳐 소독하고 있으므로 걱정하지 않으셔도 됩니다.

위내시경을 계획하고 계신 분들은 위내시경 소독장비를 확인해 보는 것도 좋은 방법입니다. 규모가 작은 병원은 자동세척기가 없는 곳도 있고, 내시경 장비가 한 대만 있는 경우도 있어서 하루에 많은 인원을 내시경 해야 하는 경우에는 문제가 생길 수도 있기 때문입니다. 그래서 어느 정도 규모가 있는 병·의원에서 위내시경 검사를 받으시는 것이 가장 좋은 방법이라고 생각합니다.

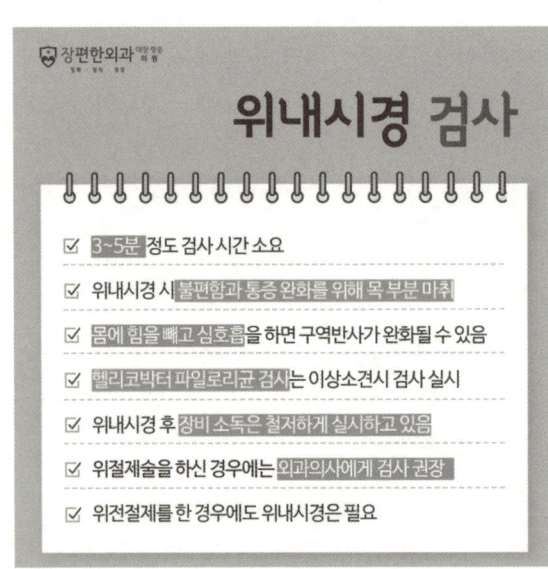

8
특수내시경이 있다고 하던데 무엇인가요?

특수내시경은 위 점막의 구조를 보다 정교하게 관찰하기 위해서 특수 기능을 이용하여 작은 선종이나 병변을 발견할 수 있도록 도움을 주는 내시경입니다. 하지만 이런 특수 기능이 없는 내시경 장비를 사용하는 병·의원들도 많고, 이는 옵션이지 필수는 아닙니다. 시술하는 사람의 눈이 가장 중요하고, 단지 장비의 도움을 조금 받고자 하는 것이기 때문에 가장 중요한 것은 의사가 잘 보고 문제가 있다면 조직 검사를 하는 것이 가장 좋은 방법이라 하겠습니다.

9
위 절제술 하신 분이 위내시경을 할 때 주의할 사항은 무엇인가요?

위 절제술의 범위에 따라 내시경 소견이 달라질 수 있습니다. 그러므로 위 절제술을 하신 경우에는 위 수술 경험이 있는 외과 의사에게 위내시경을 받으시는 것을 추천해 드립니다.

위 절제술 하신 분은 수술한 병원에서 위내시경을 해야 하나요?

위암으로 위 절제술을 하신 경우에는 한동안은 추적 검사를 위해서 수술 받으신 병원에서 내시경 검사를 받으시는 경우가 많습니다. 하지만 수술 후 보통 5년 정도의 시간이 지나면 재발의 위험도 없어지기 때문에 꼭 수술하신 병원에서 검사를 받으실 필요는 없습니다. 가까운 병·의원이나 주치의에게 정기적인 검진을 받으면 되겠습니다.

위 전절제술 한 사람도 위내시경을 해야 하나요?

위내시경은 식도, 위, 십이지장을 검사하기 때문에 위 전절제술을 하신 분이라도 위내시경을 통해서 식도와 십이지장 검사를 해야 합니다. 위 전절제술을 했기 때문에 위암은 생기지 않겠지만 식도나 십이지장에 문제가 생길 수도 있으므로 위내시경은 필요합니다.

Chapter 1. 위내시경 검사

1-6.
위내시경 후
주의사항

위내시경 합병증은 무엇인가요?

위내시경 합병증으로 천공, 출혈 등의 합병증이 있을 수는 있지만 그런 경우는 정말 드뭅니다.
한 번씩 위내시경 후 '배가 빵빵하다.'고 하는 분들이 계시는데, 이는 검사 시에 주입하는 공기 때문입니다. 하지만 검사시 주입한 공기는 보통 30분에서 1시간 후면 다 흡수가 되기 때문에 그런 증상은 곧 없어집니다.

위내시경 후 음식은 종류 상관없이 먹어도 되나요? 식사는 언제부터 가능한가요?

목의 국소마취가 풀릴 때까지는 금식하셔야 합니다. 1시간 정도 지난 후에 물을 먼저 드셔 보시고 괜찮으면 식사를 하셔도 되겠습니다. 첫 식사는 죽을 추천합니다. 특히, 조직 검사를 하신 분들은 위에 상처가 있으므로 죽과 같은 부드러운 음식을 드셔야 합니다.

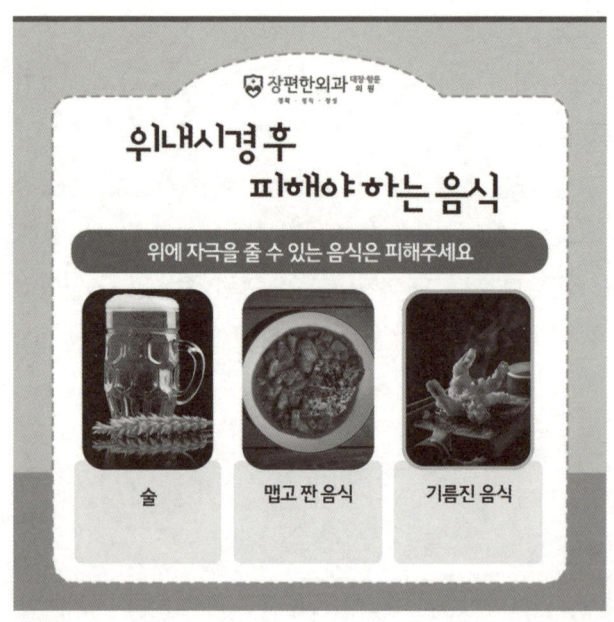

위내시경 조직 검사 후 날음식을 먹어도 되나요?

회와 같은 날음식을 드셔도 되지만 위내시경 후에는 소화가 잘되는 음식을 드시는 것이 좋습니다. 특히, 조직 검사를 하신 분들은 부드러운 음식을 드셔야 하겠습니다.

위내시경 후 목 따가움이 계속되는데 언제쯤 좋아지나요?

위내시경 후 목 따가움은 개인차가 있긴 하지만 목을 따뜻하게 해 주면 보통 1~3시간 후면 좋아집니다. 어떤 분들은 하루나 이틀까지도 그런 증상이 있다고 하는 경우도 있는데, 그렇다고 해서 문제가 있는 것은 아니고 시간이 지나면 불편함은 없어집니다.

위내시경 후 술을 마셔도 되나요?

조직 검사를 하지 않으신 분들은 위내시경 검사 후에 술을 드시는 것은 크게 상관은 없습니다. 하지만, 조직 검사를 하신 분은 일주일 정도는 금주하셔야 합니다.

위내시경 후 담배는 언제부터 피워도 되나요?

검사 당일에는 금주, 금연하시고 커피나 자극적인 음식과 과식은 피하는 것이 좋습니다. 그리고 담배는 백해무익합니다. 건강을 위해서 꼭 금연하셔야 하겠습니다.

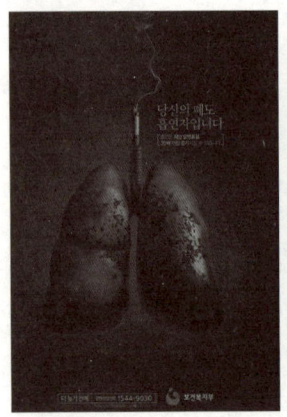
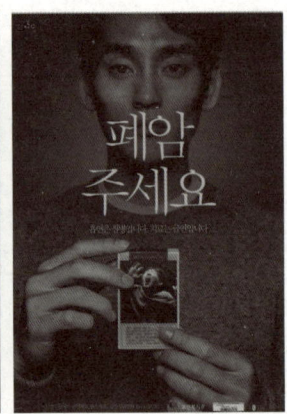

위내시경 후 운동은 언제부터 가능한가요?

오전에 내시경을 하셨다면 오후부터는 가벼운 운동은 하셔도 됩니다. 하지만 진정내시경을 하신 경우에는 등산이나 과격한 운동은 하지 않으시는 것이 좋겠습니다. 특히 용종 절제를 하신 분이나 조직 검사를 깊거나 크게 하신 분들은 일주일 정도는 무리한 활동은 자제하는 것이 좋습니다.

위내시경 후 가슴 통증이 있는데 무슨 문제가 있는 건가요?

위내시경 후 가슴 통증은 내시경 시 주입하는 공기가 역류하면서 생길 수 있는 증상이지만 흔하지 않습니다. 그러므로 만약에 가슴 통증이 있으면 그냥 간과하지 마시고 반드시 의료진에게 연락하셔서 상담받으실 필요가 있겠습니다.

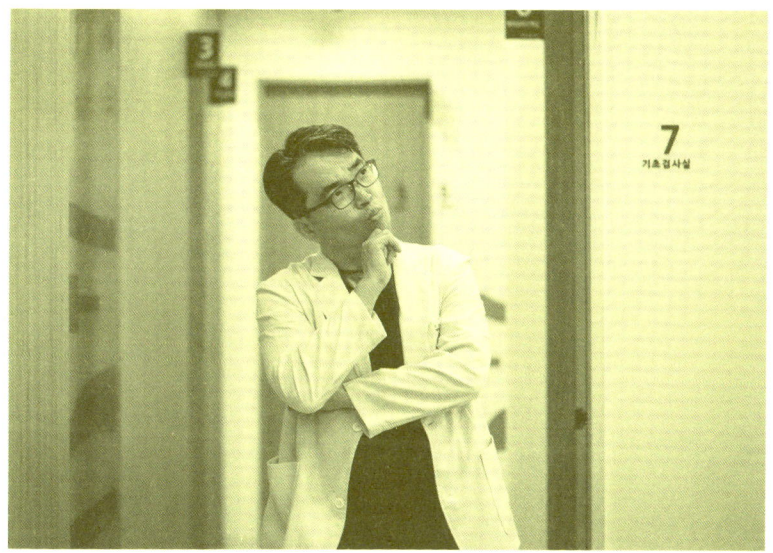

위내시경 후 복통이 있는데 왜 그런가요?

검사 도중 위나 십이지장에 공기가 들어간 경우, 조직 검사를 한 경우, 내시경을 삽입하는 과정에서 위벽에 상처가 난 경우에는 복통이 발생할 수 있습니다. 만약 복통이 지속되는 경우에는 내원하셔서 적절한 치료를 받으셔야 하겠습니다.

위내시경 조직 검사 후 주의사항은 무엇인가요?

일주일 동안은 금주하시고, 과격한 운동이나 무리한 활동은 하지 마시고, 자극적이고 기름진 음식보다는 부드러운 음식을 드시면 좋습니다. 그리고 처방받은 약이 있다면 잘 복용하시면 되겠습니다.

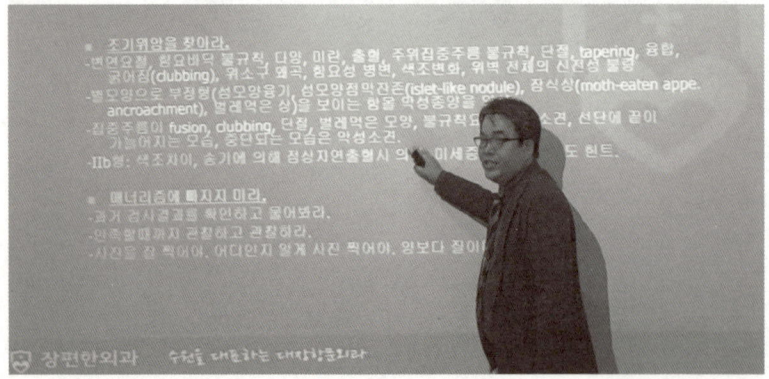

위내시경 후 의료진에게 연락해야 하는 경우

- ☑ 가슴 통증이 지속되는 경우
- ☑ 복통이 지속되는 경우
- ☑ 출혈이 있을 경우

⭐ 연락처 장편한외과 031 - 8067 - 8114

위내시경 후 주의사항

- ✓ 아주 아주 드물지만 천공, 출혈 등의 합병증 발생 주의
- ✓ 위내시경 후 식사는 목의 마취가 풀린 후부터 가능
- ✓ 위내시경 후 첫 식사로는 죽을 추천
- ✓ 목 따가움 등의 불편함은 1~3시간 후 없어짐
- ✓ 오전에 검사하셨다면 오후부터 가벼운 운동 가능
  (진정내시경이나 조직검사를 하신 경우는 충분한 휴식 필요)
- ✓ 검사 후 가슴통증, 복통이 지속된다면 진료 필요

내시경 백과사전　　　　　　　　　　　　　　　　　　　　　　PART 2.
　　　　　　　　　　　　　　　　　　　　　　　　　　　　　　위내시경

Chapter 2

위장 질환

2-1. 위염과 위궤양

2-2. 위용종과 위암

2-3. 식도 질환과 십이지장 질환

Chapter 2. 위장 질환

2-1.
위염과 위궤양

우리나라에서 위장 질환이 많은 이유가 무엇일까요?

우리나라는 예로부터 염장 음식이 발달해 왔습니다. 절인 음식들로 인해 짜게 먹는 음식은 위장 질환을 발생시킵니다. 또한, 의료 접근성이 좋은 우리나라에서는 위장 질환으로 진단을 쉽게 받고 진료를 받을 수 있어서 통계적으로 봤을 때 우리나라의 위장 질환이 많이 발생한다고 생각할 수도 있겠습니다.

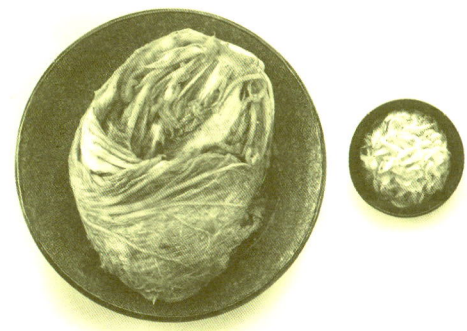

위염은 무조건 치료해야 하나요?

증상이 없는 발적성 위염은 괜찮지만, 미란성 위염처럼 위 점막이 파여 있는 위 염증은 치료를 받으셔야 합니다.

만성위염인 위축성 위염과 장상피화생은 무엇인가요?

위축성 위염은 위 점막이 얇아진 상태로 우리나라 전 국민의 10% 이상이 가지고 있는 흔한 질병입니다. 따라서 위축성 위염이 있다고 해서 특별한 증상이 나타나고 특별한 치료가 요구되는 것은 아니지만, 경우에 따라서는 헬리코박터 파일로리균의 제균 치료를 고려해 볼 수는 있겠습니다.

장상피화생은 염증 반응이 지속되어 위의 정상적인 구조물이 파괴되고 그 자리에 소장이나 대장의 점막과 비슷한 세포들이 생기는 것을 말합니다. 장상피화생도 헬리코박터 파일로리균 감염과 그로 인한 만성위염과 관련이 있고, 특별한 증상이 나타나지 않으며, 위내시경 시 발견되는 경우가 많습니다.

위내시경 결과 장상피화생 진단을 받았는데 어떻게 하면 좋아지나요?

장상피화생은 쉽게 말해 위 점막이 장 점막으로 바뀌는 현상을 말합니다. 평소 맵고 짜고 자극적인 음식 등을 드시지 않는 식습관이 중요하며, 헬리코박터 파일로리균 치료를 시행하기도 합니다. 그리고 정기적인 위내시경을 통해 추적관찰을 하시면서 관리하시면 되겠습니다.

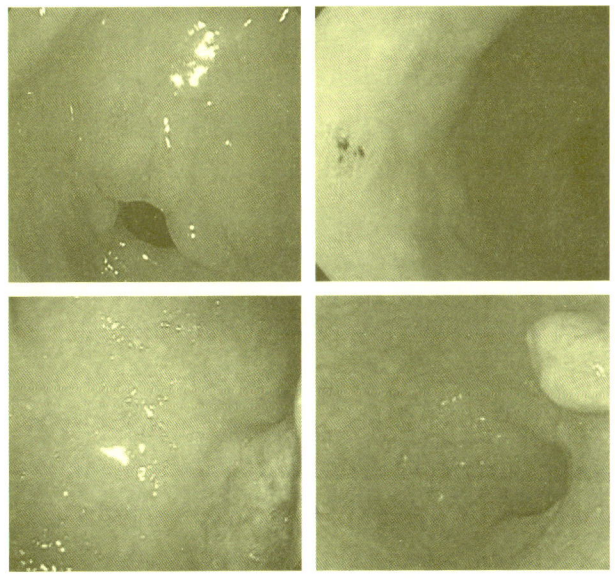

위내시경 결과 위축성 위염을 진단받았는데
어떻게 하면 좋아지나요?

위축성 위염은 위 점막이 염증으로 인해 얇아지는 것입니다. 특별한 치료를 요하는 것은 아니지만, 암을 유발할 수 있는 위험 요소가 될 수 있으므로 정기적인 위내시경 검사를 받으시는 것이 좋겠습니다. 또한, 일상생활 속에서 위에 자극이 될 수 있는 맵고 짜고 자극적인 음식은 피하시고, 음주, 흡연 등은 위축성 위염을 악화시킬 수 있다는 사실도 꼭 기억하셨으면 좋겠습니다.

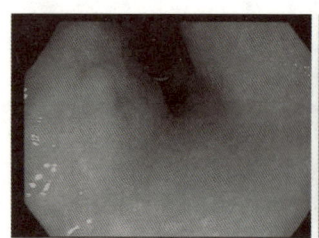
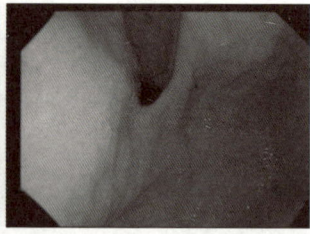

장상피화생 진단을 받은 사람은 위암이 잘 생기나요?

장상피화생으로 진단을 받았다고 해서 위암이 생기는 것은 아닙니다. 하지만 장상피화생은 위암의 위험요소이기 때문에 일 년에 한 번 위내시경 검사를 권해드리고 있습니다. 규칙적으로 검사하고 편하게 찾아갈 수 있는 병·의원을 정하셔서 추적관찰을 하시면 도움이 되겠습니다.

7. 위염이 위궤양이나 위암이 되나요?

위염이 진행되어서 위궤양이 되고, 위궤양이 진행되어서 위암이 되는 것은 아닙니다. 위염, 위궤양, 위암은 각각 별개의 문제이지만 그 원인이 비슷하므로 그 위험 요소의 관리가 필요합니다.

8. 헬리코박터 파일로리균이 있으면 치료해야 하나요?

헬리코박터 파일로리균 제균 치료의 적응증은 의사마다 의견이 다릅니다. 문제는 우리나라 국민 중에 많은 분들께서 헬리코박터 파일로리균을 가지고 있다는 겁니다. 그래서 절대적인 적응증이면 제균 치료가 필요하지만 헬리코박터 파일로리균이 있다는 것만으로 제균 치료를 할 필요는 없다고 주장하는 의사도 많습니다.

사실 이 문제는 끊임없이 논쟁이 되는 부분이지만, 제균 치료의 절대적 적응증인 위궤양, 십이지장궤양, 조기 위암, MALToma, 위암 가족력이 있는 분들은 제균 치료를 반드시 하셔야 하겠습니다.

헬리코박터 파일로리균 제균 치료가 독한가요?

항생제를 사용하여 치료하기 때문에 설사, 복통, 발진, 두드러기 등의 부작용은 있을 수 있습니다. 하지만, 정해진 약을 복용법에 따라 잘 복용하는 것이 제균 치료에 도움이 되겠습니다. 약을 드시는 기간 동안 다소 불편한 증상이 있다 하더라도 임의로 중단하지 마시고 주치의에게 도움을 받으시기 바랍니다.

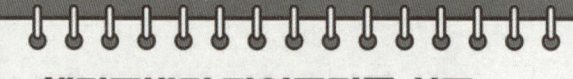

헬리코박터 파일로리균 치료

- ☑ 1차 치료 - 위산 억제제, 두 종류의 항생제를 복용하는 3제 요법을 시행
- ☑ 2차 치료 - 1차 치료로 제균되지 않는 경우 다른 약으로 교체 후 4제 요법으로 시행
- ☑ 3차 치료 - 항생제 내성 검사, 균 배양검사와 같은 추가정밀 검사 시행 후 약제 선택하여 치료

스트레스성 위염은 어떻게 관리하면 되나요?

스트레스 관리가 무엇보다 중요합니다. 올바른 식습관과 긴장과 스트레스를 완화시킬 수 있는 방법을 통해 스트레스성 위염을 관리하시면 되겠습니다.

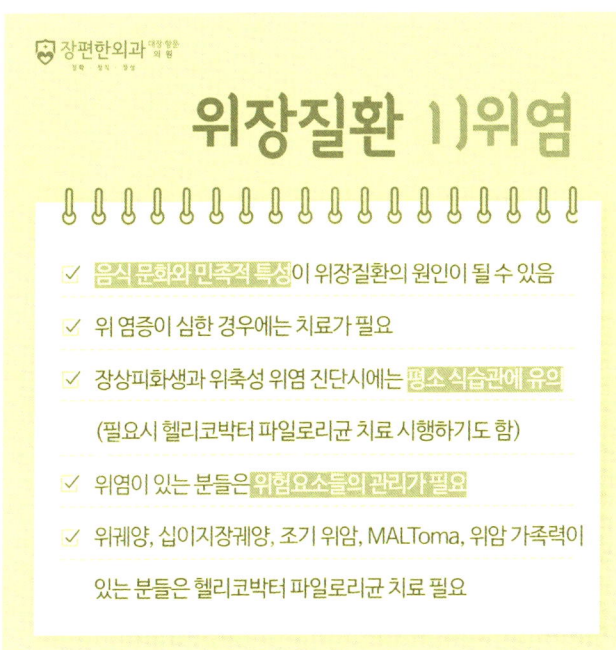

위염에는 커피가 안 좋은가요?

커피에 들어있는 카페인은 위 점막을 자극해서 위산 분비를 촉진하기 때문에 위염이 있는 분들은 증상에 맞게 조절이 필요합니다. 그리고 홍차와 녹차에도 카페인이 들어가 있으니 위염 증상이 있다면 피하는 것이 좋겠습니다.

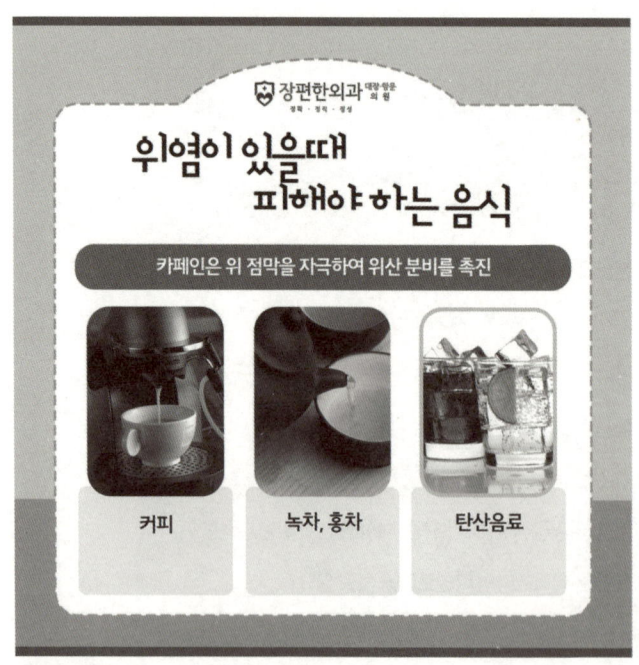

12
탄산음료는 위염에 어떤가요?

탄산음료는 이산화탄소의 수용액인 탄산을 이용해서 만든 음료입니다. 산(酸)은 위장 질환을 악화시키는 성분이기 때문에 위염 증상이 있는 분들은 탄산음료 섭취를 줄이셔야 합니다. 또한, 산(酸)은 역류 질환의 원인이기도 합니다. 그래서 위장 장애뿐만 아니라 식도염이 있는 분들은 탄산음료나 신 음식은 적게 드시는 것이 좋습니다.

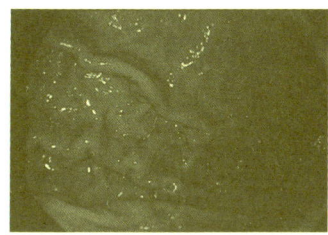 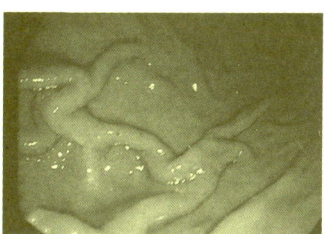

13
위염과 위궤양은 어떻게 다른가요?

위염은 위 점막층에 국한되어 염증이 생긴 상태이고, 위궤양은 위가 헐어서 점막 하층까지 파여 있는 상태를 말합니다. 외과적 상처에 비유해서 설명해 드리자면 상처가 약해서 꿰매지 않아도 되는 상태는 위염, 움푹 파여서 꿰매야 하는 조치나 치료가 필요한 경우를 위궤양이라고 이해하시면 되겠습니다.

약재 유발 위궤양이란 무엇인가요?
약 때문에 위궤양이 생길 수도 있나요?

관절염 약, 소염진통제 등의 약제를 장기간 과다 복용하게 되면 위궤양이 생길 수 있습니다. 약을 너무 많이 드셔서 오히려 위장 질환을 호소하는 경우가 생각보다 많으므로, 증상이 있다면 바로 치료를 하셔야 위 점막이 심하게 파이는 심한 궤양이 생기지 않습니다.

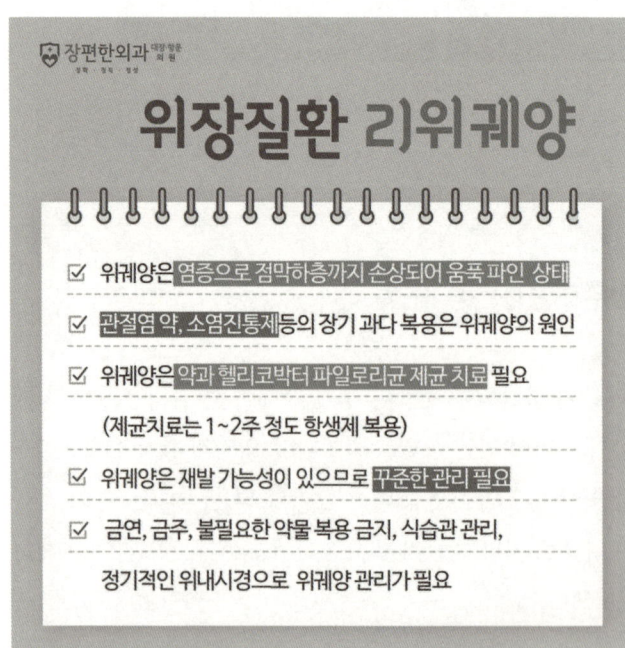

위궤양이 있는 경우 어떻게 치료해야 하나요?

위궤양은 조직 검사를 해서 궤양인지 아닌지를 확인을 하고, 보통 4주에서 8주 정도 약으로 치료를 합니다. 궤양의 원인은 대부분 헬리코박터 파일로리균인 경우가 많으므로 제균 치료가 필요하고, 이러한 경우에는 의료보험으로 치료할 수 있으므로 비용도 저렴합니다.

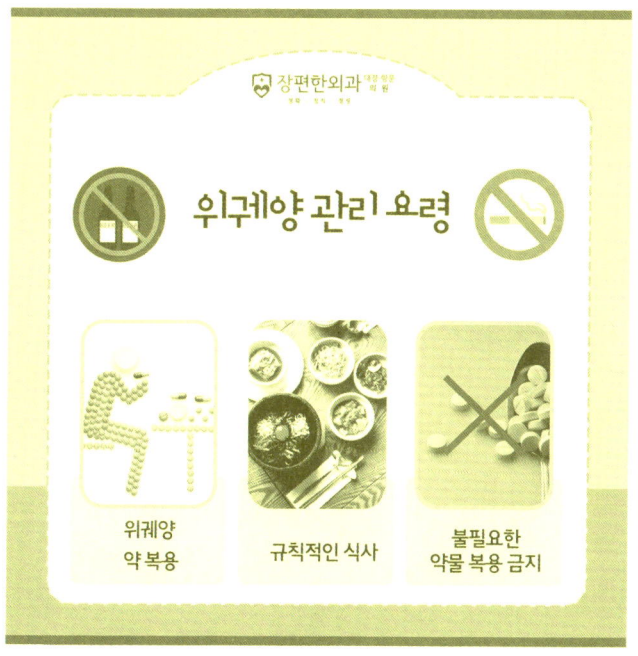

위궤양 치료 후에 다시 위궤양이 생길 수 있나요?

위궤양은 치료하신 후에도 나중에 위궤양이 다시 생길 수도 있으므로 치료를 하시고 나서도 꾸준한 관리가 필요합니다. 특히, 술을 많이 드시는 분이나 스트레스에 약하신 분들은 궤양이 다시 생기는 경우가 많으니 각별히 주의하시기 바랍니다.

위궤양이 있는 분들은 어떻게 관리하면 되나요?

금연, 금주, 불필요한 약물 복용은 피하시고, 식습관 관리 등 평소 일상생활에서의 관리가 중요합니다. 약 복용 잘하시고, 제균 치료 그리고 무엇보다 중요한 정기적인 위내시경 검사가 꼭 필요하겠습니다.

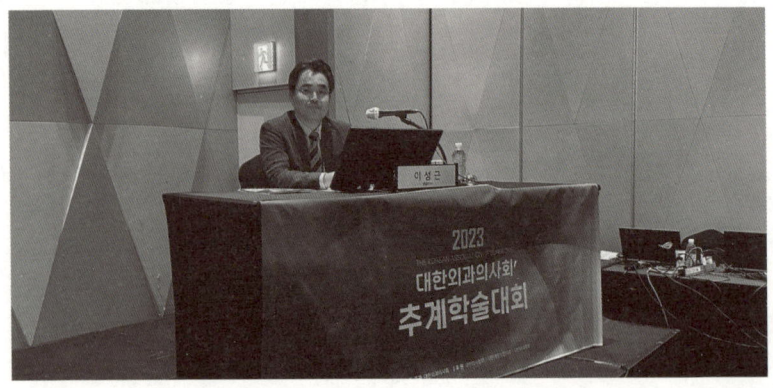

Chapter 2. 위장 질환

2-2.
위용종과 위암

위용종 발견 시 바로 제거가 되나요? 꼭 제거해야 하나요?

위용종은 비종양성 용종(위저선 용종과 과형성 용종)과 종양성 용종(선종성 용종)으로 분류할 수 있습니다.

가장 흔하게 발생하는 위저선 용종은 증상이 없고 악성화될 가능성이 크지 않아 그냥 두고 지켜봐도 괜찮습니다. 그리고 과형성 용종도 크기가 크지 않다면 조금 지켜보셔도 되겠습니다.

하지만 선종성 용종은 흔하지 않지만, 시간이 지남에 따라 암으로 진행될 수 있으므로 제거해야 합니다.

위용종은 내시경 소견만으로도 악성인지 양성인지 파악이 되나요?

위내시경 검사 시 내시경 소견으로도 악성인지 양성인지 어느 정도 파악은 되지만, 정확한 진단을 위해서 조직 검사를 시행하고 있습니다.

위 선종은 꼭 제거해야 하나요?

선종을 제거하는 것도 위암을 예방할 수 있는 방법 중 하나입니다. 위 선종은 그렇게 흔하지는 않지만, 선종이 발견되면 도려내어 제거합니다. 선종 제거는 위암을 예방하는 제일 좋은 방법의 하나라고 할 수 있겠습니다.

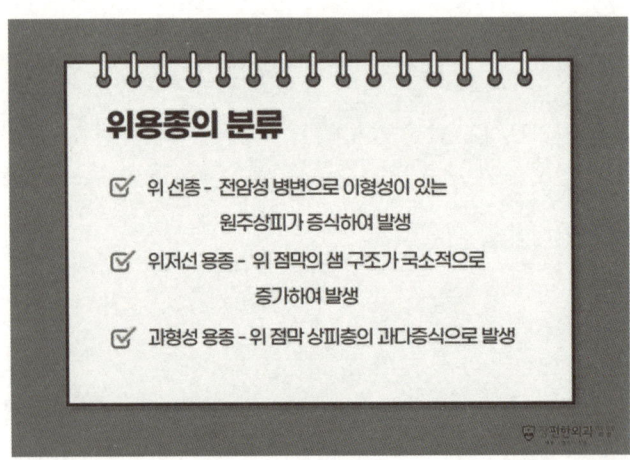

위암은 도대체 왜 생기나요?

모든 암이 그렇듯이 위암의 발생 원인이 명백하게 증명되지는 않았습니다. 다시 말해서 위암은 이유 없이도 생길 수 있다는 것입니다. 일반적으로 위암의 위험인자라고 알려진 요소는 위축성 위염, 장상피화생, 위암 가족력, 헬리코박터 파일로리균, 잘못된 식습관 등입니다. 하지만 이 모든 위험요인이 없음에도 불구하고 위암은 생길 수 있습니다. 따라서 위험인자가 없다는 것만으로 안심해서는 안 되고, 정기적으로 위내시경을 하셔야 합니다.

정기적인 위내시경을 통해서 위암의 위험 요소를 확인하고, 또 위암이 발생했다면 조기에 발견해서 치료해야 합니다. 위암은 조기에만 발견하면 내시경적으로도 수술이 가능하기 때문에 위암의 조기 발견이 무엇보다 중요합니다.

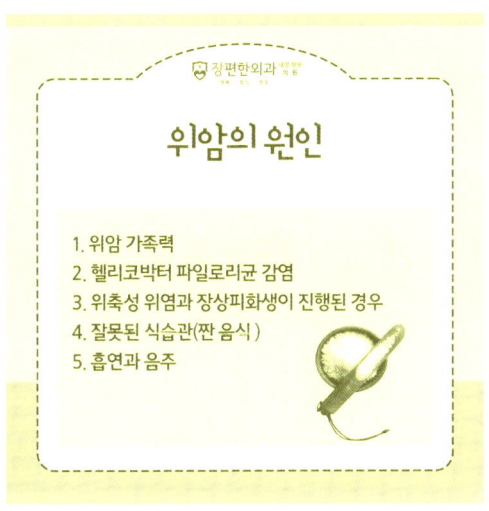

위암의 증상은 무엇인가요?

조기 위암은 특별한 증상이 없으므로 건강검진 시 우연히 발견되는 경우가 많습니다. 진행성 위암이면 복통, 오심, 구토, 식욕 저하, 체중 감소, 빈혈, 상복부의 불편함, 위장관 출혈 등의 증상이 나타날 수도 있습니다. 이러한 증상이 나타나면 위암은 어느 정도 진행된 상태일 수 있습니다. 그래서 위내시경 검사를 통해서 조기에 발견해서 빨리 치료하는 것이 정말 중요합니다.

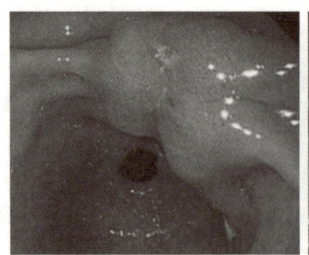
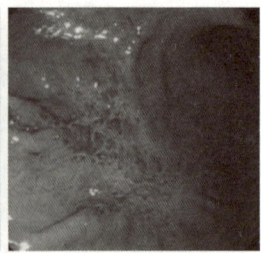

위암은 어떤 사람이 잘생기나요?
내시경을 통해 위암이 잘 생기는 사람을 구별할 수 있나요?

위암의 가족력이 있다거나 헬리코박터 파일로리균 감염이나 장상피화생이 진행되신 분들의 경우에는 위암 가능성이 있습니다. 하지만 위암은 누구나 걸릴 수 있으므로 위험요인을 잘 관리하시고, 정기적인 검진을 받으시는 것이 위암을 예방하는 답이라 할 수 있겠습니다.

위암을 예방하는 방법에는 어떤 것들이 있을까요?

금연, 금주, 올바른 식습관이 필요합니다. 위장 질환이 있는 분들은 적절하고 적극적인 치료를 하셔야 하며, 무엇보다 정기적인 위내시경 검사가 필요하겠습니다.

조기위암

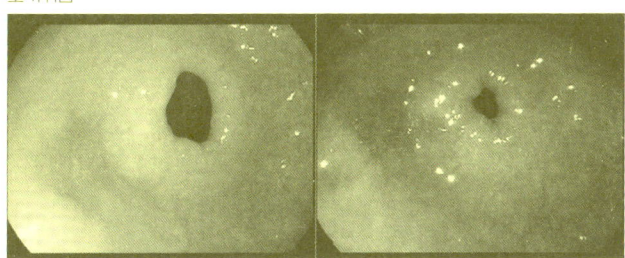

진행성 위암

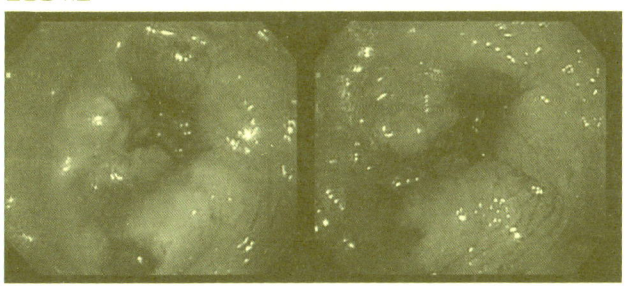

위에 좋은 음식은 어떤 것들이 있나요?

음식은 골고루 드시는 것이 좋겠고, 양배추, 브로콜리, 마늘 등이 위에 좋다는 연구 결과가 있습니다. 생마늘은 위가 조금 아플 수 있으니 구워서 드시는 것도 좋은 방법일 수 있겠습니다.

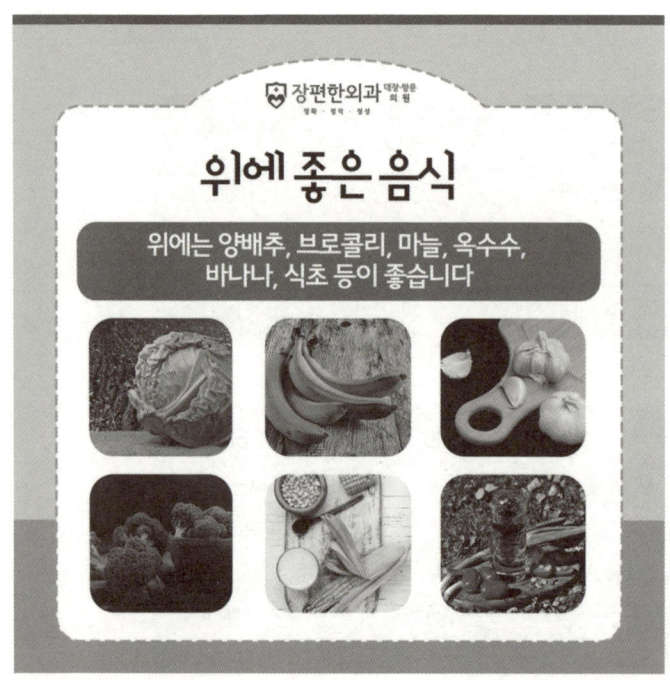

위암과 술과 담배가 연관이 많나요?

술과 담배는 위암의 위험요인 중 하나입니다. 건강을 위해서 금연과 금주를 꼭 실천하셔야 합니다.
하지만 평소 건강관리를 잘하시고 전혀 술과 담배를 하지 않으시는 분인데도 위암에 걸리는 경우도 있습니다. 그래서 다시 한번 강조드리고 싶은 점은 내시경 검사를 주기적으로 받으시고, 증상이 있다면 바로 병·의원을 방문하셔서 진료를 받아보시는 것이 좋겠습니다.

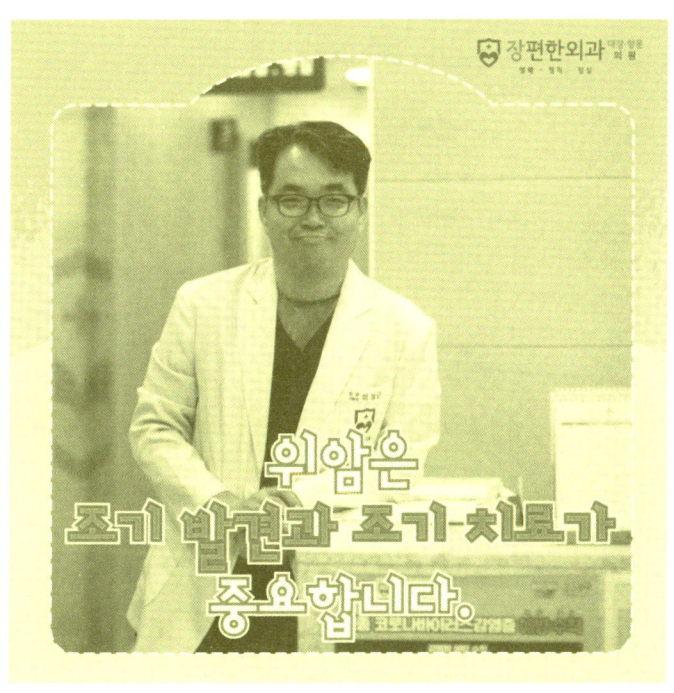

위암 치료에서 가장 중요한 것은 무엇인가요?

위암은 조기 치료가 무엇보다 중요합니다. 림프절 전이가 없는 조기 위암의 경우에는 내시경 절제술로도 치료가 가능합니다. 보통 1박 2일 정도 입원하셔서 치료받으면 일상생활로의 복귀가 가능하고, 관리만 잘하시고 추적 검사 잘 받으면 완치가 되기 때문에 위암 치료에 있어서 조기 위암의 발견과 치료는 정말 중요하겠습니다.

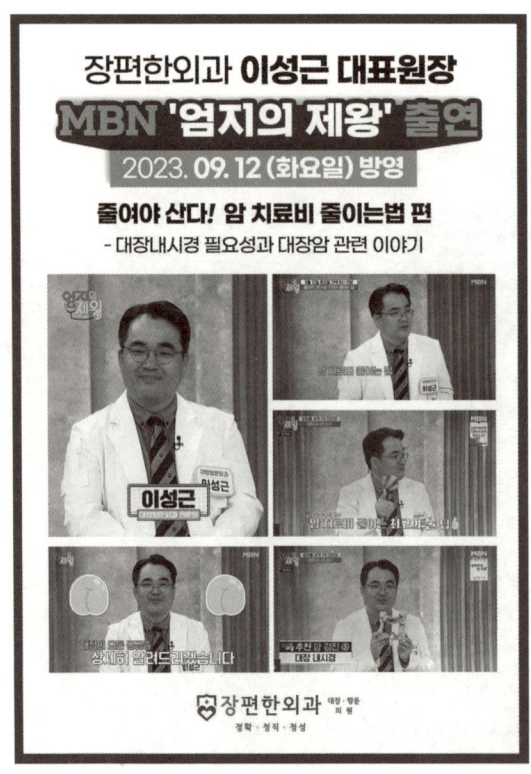

Chapter 2. 위장 질환

2-3.
식도 질환과 십이지장 질환

식도염의 원인은 무엇인가요?

식도염은 굉장히 흔하게 발생하고 있고 그 원인도 다양합니다. 특히 음식이 원인이 되는 경우가 많으니, 커피, 카페인, 탄산음료, 튀김류, 지방이 많은 음식, 자극적인 음식, 초콜릿, 감귤류, 과일로 만든 주스, 술, 담배, 단백질과 탄수화물이 많은 음식은 조심하시고, 과식, 식사하고 바로 눕는 습관, 비만 등도 식도염에 좋지 않습니다.

야식은 역류성 식도염에 어떤 영향을 미치나요?

야식은 위에도 좋지 않고, 식도에도 좋지 않습니다. 그리고 가능하시면 과식보다는 소식하는 것이 좋고, 저녁 식사는 간단하게 드시는 것을 권해드립니다.

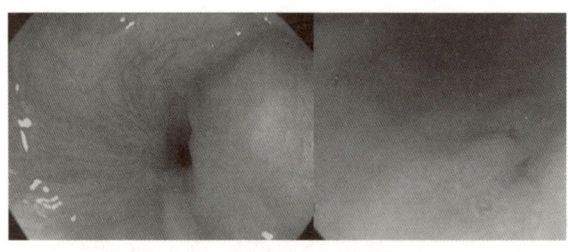

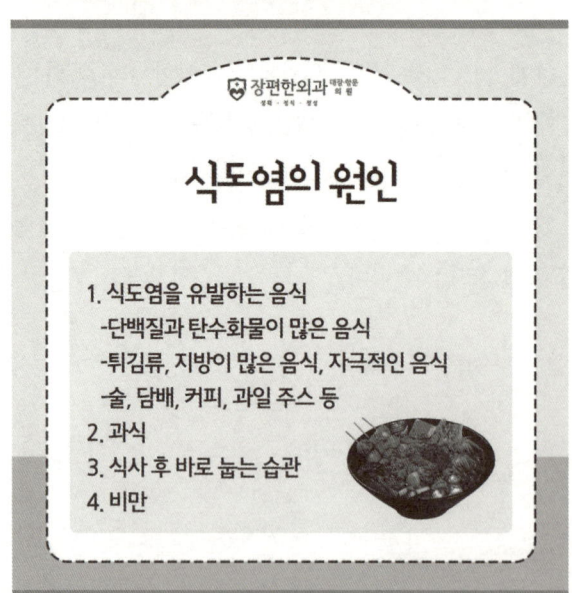

위내시경으로 정확하게 식도염의 정도를 파악 가능한가요?

가능합니다. 위내시경을 통해 식도염의 정도와 식도암까지 파악할 수 있으므로 위내시경 검사 시 식도까지 꼼꼼하게 살펴보는 검사가 필요하겠습니다.

역류성 식도염은 암이 되나요?

역류성 식도염은 암이 되지 않습니다. 역류성 식도염은 소화액 역류 때문에 식도에 발생하는 염증인데 염증이 암이 되는 예는 없습니다.

역류성 식도염

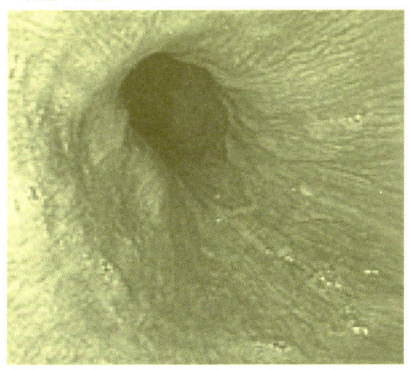

식도에도 암이 생길 수 있나요?

식도에도 암이 생길 수 있습니다. 식도암은 흔하지 않은 암이지만 예후가 좋지 않은 암이기도 합니다. 위나 대장처럼 장막이라고 하는 방어막 같은 것이 없어서 전이도 잘 되고 생존율도 낮습니다.
또한, 내시경 시에 놓치는 경우가 종종 있어 진단이 어렵습니다.
그리고 식도암 예방을 위해서 금연, 금주, 올바른 식습관이 중요하겠습니다.

식도암

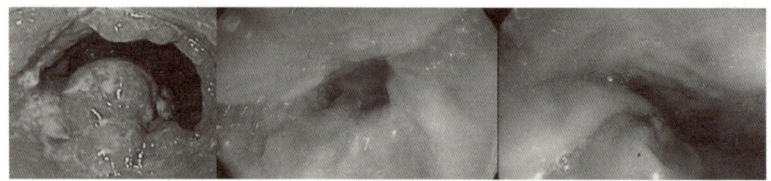

십이지장 질환은 잘 생기나요?

흔하지는 않지만, 십이지장에도 염증이나 궤양, 암이 생깁니다. 십이지장 질환의 원인은 헬리코박터 파일로리균 감염이 가장 흔합니다. 그리고 대부분 생활습관 즉 술과 담배, 약(소염제) 복용 등의 영향이 많으므로 적절한 치료를 하게 되면 빨리 회복이 됩니다.

십이지장궤양은 어떤 질환인가요?

십이지장궤양은 십이지장에 생기는 소화성 궤양입니다. 주로 술이나 헬리코박터 파일로리균이 주된 원인입니다.
십이지장궤양이 있다면 약 드시고 헬리코박터 파일로리균 제균 치료를 하면 됩니다. 그리고 내시경 검사를 하거나 헬리코박터 파일로리균이 없어졌는지 요소호기 검사를 하면 됩니다.

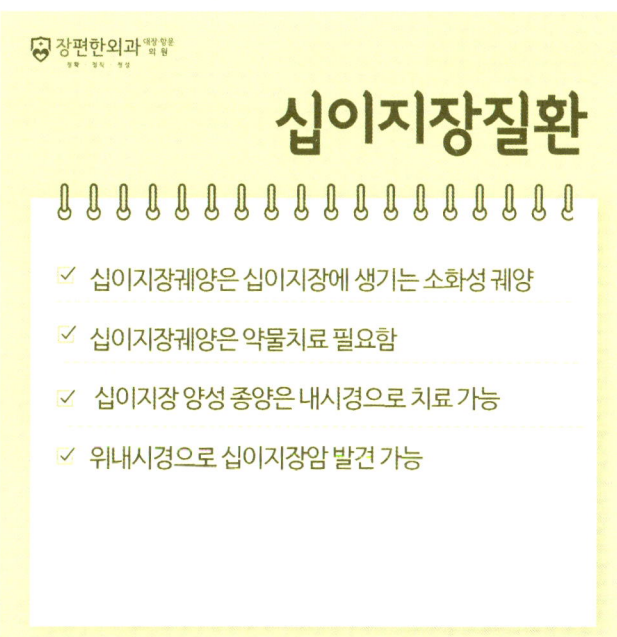

십이지장 질환은 주로 십이지장궤양을 많이 알고 있는데 종양이 발견되는 경우도 많은가요?

십이지장 점막 하층에 종양이 생기기도 하고 선종이 발견되기도 하는데 양성 종양은 대부분 위내시경으로 제거할 수 있습니다.

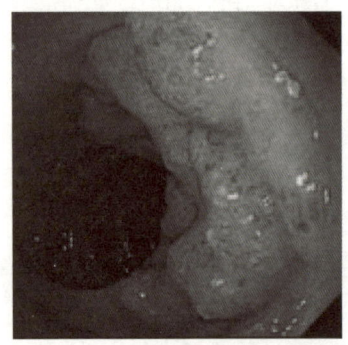

장편한외과 위내시경 QR코드

위내시경 하시기 전에
꼭 봐야하는 영상.

위내시경. 하시기 전에
이거 보세요

위/대장내시경을 동시에?
과연 괜찮을까?

위내시경 하시기 전에
이 영상을 보셨으면 합니다

위장조영술, 선택하실 건가요?
위내시경 요점정리

위내시경으로 진단할 수 있는
질환과 주의사항?!

QR코드 사용방법

 →  → 웹페이지
브라우저에서 youtube에
접속하려면 여기를 누르세요.

❶ 기본 카메라 앱을
열어주세요
(애플/안드로이드 동일)

❷ 화면에 맞춰 사진을
찍는 것처럼 QR코드를
화면 중앙에 배치합니다.

❸ 위와 같이 나타나는 창을
누르면 영상이 유튜브에
서 재생됩니다.
(애플도 팝업창 열기를 해주세요)

내시경
백과사전

별책부록 1.
건강검진

1. 건강검진

일반 건강검진이 무엇인가요?

건강검진에는 나라에서 비용을 부담하는 국가 건강검진과 개인이 비용을 부담하는 종합 건강검진이 있습니다.
국가 건강검진은 연령에 따라 영유아 건강검진, 학생검진, 일반 건강검진, 암 검진 등으로 나눌 수 있으며 가장 기본적인 검진 프로그램입니다. 항목은 매우 간단해서 신체 검진, 혈액 검사, 소변 검사, 흉부 X-ray 정도로 이루어져 있습니다.

일반 건강검진 대상자는 누구인가요?

일반 건강검진 대상자는 기본적으로 국민건강보험의 가입자이거나 의료급여수급권자입니다. 세대주인 지역 가입자, 직장 가입자, 만 20세 이상 피부양자 및 세대원이 대상이 되고, 의료급여수급권자의 경우 만 19~64세일 때 일반 건강검진의 대상자가 됩니다.

일반 건강검진은 2년에 1회를 기본으로 하나, 비사무직(생산직 등)의 경우는 매년 받게 되어 있습니다. 따라서 모든 건강보험 가입자나 의료급여수급권자는 최소 2년에 한 번씩 국가에서 시행하는 일반 건강검진의 대상자가 되는 것입니다.

일반 건강검진은 어디서 받나요?

일반 건강검진은 '지정된 건강검진기관'에서 받을 수 있습니다. 건강검진을 받을 수 있는 기관은 국민건강보험공단에서 발송하는 '건강검진 안내문'에 거주지와 가까운 곳의 검진 기관 목록이 첨부되어 있으니 참고하셔도 되고, 국민건강보험공단 홈페이지를 참고하셔도 되겠습니다.

내가 일반 건강검진 대상자인지는 어떻게 알 수 있나요?

국민건강보험공단에서는 연초에 '건강검진표'를 개인별 주소지로 발송하여 대상자임을 알려주고, 하반기에는 아직 검사를 받지 않은 분을 대상으로 '검진 안내문'을 발송합니다. 또한, 국민건강보험공단 홈페이지에서 자신이 언제 검사 대상인지를 확인할 수 있습니다.

일반 건강검진에는 어떤 검사가 있나요?

기본적으로 문진 및 신체 검진, 흉부 방사선촬영(X-ray), 소변 검사, 혈액 검사 등이 있으며, 그 외 연령 및 성별에 따라 간염 검사, 골밀도 검사, 인지기능 장애검사, 생활습관평가 검사, 정신건강 검사, 노인 신체기능 검사(낙상 검사), 구강검진 등이 있습니다.

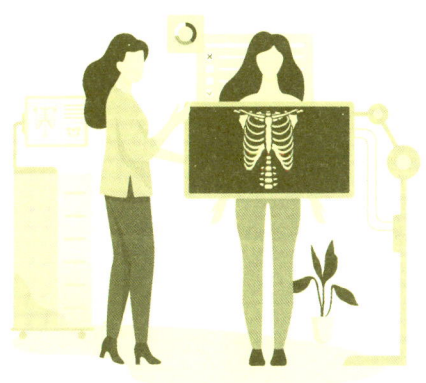

일반 건강검진 항목은 항상 똑같은가요?

기본적인 검사인 문진 및 신체 검진, 흉부 방사선, 소변 검사, 혈액 검사 등은 매 검사 시 동일하게 진행됩니다. 하지만 연령에 따라 추가되어 실시하는 검사 항목이 있습니다.

1) 콜레스테롤 검사
(총콜레스테롤/HDL콜레스테롤/트리글리세라이드/LDL콜레스테롤)
만 24세 이상의 남성과 만 40세 이상의 여성이 검진 대상이며, 4년마다 시행합니다. 기본 혈액 검사 시 채혈한 혈액으로 검사를 시행하기 때문에 추가적인 절차는 필요하지 않습니다.

2) B형 간염 검사
만 40세 이상이 되면 간염 검사를 시행하게 되며, 보균자 또는 면역자는 검사 대상에서 제외됩니다.

3) 골밀도 검사
만 55~66세 여성이 골밀도 검사 대상입니다. 골밀도 검사는 특수 검사 장비를 이용한 검사이기 때문에 검진을 받고자 하는 의료기관이 골밀도 검사가 가능한지 확인하셔야 합니다.

4) 인지기능 장애검사(KDSQ-C 검사 및 상담)
만 66세 이상을 대상으로 2년마다 인지기능 장애검사를 시행합니다. 사전에 발송된 검사지를 가지고 의사가 문진 시 활용하게 됩니다.

5) 정신건강 검사(PHQ-9 검사 및 상담)

만 20~70세까지 10년에 1회씩 정신 건강검진이 가능합니다. 최근 젊은 세대들의 우울증이 사회문제로 대두되면서 만 20세부터 검진할 수 있고, 이는 설문지 형태로 본인이 직접 표시한 후 의사와 진찰상담으로 이루어집니다.

6) 생활습관평가

만 40세, 50세, 60세, 70세 때 생활습관과 관련된 흡연, 음주, 운동, 영양, 비만의 건강위험요인을 평가하는 검사로 이 또한 사전에 발송된 검사지로 시행합니다.

7) 노인 신체기능 검사

만 66세, 70세, 80세에 노인 신체기능 검사(낙상 검사)를 시행합니다. 하지 근력과 평형성을 평가하는 검사로, '일어서서 걷기 검사', '한 발로 서서 균형 잡기 검사'를 통해 낙상의 위험도를 미리 확인할 수 있는 검사입니다.

8) 치면세균막 검사(구강검진)

치면세균막 검사는 치면에 착색제를 이용하여 치면에 존재하는 세균막을 눈으로 확인하는 검사입니다. 치면 세균막은 충치나 잇몸병을 일으키는 요인으로 평소 구강관리 습관을 평가할 수 있으며, 만 40세에 실시하는 구강검진입니다.

7 건강검진은 일반 건강검진 검사만으로 충분한가요?

일반 건강검진에서는 현재 국가에서 가장 중점을 두고 있는 국민건강관리사업과 관련된 질환들에 대한 '가장 기초적인 검사'만을 시행하고 있습니다. 그래서 일반 건강검진을 통해 이상 소견이 있을 때는 2차 검진 또는 전문의의 진료를 권고하게 되고, 정밀검사를 통해서 치료를 시작할 수 있습니다. 따라서 일반 건강검진으로 모든 질환을 진단할 수는 없지만, 국가에서 국민건강에서 중점적으로 관리하고자 하는 질환에 대해서는 충분히 이상 유무를 확인할 수 있습니다.

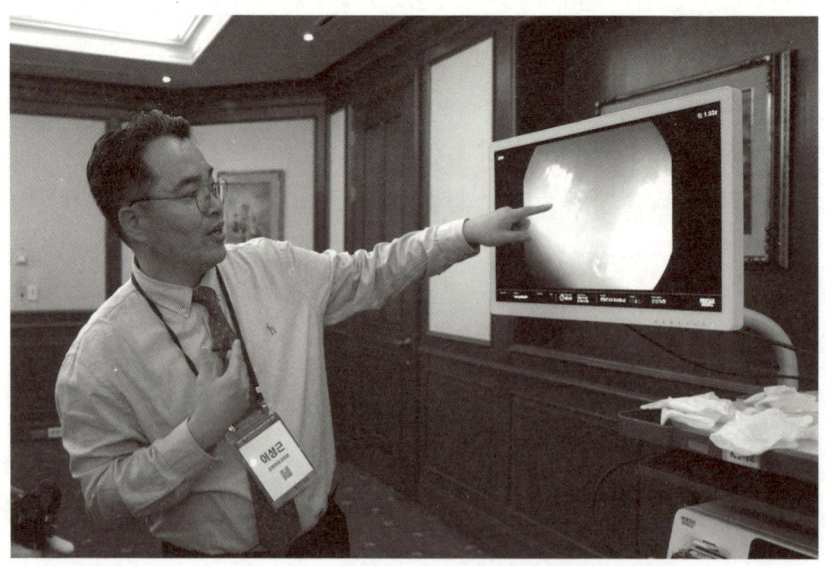

8

일반 건강검진 전에 준비는 어떻게 하나요?

건강검진 항목에 따라 준비가 다소 달라질 수 있으나, 기본적으로는 건강검진일 전날부터 식이조절 및 8시간 이상의 금식이 필요합니다.
고혈압약을 드시는 분은 검사 당일 새벽에 아주 소량의 물과 함께 고혈압약을 복용하는 것이 좋고, 당뇨약(인슐린 포함)을 복용하고 계신 분들은 금식한 상태에서 당뇨약을 드시게 되면 저혈당의 위험이 있으므로 당뇨약은 드시면 안 되겠습니다.
여성분들의 경우 생리 기간에는 소변 검사 결과에 영향을 줄 수 있으므로 생리 기간을 피해서 검사를 받으시는 것이 좋겠고, 특히 가임기 여성의 경우는 반드시 임신 여부를 확인하는 것이 필요하겠습니다.
검사 당일엔 미리 작성한 건강검진 문진표 등을 챙겨 검진 기관으로 방문하며, 교정시력 측정을 위해 렌즈나 안경을 지참하는 것이 좋겠습니다.

일반 건강검진 결과는 어떻게 알 수 있나요?

일반 건강검진 결과는 검진 후 15일 이내에 검진 기관에서 주소지로 발송을 하거나 이메일로 받을 수 있습니다. 직장 가입자의 경우에는 해당 사업장으로 통보하는 경우도 있으니 확인하시기 바랍니다.
또한, 국민건강보험 사이트에서 본인 인증 후 검사 결과를 확인하실 수 있습니다.

일반 건강검진과 종합 건강검진은 다르나요?

건강검진은 국가 건강검진(국가에서 비용 부담)과 개인 건강검진(개인이 비용 부담)이 있습니다. 일반적으로 국가 건강검진을 일반 건강검진으로 부르고 있고, 종합 건강검진은 국가 건강검진 항목에 여러 가지 검사를 추가하여 시행하는 검사를 말합니다. 따라서 건강검진의 주체가 누구인지, 시행하는 검진 기관은 어디인지, 발생 비용은 어떻게 되는지에 따라 검진의 성격은 달라질 수 있습니다.

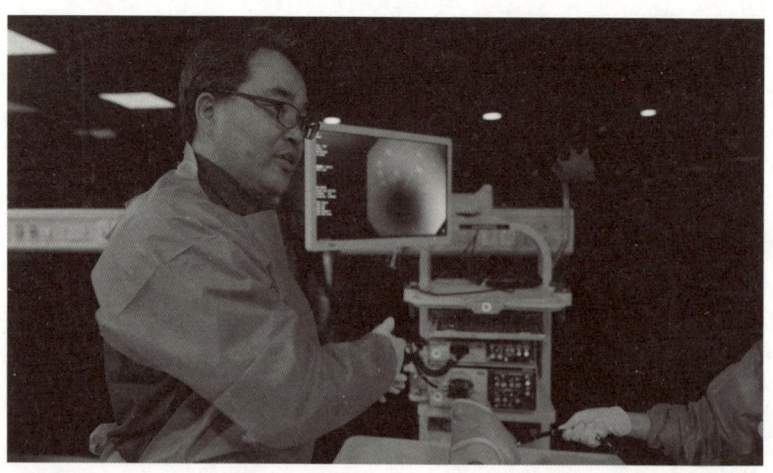

11
일반 건강검진에 암 검사도 포함되나요?

국가 건강검진에는 일반 건강검진을 비롯해 일정 연령대가 되면 암 검사를 추가하여 실시하고 있습니다.
국가 암검진으로는 자궁경부암, 대장암, 위암, 간암, 유방암, 폐암 검사가 있습니다.

12
소화기 암 검진에는 어떤 검사가 있나요?

소화기 검진에는 위내시경, 대장내시경, 분변잠혈검사 등이 있습니다.

1) 위내시경
위내시경은 내시경을 입으로 삽입하여 식도, 위, 십이지장을 관찰하는 검사이며, 정확한 명칭은 상부 위장관 내시경입니다. 위내시경은 속쓰림, 복통, 구역 등의 증상이 있을 때 의사가 처방하여 검사가 진행되기도 하고, 조기 위암을 진단하기 위한 선별검사로도 시행되고 있습니다.

2) 대장내시경
대장내시경은 항문으로 내시경을 삽입하여 대장 내부와 대장과 인접한 소장의 말단부위까지 관찰하는 검사입니다. 이는 대장 점막에 발생하는 염증, 용종, 궤양, 암을 발견할 수 있고, 검사 중에 발견된 용종은 바로 제거할 수 있는 장점이 있습니다. 대장내시경을 위해서는 검사 전 식이조절과 함께 장 정결제를 통한 장 청소가 필요합니다.

3) 분변잠혈검사

분변잠혈검사는 눈으로 볼 수 없는 대변에 섞여 나오는 미량의 혈액을 검사하는 검사입니다. 국가 암검진 시 대장암을 검사하는 방법으로 사용되고 있고, 손쉽게 검사가 가능하지만 정확도가 매우 낮고, 원인에 대한 정확한 평가가 어려우므로 대장암을 예방하고 확인하는 방법으로는 대장내시경을 추천합니다.

종양표지자 검사는 무엇인가요?

종양표지자 검사란 종양 또는 종양에 대한 인체의 반응으로 생성된 물질에 대한 검사를 말합니다.
종양표지자 종류로는 알파태아성단백질(AFP), 암태아성항원(CEA), 암항원 125(CA 125), 암항원 19-9(CA 19-9), 엔에스이(NSE), 싸이프라 21-1(Cyfra 21-1), 전립선 특이항원(PSA), 암항원 15-3(CA 15-3) 등이 있습니다.

1) 알파태아성단백질(AFP)
간세포암, 비상피성 생식세포 종양, 알코올성 간경화와 급성 간염, B형간염 보균상태일 때 상승할 수 있습니다.

2) 암태아성항원(CEA)
대장암, 췌장암, 유방암, 폐암, 간암, 자궁암, 난소암 등 대부분 종양에서 상승할 수 있고, 간경화, 폐기종, 양성 유방질환에서도 상승할 수 있습니다.

3) 암항원 125(CA 125)
난소암, 자궁내막암, 간경변, 간염, 유방, 위내벽의 악성종양이 있을 때 상승할 수 있습니다. 그러나 임신 초기나 급/만성 췌장염, 양성 위장 질환, 직장기능부전, 자가면역질환과 같은 양성 질환에서 약간 상승하기도 합니다.

4) 암항원 19-9(CA 19-9)
대장암, 위암, 췌장암이 있을 때 상승할 수 있습니다. 그리고 췌장, 담도의 양성 질환, 난소낭종, 자궁근종, 간경변이 있을 때도 상승할 수 있습니다.

5) 엔에스이(NSE)
소세포폐암, 신경아세포증, 각종 신경 내분비계 종양, 뇌종양, 정상피종 seminoma 에서 상승할 수 있습니다. 또한, 양성 폐질환과 뇌 질환이 있을 때도 약간 상승할 수 있습니다.

6) 싸이프라 21-1(Cyfra 21-1)

세포 골격의 주성분을 이루는 사이토케라틴이라는 단백질 중 사이토케라틴 19의 분절을 cyfra 21-1이라고 합니다. 주로 폐암 조직에 많이 존재하지만, 방광암, 난소암, 유방암, 소화기관련 암이 있을 때도 상승할 수 있습니다.

7) 전립선 특이항원(PSA)

전립선 상피세포에서 만들어지는 당단백으로 전립선암, 전립선 비대증이 있을 때 증가할 수 있습니다.

8) 암항원 15-3(CA 15-3)

CA 15-3은 유방, 폐, 난소, 췌장 등 일부 조직의 표피세포와 유방암 세포에서 만들어지는 당단백질입니다. 유방암, 난소암, 췌장암, 폐암, 대장암이 있을 때 상승할 수 있습니다.

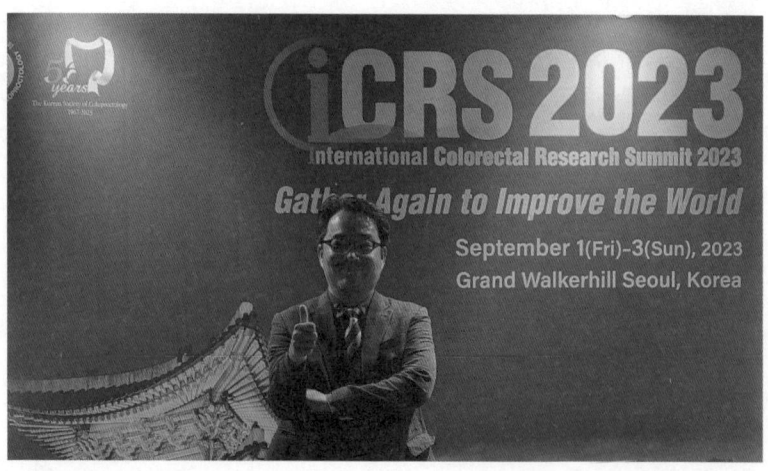

14
소화기 검사에는 어떤 검사가 있나요?

소화기 검사로 간기능 검사, 소화효소 검사, 간염항체 검사, 상복부 초음파를 실시하고 있습니다.

1) 간기능 검사

간은 많은 단백질을 만들어내고 분해하는 중요한 장기입니다. 간기능 검사에서 총단백질, 알부민, 빌리루빈, GOT/GPT 효소, 알칼라인 포스파타제, 감마-지티피 등을 측정하게 됩니다.

알부민 감소는 간기능 저하, 신장 질환, 급성 간염 등이 동반되었을 때 나타날 수 있고, 빌리루빈이나 GOT/GPT 효소, 알칼라인 포스파타제, 감마-지티피 상승은 급성 간염, 만성 간염, 알코올성 간 질환, 간경변 등 간 질환 및 간담도 질환이 있을 때 나타날 수 있습니다.

2) 소화효소 검사

소화효소 검사로는 아밀라제와 리파제 측정이 있습니다.

아말라제는 췌장과 침샘에서 분비되는 소화효소 중 하나로 급성 췌장염, 이하선염, 갑상선 기능항진증 등에서 상승할 수 있습니다.

리파제는 중성지방을 분해하는 효소로 주로 췌장에서 분비되며, 급성 췌장염, 췌장암, 위궤양 등에서 상승할 수 있습니다.

3) 간염항체 검사

간염을 유발하는 바이러스에는 A형, B형, C형, E형 등이 있으나, 보통 기본적인 검사로는 만성 간질환의 원인이 되는 B형과 C형 간염 바이러스에 대한 검사를 시행하고 있습니다.

B형 간염 바이러스에 대해서는 B형간염 표면항원과 B형간염 표면항체를 측정하고 있으며, 항원이 6개월 이상 양성으로 나타나는 경우에는 만성 간염 또는 지속적인 보균자임을 의미합니다. 표면 항체가 양성이라는 것은 B형 간염 바이러스에 대한 면역력을 갖게 됨을 의미하며, B형 간염을 앓았거나 예방접종을 통해 획득할 수 있습니다.

C형 간염 바이러스는 C형 간염 바이러스에 대한 항체를 측정하고 있으며, 항체가 양성이라는 것은 현재 감염이 있거나 과거의 감염을 의미합니다.

A형 간염 바이러스는 A형 간염 바이러스에 대한 항체를 측정하고 있고, 항체가 양성이라는 것은 A형 간염 바이러스에 대해 면역력이 있다는 것을 의미합니다.

4) 상복부 초음파

초음파 기기를 이용하여 상복부에 위치하는 간, 담도, 담낭, 비장, 신장, 췌장 등을 관찰합니다. 복부 비만이 심하거나 금식이 제대로 되지 않으면 관찰에 제한이 있을 수 있습니다. 초음파 검사에서 이상이 발견되면 정확한 진단을 위해서 복부 CT 등 추가적인 검사가 필요할 수 있습니다.

별책부록 1. 건강검진

2. 신체측정 및 계측

신체측정은 어떤 항목을 측정하나요?

신체측정으로 신장, 체중, 허리둘레를 기본적으로 측정하고 있습니다. 신장은 그 측정값만으로도 의미가 있으나 체질량지수, 폐활량 측정, 좌심실 비대와 같은 다른 장기의 정상 여부를 판단하거나 기준을 정할 때 주요변수로 이용됩니다.

체중은 체질량지수 계산을 통하여 비만 지표로 사용되며, 시간에 따른 체중 변화를 통하여 심혈관질환 및 당뇨와 같은 대사 질환의 발생 위험도를 예측할 수 있습니다.

허리둘레는 대사증후군의 중요한 요소로 복부비만을 반영하는 지표입니다.

안과 검사는 어떤 검사를 하나요?

좌우 시력 검사를 하고, 안압측정 및 안저촬영을 통해 망막 이상, 혈관 이상, 녹내장 등 질환의 여부를 평가합니다.

청력은 어떻게 검사하나요?

순음을 전기적으로 발생시켜 각 주파수에 따라 음의 강도를 조절하여 신호 자극음에 대해 들을 수 있는 가장 작은 음의 강도를 측정합니다. 또, 난청의 정도를 파악하거나 난청의 유형을 알 수 있습니다.

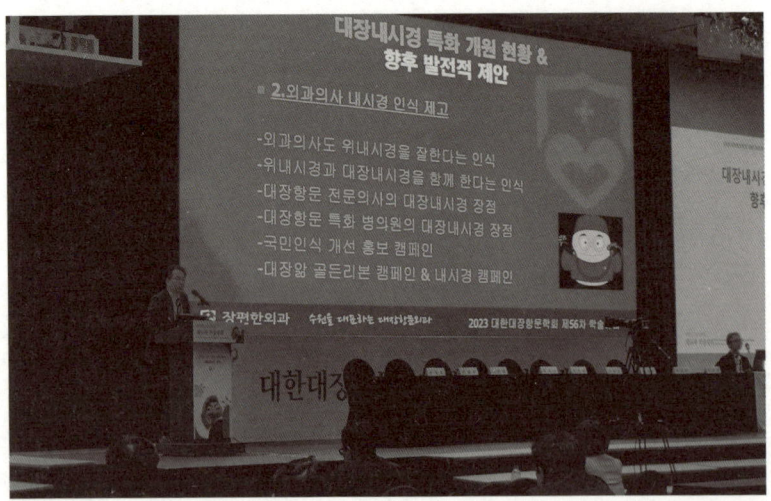

내시경
백과사전

별책부록 2.
장편한외과

별책부록 2. 장편한외과

1.
장편한외과
이성근 원장 인터뷰

장편한외과 홈페이지

Q. 외과 의사에게 중요한 것이 무엇이라고 생각하나요?

어려운 질문인데요. 저는 우선 '실력'이라고 생각합니다. 장편한외과의 핵심 가치가 '정확, 정직, 정성'인데, 저는 첫 번째로 '정확한 진료'가 중요하다고 생각합니다. 의사에게 정확한 진료는, 특히나 외과 의사에게는 실력이 가장 중요하다고 생각합니다.

두번째는 '인성'이 중요하다고 생각합니다. 아픈 사람을 돕고자 하는 따뜻한 마음이 겸비된, 실력 좋은 의사가 되고자 앞으로도 노력하겠습니다.

Q. 원장님은 뛰어난 실력을 갖추기 위해 어떠한 노력을 하셨나요?

저는 '실력있는 좋은 의사'가 되고자 다짐했고, 좋은 의사는 '실력 있는 의사'라고 생각했기 때문에 의과대학 시절 6년 동안 전액 장학금을 받을 만큼 열심히 공부했습니다. 또한, 의사면허를 취득한 이후에는 대학병원,

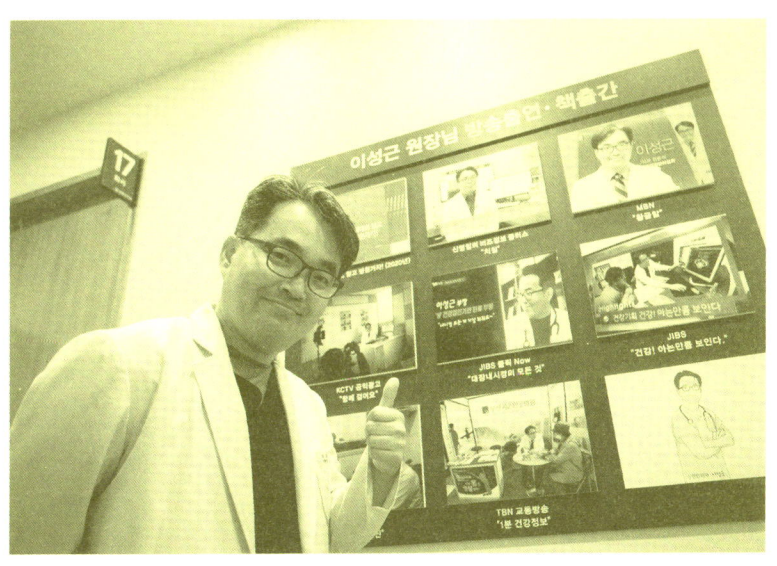

국립암센터 대장암센터, 대장항문 전문병원, 대장항문 외과의원에서 많은 경험을 쌓으며 장편한외과를 개원하기 전까지 12년 동안 열심히 노력했습니다.

제가 개원하기 전까지 '내가 이 정도 실력으로 개원해도 될까?'라는 고민을 많이 하며 준비했고, 충분히 수련하고 경험을 쌓고 실력을 갖춘 뒤 '이제는 개원해도 되겠다.'라는 생각이 들었을 때 장편한외과를 개원하였습니다.

Q. 의사를 대상으로 강의도 자주 하고, 의료소비자를 위해 책 출간도 많이 하는데 이유가 있을까요?

저도 계속해서 공부하기 위함입니다. 강의하면 저도 공부가 되고, 최근 의료 지식도 업그레이드됩니다. 그리고 저는 강의를 통해 제가 아는 지식을 다른 의사들에게 나눠주는 것도 매우 중요한 일이라고 생각합니다.

책 출간 또한 의료소비자들에게 조금 더 쉽게, 더 많은 정보를 자세히 알려드리기 위해 노력하는 것입니다. 제가 아는 지식을 많은 사람들에게 나누고자 하는 제 나름의 노력이라고 할 수 있습니다. 그리고 저의 책을 통해 똑똑한 의료소비자가 많아져서 우리나라 의료수준이 더 업그레이드되기를 바랍니다.

Q. 원장님은 수술 전 검사를 과도하게 하지 않는 이유가 무엇인가요?

개인적인 경험이 영향을 끼쳤습니다. 제가 어릴 적에 부모님께서 투병 생활을 오랜 기간 하셨는데 우리 가족은 금전적인 고민이 매우 많았습니다. 그래서 저는 의사가 되면 '정말 필요한 검사만 하자.'라고 다짐했습니다. 돈 때문에 서러움을 겪거나 고민하는 분이 조금이라도 적어질 수 있도록 '꼭 필요한 검사만 하자.'라는 것이 제 신조입니다. 저는 언제나 최대한 정직하게 진료하려고 노력 중입니다.

Q. 다른 병·의원보다 수술 비용이 적게 나오는 이유는 무엇인가요?

이 부분도 다소 조심스러운 부분입니다. 우리나라에서 치질 수술은 '포괄수가제(DRG)'라고 해서 금액이 비슷하게 정해져 있습니다. 병·의원마다 최종 비용이 달라지는 이유는 수술 방법이나 비급여 항목인 입원비용이나 초음파 비용 같은 것 때문입니다.

저희 장편한외과는 그런 비급여 항목을 최소화하려고 합니다. 그리고 저희는 수술 후 당일 퇴원을 하므로 입원비를 받지 않습니다. 입원비가 보통 하루에 5~25만 원 정도 되는데 그 비용이 없으므로 다른 병·의원보다 저렴한 편입니다.

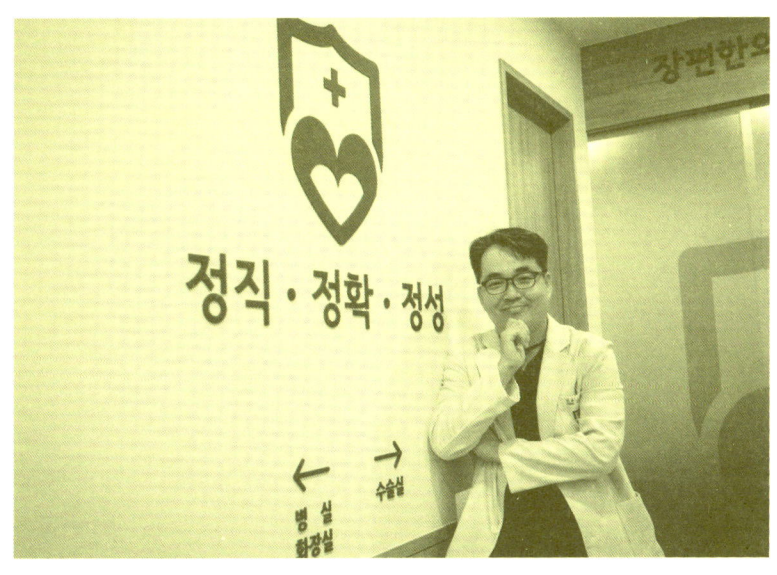

Q. 진료실에 내원자가 들어오실 때 원장님이 일어서서 맞이하는 이유는 무엇인가요?

저는 매번 내원객이 진료실로 들어오시면 일어서서 맞이합니다. 모든 내원객을 VIP라고 생각하기 때문입니다. 또한, 장편한외과를 찾아주시는 분들에게 드리는 '감사 인사'이자 '존중'의 의미라고 생각하기 때문입니다. '저는 당신을 존중하고, 진료에 최선을 다하겠습니다.'라는 제 다짐이기도 합니다.

저는 그것이 당연하다고 생각하는데 네이버 영수증 리뷰나 다른 후기에서 보면 제 행동에 놀라워하시고, '이런 의사는 처음 봤다.'라고 하시거나, '매우 감동적이었다.'라는 글을 많이 남겨주셔서 저도 감사합니다. 저는 장편한외과를 개원한 이후 단 한 번도 일어나서 내원객을 맞이하지 않은 적이 없고, 앞으로도 계속 그럴 것입니다.

Q. 장편한외과가 후기나 입소문에서 좋은 평가를 받는 이유는 무엇인가요?

우선은 좋은 평가를 해 주시는 것에 매우 감사드립니다. 제가 생각하기에는 아마 '정성을 다하는 진료' 때문이 아닐까 합니다. 장편한외과가 추구하는 가치는 '정확'하게 진료하고, '정직'하게 진료하고, '정성'을 다하는 진료인데요. 저는 언제나 '지극정성'으로 진료하려 하는데, 그런 마음이 전달되었기 때문이 아닌가 싶습니다.

그리고 저는 의사로서 진료하고 치료할 때 중요한 것은 '공감'이라고 생각합니다. 아픈 분들의 마음을 이해하고, 그것을 의사로서 표현하고 공감해 주는 부분이 중요하다고 생각합니다. 제가 공감 능력이 다른 분들보다 좋다는 평가를 받고 있어서 좋은 후기가 많은 것 같습니다. 또한, 수술 결과가 좋고, 검사나 수술 비용도 다른 곳에 비하면 저렴한 편이어서 좋은 입소문이 났다고 생각합니다. 마음을 다하고 정성을 다하는 진료를 하고자 하는 제 마음이 여러분에게 전달이 되어서 매우 감사합니다.

Q. 원장님이 다른 의사보다 공감 능력이 뛰어난 특별한 이유가 있나요?

개인적인 의견이지만 저도 환자나 보호자로서 고생을 해 봤기 때문이라고 생각합니다. 제가 어릴 적에 부모님께서 투병 생활을 오래 하셔서 병원에서 지낸 시간이 많았는데, 그때 의사들의 모습에서 아쉬움을 많이 느꼈습니다. 그리고 좋은 의사가 어떤 것인지에 대한 고민도 많이 했습니다. 또한, 저도 환자로서 입원을 여러 번 해 보면서 아픈 분들의 마음이 어떤지 잘 알게 되었습니다. 아픈 분에게 필요한 것이 무엇인지, 그리고 환자들이 원하는 것이 무엇인지 생각한 적이 많아서 공감 능력이 좋아진 것 같습니다. 그리고 제가 '공감 능력 향상'을 위해 공부를 많이 한 것도 이유 중 하나라고 생각합니다.

Q. 장편한외과의 직원과 의사가 특별히 친절한 이유는 무엇인가요?

저희 직원과 의사의 친절함을 칭찬해 주셔서 매우 감사드립니다.
저는 직원이 저의 첫번째 고객이라고 생각합니다. 그래서 가능한 한 직원에게 최대의 만족을 드리기 위해 노력합니다. 의료소비자인 여러분에게 최대의 만족을 드리기 위해서 노력을 하듯, 직원의 만족을 극대화하기 위해 무척이나 노력합니다.
두번째로 같이 일하는 직원분들과 의사 선생님들이 매우 좋은 분들이기 때문입니다. 이 자리를 빌려 장편한외과에서 저와 함께 여러분을 맞이하는 직원분과 의사분에게 감사드립니다.

Q. 장편한외과는 다른 병·의원보다 설명을 더 자세히 하는 특별한 이유가 있나요?

저는 의사의 의무 중 하나가 '자세한 설명'이라고 생각합니다. 그래서 저는 '투머치 토커' 의사가 되려고 노력합니다. 장편한외과의 장점 중 하나가 '자세한 설명'인데, 다른 곳에서는 경험해 보지 못하셨을 만큼 정말 자세히 설명해 드리고, 설명 자료도 드리고, 설명 영상 및 브로슈어를 드립니다. 진심으로 여러분에게 최선을 다해서 설명하려고 노력합니다.

그리고 저는 사람들에게 얘기하는 것을 좋아하고, 의사가 된 보람도 거기에 있습니다. 제 말 한 마디가 누군가에게 큰 도움이 되리라 생각하고, 제 설명이 도움이 된다면 저는 영광이고 기쁜 일이어서 정말 열심히 설명하려 합니다.

Q. '장편한외과'라는 이름처럼 '치료를 받을 때 편안하다.'라는 평이 많은데 그 이유는 무엇인가요?

영광입니다. 저는 편안한 병·의원을 만들려고 노력을 많이 합니다. 사실 항문질환은 사람들이 민망하다고 생각할 수 있는 질환인데요. 그래서 최대한 배려를 하려고 노력했습니다. 수치심을 덜 느끼고, 누구나 쉽게 접근할 수 있는 분위기의 병·의원을 만들고 싶었습니다. 그래서 인테리어를 할 때도 대기실을 편안하게 만들고, 커피숍 같은 분위기를 만들려고 했습니다.

그리고 검사도 편안하게 받으실 수 있도록 준비했습니다. 항문 초음파 장비도 매우 얇아서 검사가 편안하고, 내시경도 매우 좋은 장비를 쓰기 때문에 매우 편안해하십니다. 그 외에도 의료 장비와 시설에도 많이 투자해서 준비했습니다.

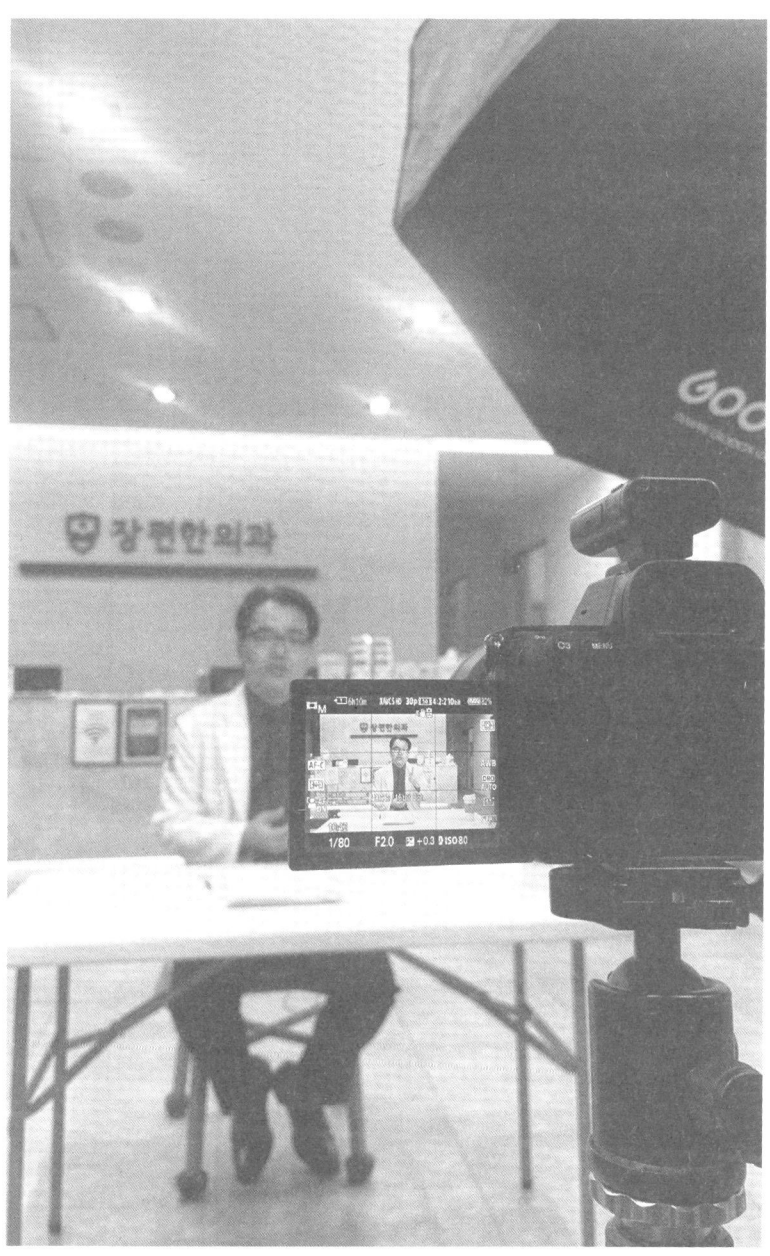

마지막으로 의사의 실력도 빼놓을 수 없습니다. 앞으로도 이 같은 노력은 계속될 것을 약속드립니다.

Q. 지금까지 21권의 책을 출간하셨고, 지금도 집필하고 계신 책이 있는데 왜 이렇게 책 출간을 많이 하나요?

저는 제가 진료하는 항문질환 및 대장 질환을 쉽게 설명해 드리고 싶었습니다. 그리고 여러분께서 궁금해하는 부분을 조금 더 자세히 설명해 드리고 싶었습니다. 그리고 저의 책이 출간되고 여러분에게 선보였을 때 여러분께서 칭찬을 아주 많이 해 주셔서 너무 기뻤습니다.

저는 다양한 책을 통해 공부를 많이 했고, 장편한외과 개원을 준비하며 150권가량의 책을 읽으며 도움을 많이 받았습니다. 제가 책을 통해 도움을 많이 받았듯이 누군가가 제 책을 통해 도움을 받는다면 너무 영광일 것이라고 저는 생각합니다. 저는 어릴 적부터 자원봉사를 많이 했는데,

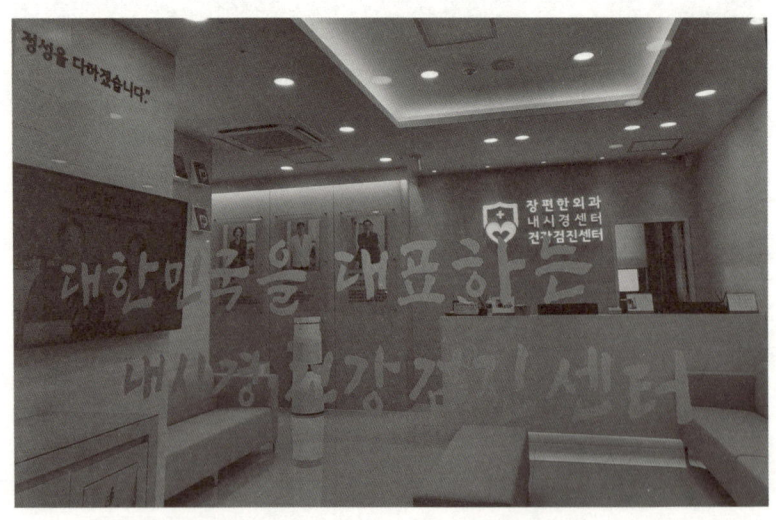

지금은 책 출간이 제가 할 수 있는 '자원봉사'라고 생각합니다.

Q. 『엉덩이대장』으로 유튜브에서 활발히 활동하고 있는데 유튜브 채널을 운영하는 이유는 무엇인가요?

유튜브를 시작한 이유도 책 출간을 하는 이유와 비슷합니다. 의료소비자인 여러분에게 설명을 많이 하고 싶기 때문입니다. 저는 말을 엄청 많이 하는 의사이고, 진료실에서도 굉장히 말을 많이 하지만 항상 시간이 부족했습니다. 그리고 여러 번 반복하며 설명을 들을 수 있도록 영상으로 만들고 싶었습니다. 그러면 의료소비자들께서 원하는 시간에 원하는 만큼 볼 수 있으시니까 매우 도움이 됩니다.

처음의 유튜브는 저 혼자 삼각대를 세워두고 2~3분 정도 얘기하는 영상이었는데 호응이 너무 좋아서 더 전문적으로 영상을 찍게 되고, 그러다 보니 영상의 질도 업그레이드되었습니다.

Q. 장편한외과의 지속적인 성장을 위해 어떤 노력을 하고 있는가요?

저는 '수원을 대표하는 대장항문 전문의원이 되자.'라는 목표로 장편한외과를 개원했습니다. 장편한외과를 개원하기 전까지 정말 긴 시간 동안 많은 일을 겪고, 많은 경험을 하고, 많은 깨달음을 얻었습니다. 그렇게 장편한외과로 여러분들을 만나 뵙고 난 후 최근에는 '대한민국을 대표하는 대장항문 외과의원이 되자.'라는 목표로 더 업그레이드했습니다.

의료소비자 관점에서 '좋은 병·의원이 어떤 병·의원인가?'를 끊임없이 고민하고 있고, 더 좋은 의료서비스를 여러분들에게 제공하려 노력하고 있습니다. 또한, 의료 장비와 시설을 지속해서 업그레이드하려고 노력하고 있습니다. 앞으로도 여러분께서 만족하고 감동할 수 있도록 끊임없이 노력할 것입니다.

저는 앞으로도 여러분께서 믿고 맡길 수 있는 '주치의 병·의원'이 되도록 노력할 것입니다. 앞으로도 장편한외과를 많이 이뻐해 주시고 관심을 많이 가져 주시기 바랍니다. 또한, 좋은 댓글과 후기로 칭찬해 주셨으면 합니다.

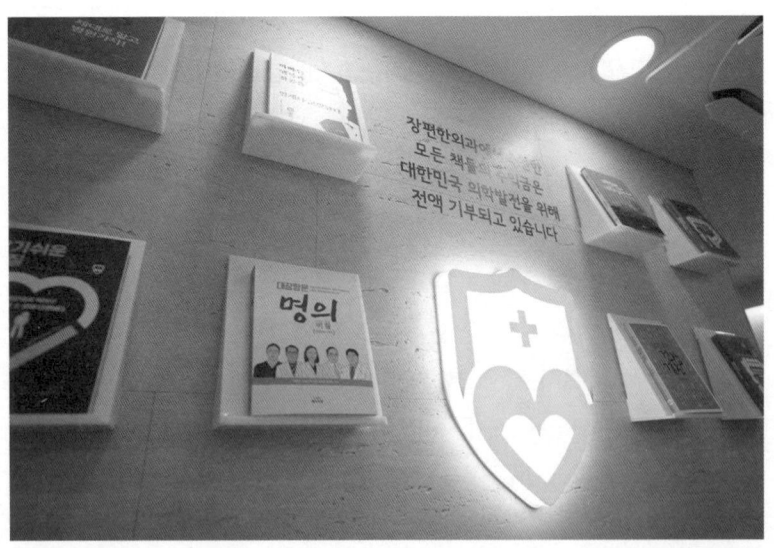

별책부록 2. 장편한외과

2.
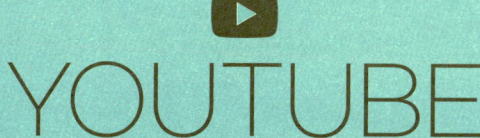
YOUTUBE
유튜브 채널 '엉덩이 대장'

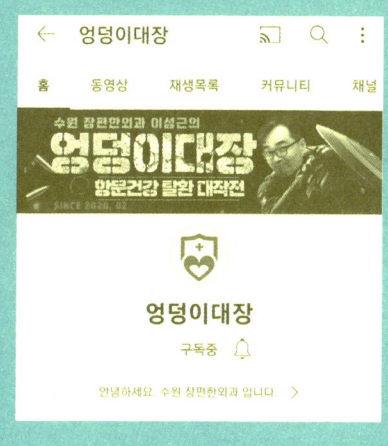

QR코드 사용방법

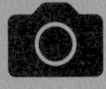 

1. 기본 카메라 앱을 열어주세요
(애플/안드로이드 동일)

2. 화면에 맞춰 사진을 찍는 것처럼 QR코드를 화면 중앙에 배치합니다.

3. 위와 같이 나타나는 창을 누르면 영상이 유튜브에서 재생됩니다.
(애플도 팝업창 열기를 해주세요)

소개글

유튜브 채널 『엉덩이대장』

안녕하세요.
대한민국 모든 국민들의 대장항문 건강을 지키고 의료소비자분들의 권익을 높이고자 노력하는 유튜브 채널 『엉덩이대장』입니다.
저희 『엉덩이대장』은 대장항문질환의 발병률이 점차 높아지고 또 그와 더불어 연령대는 점점 낮아지는 사회 전반에 걸쳐 나타나는 국민 건강상의 문제의식을 느끼고, 이에 제대로 된 대장항문과 관련한 의학지식과 정보를 공유하고자 하는 생각으로 시작해 오늘날 대장항문 건강과 관련하여 가장 많은 콘텐츠(23년 11월 1일 기준 472개 영상 콘텐츠)와 누적 조회 수(155만 이상)를 보유하고 있는 유튜브 채널로 성장하였습니다. 이 자리를 빌려 『엉덩이대장』 콘텐츠를 늘 아끼고 격려해 주신 모든 분들께 감사의 말씀을 전하고 싶습니다.

『엉덩이대장』은 처음에 삼각대와 핸드폰 1개로 시작하였으며, 당시에는 준비된 대본이나 기획조차 제대로 마련되어 있지 않았습니다. 하지만 많은 노력을 통해 대장항문 채널로 차츰차츰 성장을 하게 되었고, 다행히 많은 분들께서 『엉덩이대장』을 긍정적으로 봐주시면서 꾸준하게 성장하였습니다. 응원해 주시는 분들이 늘어날수록 제게는 더 열심히 해야겠다는 생각과 동시에 한편으로는 무거운 사회적인 책임감도 함께 커지면서 오늘날에는 채널의 운영과 『엉덩이대장』 콘텐츠에 대한 제 고민도 점점 깊어지기도 합니다.

다행히 제 채널에 더 양질의 콘텐츠를 담기 위해 많은 분이 함께 참여해 주시는데, 특히 최근에는 많은 동료분들까지 『엉덩이대장』에 출연해 주시고 여러 가지 도움과 조언을 주고 계십니다.

『엉덩이대장』을 시작한 지 엊그제 같은데 생각해 보니 벌써 3년이나 지났습니다. 그동안 대장항문 질환과 관련하여 많은 양질의 정보를 담고자 노력하였으나 여전히 제 스스로는 아쉬운 부분이 많고 부족하다는 생각을 하고 있습니다. 대한민국 최고의 대장항문 전문 의원으로서 당당히 나아갈 수 있도록 지금보다 더 노력하고 연구하겠습니다.

늘 감사한 일은 정말 많은 분들께서 『엉덩이대장』을 시청하시고 저를 만나기 위해 멀리서 찾아와 주시는 것입니다. 그 감사한 마음을 소홀히 할 수 없기에 제가 지치지 않고 꾸준히 『엉덩이대장』을 이끌어 나아갈 수 있다고 생각합니다. 여러분들의 관심과 애정과 응원을 항상 기억하고 최선의 치료와 결과로 보답하겠습니다.

이후로도 대한민국 국민 모두의 대장항문 건강을 향한 장편한외과와 『엉덩이대장』의 사명감과 책임감은 지금과 변함없을 것이며, 정확하고 정직하며 정성을 다하고자 하는 저의 병원 철학과 원칙 아래 의료기관으로서의 역할을 수행하는 데 있어 최선의 노력을 기울이겠습니다. 모든 분들께 다시 한번 감사드립니다.

엉덩이대장 유튜브 채널

개요

사이트 주소	https://bit.ly/3SgAHbT
가입일	2020.3.6
총 조회수	1,552,313회

영상 리스트

▶ 장편한외과

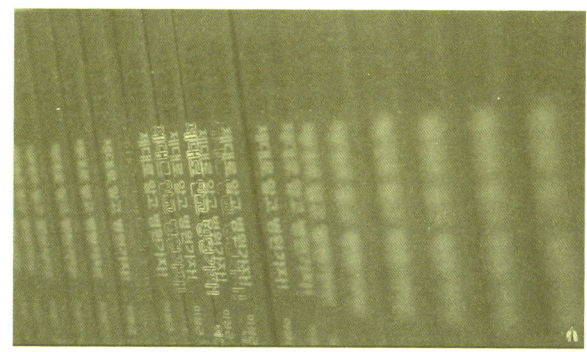

번호	제목
1	장편한외과 소개영상
2	장편한외과 홍보영상
3	[장편한외과 소개 영상]

▶ 장편한외과의 모든 것

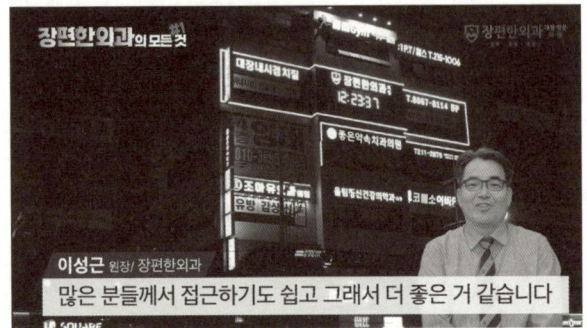

번호	제목
1	수원에서 파랑새를 찾은 이성근 원장입니다 – 장편한외과의 모든 것 #1
2	항문질환 다 잡는 병원 – 장편한외과의 모든 것 #2
3	뭔가 다른 장편한외과의 대장내시경 – 장편한외과의 모든 것 #3
4	수원을 사랑하는 장편한외과와의 9문 9답

▶ 수원 치질 장편한외과

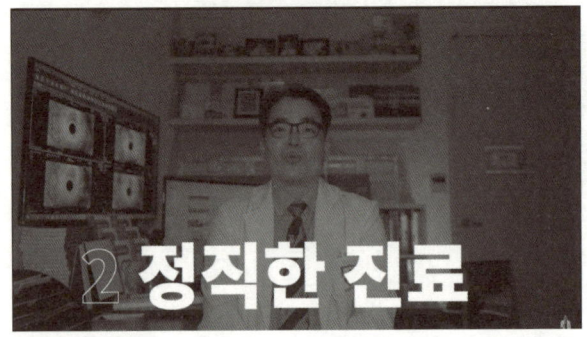

번호	제목
1	#1 '치루' 반드시 수술 해야 합니다!! 내버려 두면 큰일 납니다!! [수원치질 장편한외과][엉덩이대장TV]

번호	제목
2	#2 '치질' 암이 될 수 있다고 하는데 정말인가요!! 치질 수술 해야 하나요!! [수원치질 장편한외과] [엉덩이대장TV]
3	#4 '장편한외과 특징' 장편한외과만의 항문수술에 대한 남다른 비법!! 특급 비밀을 알려 드립니다. !! [수원치질 장편한외과][엉덩이대장TV]
4	#5 '변실금의 모든것' 치료 받으세요. 부끄러운거 아닙니다.!! 장편한외과에서 속 시원히 알려 드립니다.!! [수원치질 장편한외과][엉덩이대장TV]
5	#6 '항문소양증의 모든 것' 비누, 휴지 사용하지 마세요.!! 장편한외과에서 속 시원히 알려 드립니다.!! [수원치질 장편한외과][엉덩이대장TV]
6	#7 '치질 수술 하신 분들 그리고 하실 분들'!! 치질 수술 이후 관리방법 '일곱가지 특급비법' 지금 소개 합니다.!! [수원치질 장편한외과][엉덩이대장TV]
7	#8 대장용종절제술 바이블!! 대장용종절제술 후 주의사항 3가지!! [수원치질 장편한외과][엉덩이대장TV]
8	#9 대장내시경으로 대장암을 예방하세요!! 대장내시경의 모든것!! [수원치질 장편한외과][엉덩이대장TV]
9	#10 방치하면 암이 될 수 있는 치루 – 재발방지 꿀팁 5가지!! [수원치질 장편한외과][엉덩이대장TV]
10	#11 변비 환자를 위한 무엇이든 물어보살 1탄 – 숙변은 제거해야 하나요??!! [수원치질 장편한외과][엉덩이대장TV]
11	#12 변비 환자를 위한 무엇이든 물어보살 2탄 – 변비 오해와 진실!! [수원치질 장편한외과][엉덩이대장TV]
12	#13 변비 환자를 위한 무엇이든 물어보살 3탄 – 변비 탈출!! [수원치질 장편한외과][엉덩이대장TV]
13	#14 [특급 비밀 대방출] '대장암 수술을 어디에서 하는 것이 좋을까요'??!! [수원치질 장편한외과][엉덩이대장TV]
14	#15 대장내시경 후 걱정하지 않아도 되는 대장질환 3가지!!! [수원치질 장편한외과][엉덩이대장TV]
15	#16 [변비와 음식] 변비에 좋은 음식 나쁜 음식, 변비약 도움이 되나요??!!
16	#17 [치질과 음식] 치맥 건강하게 드시고 치질 걸리지 마세요~~!!

번호	제목
17	#18 [고기 그리고 대장암] 올바른 고기 섭취 습관으로 대장암을 예방하세요~~!!
18	#19 [역류성 식도염과 음식] "역류성 식도염" 이 영상 하나로 끝 (THE END)~~!!
19	#20 [위암과 음식] 위암 예방을 위한 최고의 영상!!
20	#21 '농이 차있는 항문농양은 무조건 수술 하셔야 합니다' [수원치질 장편한외과][엉덩이대장TV]

▶ 전지적 치질 시점

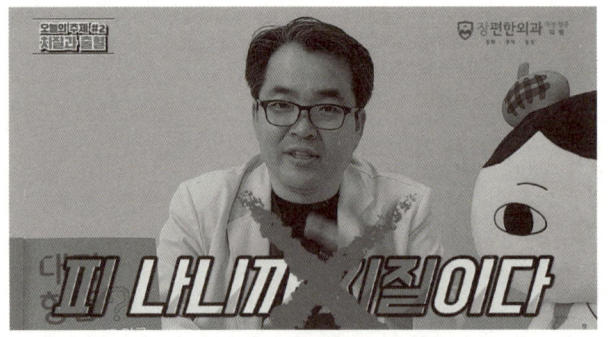

번호	제목
1	[전지적 치질 시점 1탄] 치질 수술 꼭 필요할까? 증상과 자가진단 알아보기 – 치질 집중탐구 1탄[치질 증상]
2	[전지적 치질 시점 2탄] 3~4기 치질 수술 꼭 필요할까? Nooop~~ 그 이유를 공개합니다 – 치질 집중탐구 2탄[치질 분류]
3	[전지적 치질 시점 3탄] 치질진단에 꼭 필요한 검사만 알려드립니다!! – 치질 집중탐구 3탄[치질 진단]
4	[전지적 치질 시점 4탄] 항문초음파 꼭 필요한가요? – 치핵 수술 전 항문초음파는 필요합니다.[치질 진단 – 항문초음파]
5	[전지적 치질 시점 5탄] 치질, 꼭 수술을 해야 하나요? – 치질 수술을 해야하는 경우[치핵 치료]
6	[전지적 치질 시점 6탄] 치질, 재발 하나요? – 치질은 재발하진 않지만...[치질 재발]

번호	제목
7	[전지적 치질 시점 7탄] 치질 수술은 어떻게 진행되나요? [치질 수술 과정]
8	[전지적 치질 시점 8탄] 치질 수술을 권하지 않지만 권유하는 경우 有 – 임산부, 노약자, 유학생, 수험생(고시생) etc [치질 수술 권유]
9	[전지적 치질 시점 9탄] 치질 수술 후 드셔야 할 5가지 음식!! [치질 수술과 음식]
10	[전지적 치질 시점 10탄]치질 수술 후 운동은 어디까지 가능해요?? [치질 수술 후 운동]
11	[전지적 치질 시점 11탄]치질 수술 후 자주 하시는 질문 다섯 가지!! [치질 수술 후 관리]
12	[전지적 치질 시점 12탄]치질을 예방하는 7가지 비법!! [치질 예방]
13	[전지적 치질 시점 13탄] 치질 수술 후 변이 샌다구요?? [치질과 변실금]
14	[전지적 치질 시점 14탄] 치질 수술 후 아프지 않는 비법!! [수술 후 관리]
15	[전지적 치질 시점 15탄] 치질 수술 후 피가 나요!! [수술 후 관리]
16	[전지적 치질 시점 16탄] 치질 수술 후 합병증(췌피) 걱정마세요!! [수술 후 합병증]

▶ 슬기로운 대장내시경 생활

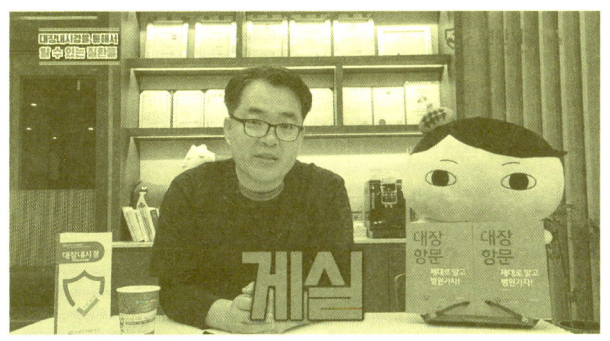

번호	제목
1	[슬기로운 대장내시경 생활 1탄] 대장내시경을 통해 알 수 있는 질환들
2	[슬기로운 대장내시경 생활 2탄] 대장내시경을 꼭 받아야하는 전조증상??

번호	제목
3	[슬기로운 대장내시경 생활 3탄] 대장내시경은 선택이 아닌 필수입니다 - 대장내시경이 꼭 필요한 경우는??
4	[슬기로운 대장내시경 생활 4탄] 대장내시경 몇 살부터 해야 할까요? & 일찍 하면 좋은 경우는??
5	[슬기로운 대장내시경 생활 5탄] 대장내시경 몇 살까지 해야 할까요? & 연세가 있으셔도 대장내시경 안전 한가요?
6	[슬기로운 대장내시경 생활 6탄] 사람마다 다른 대장내시경 검사 주기!! 일단 보세요~
7	[슬기로운 대장내시경 생활 7탄] 당일 대장내시경이 가능할까요? 대장내시경과 위내시경을 한번에~~
8	[슬기로운 대장내시경 생활 8탄] 혼날 각오하고 말씀드립니다 [대장내시경 - 의료소비자의 권리]
9	[슬기로운 대장내시경 생활 9탄] 대장내시경 전 의료진에게 이것만은 꼭!! 알려주세요 [대장내시경 - 검사 전 주의사항]
10	[슬기로운 대장내시경 생활 10탄] 장청소를 잘하시면 대장용종과 대장암 발견이 쉽습니다! [대장내시경 - 검사 전 주의사항]
11	[슬기로운 대장내시경 생활 11탄] 장 청소가 잘 됐는지 어떻게 알 수 있나요? 장 청소를 잘하기 위한 방법? [대장내시경 - 검사 전 주의사항]
12	수원 대장내시경 검사 전 "장 청소약" 알약도 있습니다 - 알약 VS 물약 [12탄]
13	수원 대장내시경 3가지만 알면 편하게 받을 수 있습니다 - [슬기로운 대장내시경 생활 13탄]
14	수원 대장내시경 수면내시경에 대한 걱정과 오해! - [슬기로운 대장내시경 생활 14탄]
15	수원 대장내시경 수면내시경에 대한 걱정과 오해! - [슬기로운 대장내시경 생활 15탄]

번호	제목
16	수면내시경 후 일상생활 복귀 바로 가능한가요? [쿠키영상 有] - [슬기로운 대장내시경 생활 16탄]
17	대장내시경 합병증 걱정하지 마세요! - [슬기로운 대장내시경 생활 17탄]
18	대장내시경 후 필수 지침서 '꼭 이렇게 하세요'! - [슬기로운 대장내시경 생활 18탄]
19	대장내시경 후 조직검사! - [슬기로운 대장내시경 생활 19탄]
20	대장내시경을 잘하는 의사! - [슬기로운 대장내시경 생활 20탄]
21	대장용종 무엇이든 물어보세요! - [슬기로운 대장내시경 생활 21탄]
22	대장용종 중 어떤 선종을 예의주시해야 할까? - [슬기로운 대장내시경 생활 22탄]
23	"대장용종" 왜 나만 용종이 자꾸 생길까요? - [슬기로운 대장내시경 생활 23탄]
24	"대장용종" 제거 방법의 모든 것 - [슬기로운 대장내시경 생활 24탄]
25	대장용종절제술 후 궁금한 이야기 - [슬기로운 대장내시경 생활 25탄]
26	대장용종절제술 후 합병증 - [슬기로운 대장내시경 생활 26탄]
27	대장용종 절제하신 분들~ 운동 일주일만 참으세요!! - [슬기로운 대장내시경 생활 27탄]
28	대장용종절제술 후 보험금 꼭 받으세요 - [슬기로운 대장내시경 생활 28탄]

▶ 국가 건강검진

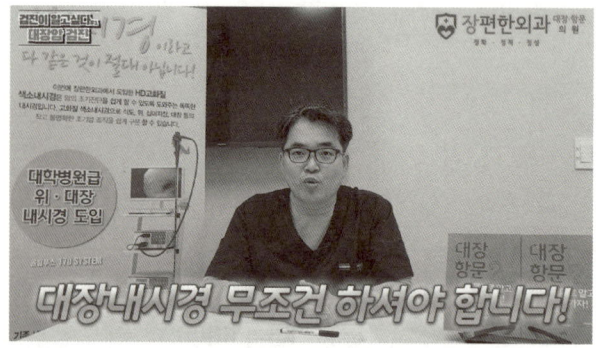

번호	제목
1	[국가건강검진 시리즈 – #1 대장암] 국가암건강검진 맹신하지 마시고 대장내시경 꼭 하세요!!
2	[국가건강검진 시리즈 – #2 위암] 의료소비자 여러분 권리를 누리세요 '위장조영술' 하시면 안됩니다.!!
3	[국가건강검진 시리즈 – #3 간암] 침묵의 장기 '간' 검진으로 간암 조기 발견 하세요.!!
4	[국가건강검진 시리즈 – #4-1 유방암] 유방암 검진부터 자가진단까지~~ 여성분들 이 영상 꼭 보세요.!!
5	[국가건강검진 시리즈 – #4-2 유방암] 유방암 검진부터 자가진단까지~~ 내 가슴에 혹이.. 혹시 암일까요??

▶ 치루 집중탐구

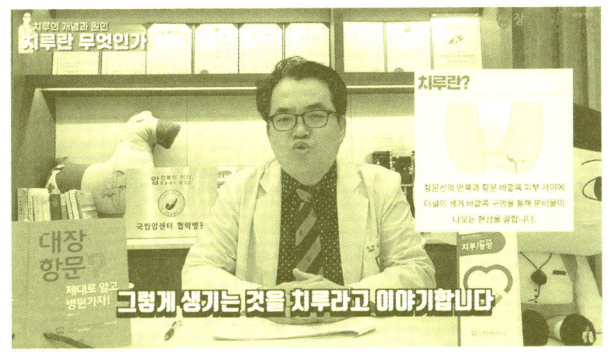

번호	제목
1	[치루 집중탐구 1탄] 치루의 개념과 원인 – 치루의 모든 것을 파헤친다!! [치루 완전정복]
2	[치루 집중탐구 2탄] 치루의 증상과 진단 – 방치하면 암??!! [치루는 진단이 어렵습니다]
3	[치루 집중탐구 3탄] 치루 수술은 어렵습니다 – 치루 수술 방법들 [치루의 치료]
4	[치루 집중탐구 4탄] 치루 수술 이후 합병증 – 재발과 변실금 사이 ~ [치루 수술]
5	[치루 집중탐구 5탄] 치루 수술 후 관리 – 좌욕과 케겔운동 [치루 재발]
6	[치루 집중탐구 6탄] 치루와 항문초음파 – 항문초음파 절대 과잉진료가 아닙니다! [치루와 항문초음파]

▶ 책읽어주는 의사

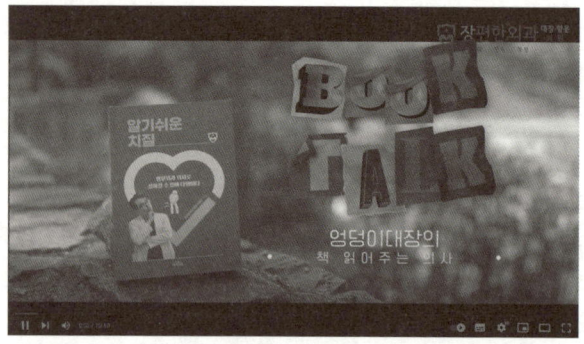

번호	제목
1	치질이 있는 사람, 두려워하지 말고 내게로 오라! [책 읽어주는 의사 ep.1] ㅣ 엉덩이대장
2	치질 수술은 성형 수술이다?! [책 읽어주는 의사 ep.2] ㅣ 엉덩이대장
3	치질, 합병증? 제로에 도전합니다 [책 읽어주는 의사 ep.3] ㅣ 엉덩이대장
4	치루, 반드시 "크론병"이 원인인지 파악하셔야 합니다!!!! ㅣ 책 읽어주는 의사 1부 ㅣ 엉덩이대장
5	치루 완치 및 재발 방지를 위해 OOOOO가 필요합니다!! ㅣ 책 읽어주는 의사 2부 ㅣ 엉덩이대장
6	치루 재발 방지를 위한 방법들, 혹시 알고 계신가요? ㅣ 책 읽어주는 의사 3부 ㅣ 엉덩이대장

▶ 변비 집중탐구

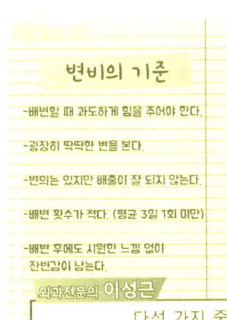
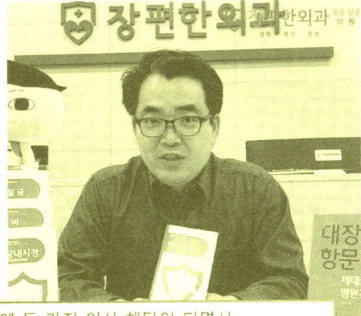

번호	제목
1	변비의 개념과 원인 그리고 진단방법 [변비 집중탐구 1부]
2	변비 치료의 새로운 패러다임 – 바이오피드백 [변비 집중탐구 2부]

▶ 콘딜로마 바로알기

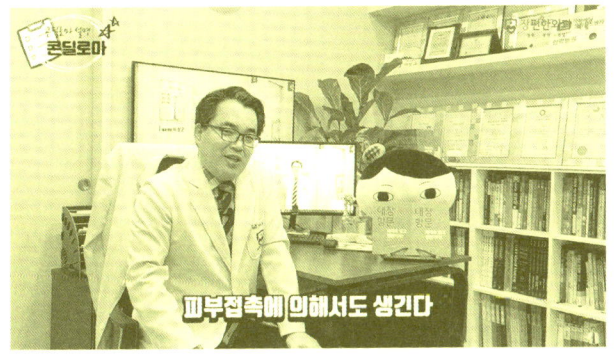

번호	제목
1	콘딜로마는 재발이 문제입니다!! [콘딜로마 바로알기]

▶ 별똥별이 빛나는 밤에

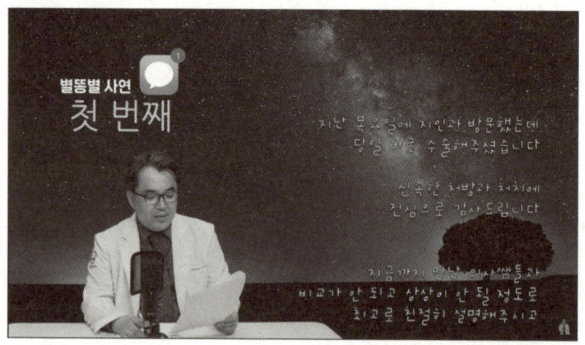

번호	제목
1	사연1. 찢어지는 항문의 고통을 구원해준 당신. (엉덩이 DJ.대장항문 전문의 이성근원장)
2	사연2. '치질 수술, 입원 없이 당일 퇴원이 가능하다고요?!.' 비밀은 바로 미추마취! (엉덩이 DJ.대장항문 전문의 이성근원장)
3	사연3. '치질인 줄 알고 사 먹었던 치질약. 알고보니…' (엉덩이 DJ.대장항문 전문의 이성근원장)
4	4부) 치로로 병원에 가기전에 인터넷으로 이거 하나는 꼭! 검색하고 가세요! (엉덩이 DJ.대장항문 전문의 이성근원장)
5	5부 사연) 치질도 암이 될 수 있나요? (엉덩이 DJ.대장항문 전문의 이성근원장)
6	6부 사연) 치루, 정말 가벼운 질환이 아닙니다. 꼭 시청! (엉덩이 DJ.대장항문 전문의 이성근원장)
7	별똥별 EP7. 의사가 되고 가장 중요하게 생각한 것들 (엉덩이 DJ. 대장항문전문의 이성근 원장)
8	별똥별 EP8. 치질 질환 중 하나인 치루, 최대한 빨리 수술 해야하는 이유? (엉덩이 DJ. 대장항문전문의 이성근 원장)
9	별똥별 EP9. '항문 농양'을 치료하고 나서는 반드시 '이것'을 확인해야 합니다! (엉덩이 DJ. 대장항문전문의 이성근 원장)

번호	제목
10	별똥별 EP10. '치열 수술'에 대해서는 의사들마다 의견이 다를 수 있음을 미리 말씀드립니다. (엉덩이 DJ. 대장항문전문의 이성근 원장)
11	별똥별 EP11. '저..항문수술은 무조건 미추마취하는 병원에서 하겠습니다.' (엉덩이 DJ. 대장항문전문의 이성근 원장)
12	별똥별 EP12. '빡빡빡. 항문이 가려운 항문소양증은 참 어려운 질병입니다' (엉덩이 DJ. 대장항문전문의 이성근 원장)
13	별똥별 EP13. '혹시, 대장내시경 검사 아플까봐 겁나시나요? 안 아픈 병원있습니다!' (엉덩이 DJ. 대장항문전문의 이성근 원장)
14	별똥별 EP14. '여러분, 똑똑한 의료소비자가 되셔야 합니다!' (엉덩이 DJ. 대장항문전문의 이성근 원장)
15	별똥별 EP15. '제가 진단한 대장암의 최소 연령은 바로18세입니다' (엉덩이 DJ. 대장항문전문의 이성근 원장)
16	별똥별 EP16. '가족중에 대장용종이 있다면, 나도 대장용종이 있을까?' (엉덩이 DJ. 대장항문전문의 이성근 원장)
17	별똥별 EP17. 콘딜로미(항문사마귀) 오해하지 마세요. (엉덩이 DJ. 대장항문 세부전문의 이성근 원장)
18	별똥별 EP18. '대장암', OO만 주기적으로 해도 예방이 된다고!? (엉덩이 DJ. 대장항문전문의 이성근 원장)
19	별똥별 EP19. 복부초음파를 추천드립니다. (엉덩이 DJ. 대장항문 세부전문의 이성근 원장)
20	별똥별 EP.20 위내시경 하시기 전에 꼭 봐야하는 영상. (엉덩이 DJ. 대장항문 세부전문의 이성근 원장)
21	별똥별 EP.21 대장암 검진에선 정상이 나왔는데, 내가 대장암이라고!?. (엉덩이 DJ. 대상항문 세부전문의 이성근 원장)
22	별똥별 EP.22 혹시..변비로 고생하고 계시나요? 여기에 그 해결 방법이 있습니다! (엉덩이 DJ. 대장항문 세부전문의 이성근 원장)

번호	제목
23	별똥별 EP.23 변실금, 조기 치료로 충분히 좋아질 수 있는 질병입니다! (엉덩이 DJ. 대장항문 세부전문의 이성근 원장)
24	별똥별 EP.24 항문도 물리치료가 있다는 사실, 모르셨죠? (엉덩이 DJ. 대장항문 세부전문의 이성근 원장)
25	별똥별 EP.25 항문 출혈, 암이 보내는 신호일수도!? (엉덩이 DJ. 대장항문 세부전문의 이성근 원장)
26	별똥별 EP.27 대장암의 가족력을 걱정중인 당신, 대장암을 95% 예방 가능한 방법이 있다면 믿으시겠습니까? (엉덩이 DJ. 대장항문 세부전문의 이성근 원장)
27	별똥별 EP.28 혹시 이 영상을 보고계신 여러분도 대장검사를 맹신하고 계시진 않으셨나요? (엉덩이 DJ. 대장항문 세부전문의 이성근 원장)
28	별똥별 EP.29 대장암은 무소식이 희소식이 아닙니다!!!!!! (엉덩이 DJ. 대장항문 세부전문의 이성근 원장)
29	별똥별 EP.30 돈이 없다고 대장암 수술을 미루지 말 아주세요. 방법이 있습니다! (엉덩이 DJ. 대장항문 세부전문의 이성근 원장)
30	별똥별 EP.31 항문질환으로 고생하시는 해외동포분들은 이 영상 필독하세요! (엉덩이 DJ. 대장항문 세부전문의 이성근 원장)
31	별똥별 EP.32 대장암, 조기 진단이 왜 중요할까요? (엉덩이 DJ. 대장항문 세부전문의 이성근 원장)
32	별똥별 EP.33(마지막화) 단 한 사람에게라도 도움이 된다면 영광이겠습니다. (엉덩이 DJ. 대장항문 세부전문의 이성근 원장)

▶ 치질 수술 전 주의사항

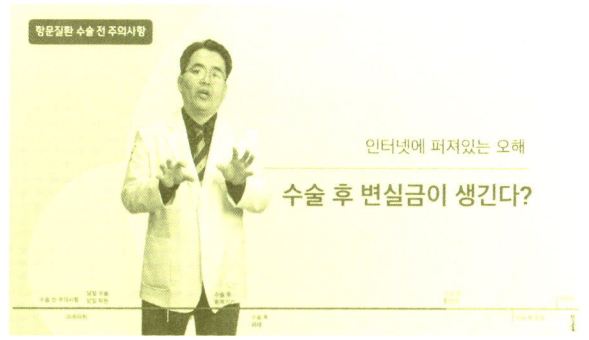 

번호	제목
1	장편한외과에서 '치질 수술 전 주의사항' 안내 드립니다~ 수술 전 걱정되시는 분들은 필독!	장편한외과의 차별화된 항문질환 수술 전 주의사항

▶ 치질 수술 후 주의사항

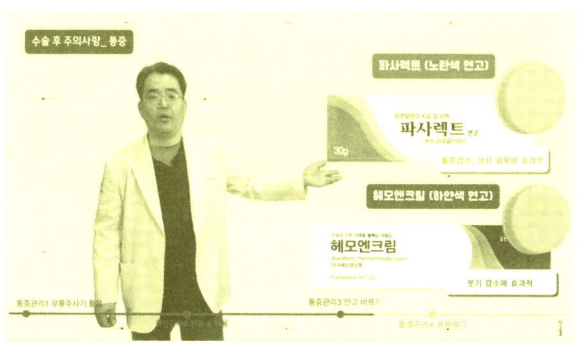 

번호	제목
1	치질 수술 후 통증관리 및 주의사항!! [통증편] 치질 수술 후 통증에 대한 두려움이젠 안녕~
2	치질 수술 후 출혈관리 및 주의사항!! [출혈편] 치질 수술 후 출혈 더 이상 걱정하지 마세요~

번호	제목
3	치질 수술 후 분비물 관리 및 주의사항!! [분비물편]
4	치질 수술 후 배변관리 및 주의사항!! [배변편] 치질 수술 후 배변 시 통증을 줄이는 방법!!
5	치질 수술 후 식사관리 및 주의사항!! [식사편] 치질 수술 후 술, 고기 먹어도 될까요?
6	치질 수술 후 상처관리 및 주의사항!! [상처편] 치질 수술 후 상처 소독. 딱 이렇게만 하시면 됩니다.
7	치질 수술 후 활동(운동)관리 및 주의사항!! [활동편] 치질 수술 후 운동은 언제부터 가능할까요?

▶ 치질 수술 후 주의사항 ver.2

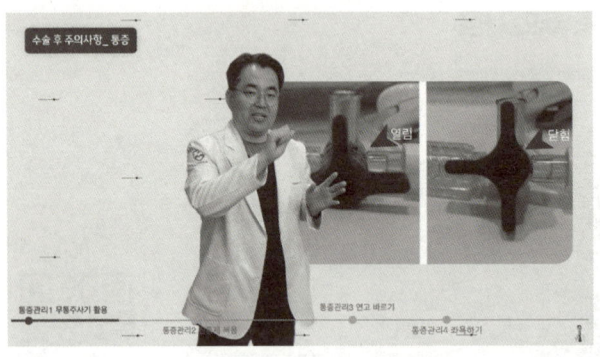

번호	제목
1	치질 수술 후 "통증" 주의사항 롱~~ 버젼! [통증편] 치질 수술 후 통증에 대한 두려움! 이젠 안녕~
2	항문, 치질 수술 후 주의사항 롱~~버젼!! [출혈편] 치질 수술 후 출혈 더 이상 걱정하지 마세요~
3	치질, 항문수술 후 분비물 관리 및 주의사항 롱~~버젼!! [분비물편]

번호	제목
4	치질, 항문 수술 후 배변관리 및 주의사항 롱~~버젼!! [배변편] 치질 수술 후 배변 시 통증을 줄이는 방법!!
5	치질, 항문 수술 후 관리 및 주의사항 롱~~버젼!! [식사편] 치질 수술 후 술, 고기, 커피 등등… 먹어도 될까요?
6	치질, 항문수술 후 상처관리 및 주의사항!! [상처관리편] 항문 수술 후에 상처 관리, 좌욕과 소독이 도움이 됩니다!!
7	치질, 항문수술 후 주의사항 롱~~버젼!! [일상생활편] 치질 수술 후 운동은 언제부터 가능할까요?

▶ 대장내시경 주의사항

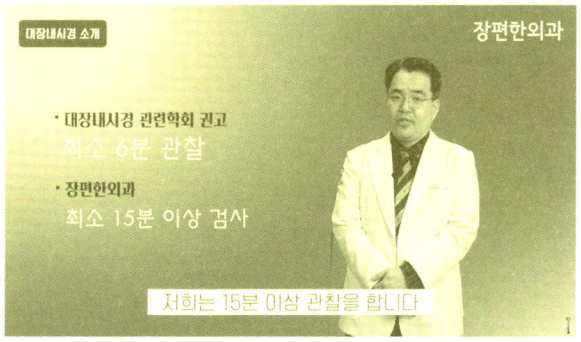

번호	제목
1	[대장내시경 전 주의사항] 이 영상만 보세요! (feat.원프렙 복용법)
2	[대장내시경 전 주의사항] 이 영상만 보세요! (feat.오라팡 복용법)
3	[대장내시경 전 주의사항] 이 영상만 보세요! (feat.이노쿨산 복용법)
4	[대장내시경 후 주의사항] 이 영상만 보세요!

▶ 엉덩이 대장과 함께하는 가상라이브

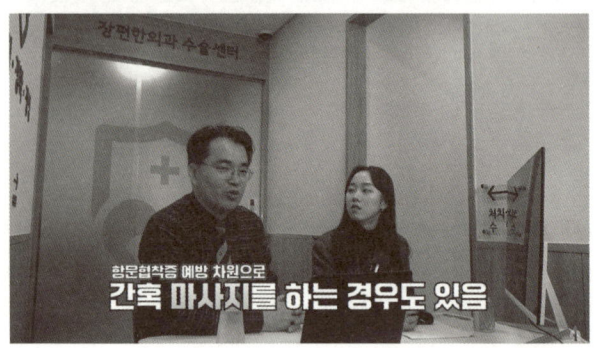

번호	제목
1	치질에 대해 궁금하세요? 뭐든지 물어보세요 바로 알려드립니다 [엉덩이대장 가상라이브 ep.1]	엉덩이대장
2	내시경이든 주사든 짧게 하면 좋은 걸까요? [엉덩이대장 가상라이브 ep.2]	엉덩이대장
3	수면(진정)내시경에 대해 드릴 말씀이 너무 많습니다 [엉덩이대장 가상라이브 ep.3]	엉덩이대장
4	붓고 아프고 피나는 치루, 치루에는 역시 장편한외과입니다 [엉덩이대장 가상라이브 ep.4]	엉덩이대장
5	치루수술 합병증, 부작용 zero 에 도전하는 장편한외과 [엉덩이대장 가상라이브 ep.5]	엉덩이대장
6	치루. 누구냐? 너 [엉덩이대장 가상라이브 ep.6]	엉덩이대장
7	치루예방을 위한 필수영상 [엉덩이대장 가상라이브 ep.7]	엉덩이대장
8	치열 치료의 트랜드 [엉덩이대장 가상라이브 ep.8]	엉덩이대장
9	엉덩이대장이 제안하는 치열 치료 [엉덩이대장 가상라이브 ep.9]
10	치열을 위한 엉덩이대장의 소견 [엉덩이대장 가상라이브 ep.10]
11	치열의 해결책은 ## 이다 [엉덩이대장 가상라이브 ep.11]

번호	제목
12	항문주위농양 수술해야 하나요? [엉덩이대장 가상라이브 ep.12]
13	항문주위농양. 몸의 신호, 절대 무시하지 마세요!! [엉덩이대장 가상라이브 ep.13]
14	엉덩이대장님, 합병증 안 생기게 해주시옵소서!! [엉덩이대장 가상라이브 ep.14]
15	수술 후 합병증?! 대한민국 의사들은 최선을 다합니다. [엉덩이대장 가상라이브 ep.15]
16	'대장암의 씨앗' 대장용종, 선종은 제거해야합니다. [엉덩이대장 가상라이브 ep.16]
17	'대장에 용종이 생기셨다고요?[엉덩이대장 가상라이브 ep.17]
18	'대장암, 젊어도 걸릴 수 있어요. [엉덩이대장 가상라이브 ep.18]

▶ 내유외강

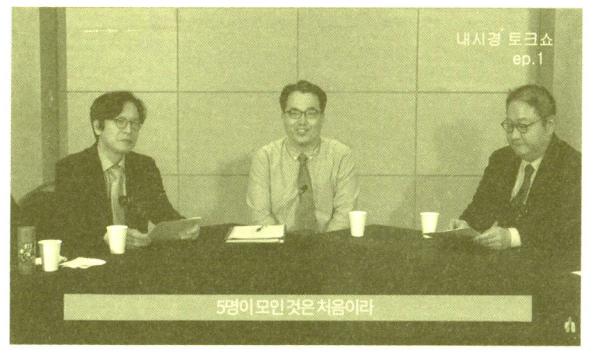

번호	제목
1	[내유외강] 5인의 외과의사가 함께하는 내시경 토크쇼 Ep.1 ○○을 잘 하는 의사가 내시경도 잘 합니다.
2	[내유외강] 5인의 외과의사가 함께하는 내시경 토크쇼 Ep.2 대장내시경과 위내시경 두 가지 다 필요합니다

번호	제목
3	[내유외강] 5인의 외과의사가 함께하는 내시경 토크쇼 Ep.3 의사선생님은 내시경 어떻게 하나요?
4	[내유외강] 5인의 외과의사가 함께하는 내시경 토크쇼 Ep.4 진정내시경 하면 이런 일도 있을 수 있다.
5	[내유외강] 5인의 외과의사가 함께하는 내시경 토크쇼 Ep.5 내시경 00살부터 받으세요
6	[내유외강] 5인의 외과의사가 함께하는 내시경 토크쇼 Ep.6 대장내시경 검사는 몇살부터 해야할까?
7	[내유외강] 5인의 외과의사가 함께하는 내시경 토크쇼 Ep.7) 00하는 의사가 내시경도 잘합니다.
8	[내유외강] 5인의 외과의사가 함께하는 내시경 토크쇼 Ep.8) 병원, 의료진 선택에 있어서 00가 가장 중요합니다.

▶ 대장 건강을 바꾸는 시간

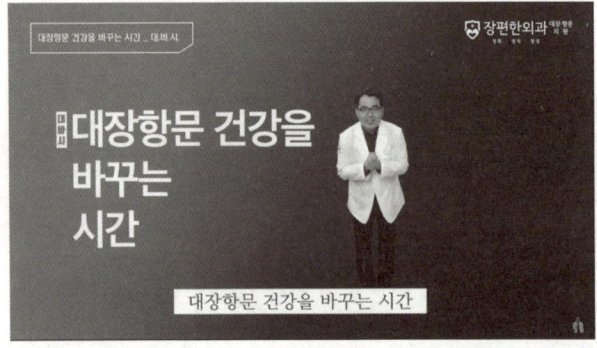

번호	제목
1	대장암 걱정이시죠? 대장암 검사방법 꼭 필요한 내용만 알려드리겠습니다! 대.바.시 EP.1 (대장항문 건강을 바꾸는 시간)
2	(대장항문 건강을 바꾸는 시간) EP2. 가장 확실한 대장암 검사방법!

번호	제목
3	(대장항문 건강을 바꾸는 시간) EP3. 대장암! 걱정되시면 '이것' 하세요!
4	(대장항문 건강을 바꾸는 시간) EP4. 대장암 걱정되시는 분들에게 대장항문 세부전문의가 진합니다.
5	(대장항문 건강을 바꾸는 시간) 대장용종 1부 제대로 알아보자!
6	(대장항문 건강을 바꾸는 시간) 대장용종 2부 용종제거술에 대해 알아보기
7	(대장항문 건강을 바꾸는 시간) 대장염증편 1부 – 대장염증질환에 대해 알아보기
8	(대장항문 건강을 바꾸는 시간) 대장염증편 2부 – 대장염증질환에 대해 알아보기

▶ 항문 건강을 바꾸는 시간 ver.2

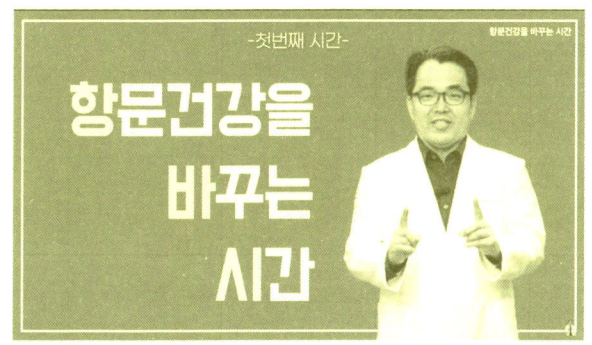 

번호	제목
1	[항문건강을 바꾸는 시간] 제1강 – 항문 통증! 도대체 왜 생기나요?
2	[항문건강을 바꾸는 시간] 제2강 – 항문 출혈이 생기면 무조건 대장암!? (+항문 혹에 대하여)
3	[항문건강을 바꾸는 시간] 제3강 – 치핵. 치루. 치열? 알기쉽게 설명해드립니다!

번호	제목
4	[항문건강을 바꾸는 시간] 제4강 – 치핵. 치루. 치열 '수술 꼭 해야하나?'라는 질문에 대해 알기쉽게 설명해 드립니다!
5	[항문건강을 바꾸는 시간] 제5강 – 치질의 대표질환 '치핵'에 대하여 알기쉽게 설명해 드립니다!
6	[항문건강을 바꾸는 시간] 제6강 – 치질 수술에 대한 여러 오해들에 대하여! (feat.치질약과 연고치료)
7	[항문건강을 바꾸는 시간] 제7강 – 치질의 보존적 치료에 대해서!
8	[항문건강을 바꾸는 시간] 제8강 – 치질의 다양한 수술방법에 대해서!
9	[항문건강을 바꾸는 시간] 제9강 – 치루에 대해서 알아봅시다!
10	[항문건강을 바꾸는 시간] 제10강 – 치루수술방식에 대해 알아봅시다!
11	[항문건강을 바꾸는 시간] 제11강 – 콘딜로마와 그외 항문질환에 대해 알아봅시다!
12	[항문건강을 바꾸는 시간] 제12강 – 항문질환의 예방법에 대해 알아봅시다!
13	[항문건강을 바꾸는 시간 파트2] EP.1 – 항문질환의 검사에 관련된 여러 질문들! 첫번째 시간
14	[항문건강을 바꾸는 시간 파트2] EP.2 – 항문질환의 검사에 관련된 여러 질문들! 그 두번째 시간
15	[항문건강을 바꾸는 시간 파트2] EP.3 세상에 이런 마취가?! 미추마취에 대해서 알아보자 –마취편 1강–

▶ 엉덩이대장 vs 엉덩이마왕

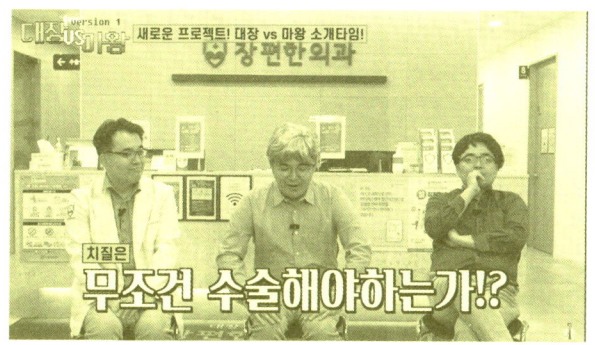

번호	제목
1	[엉덩이대장VS엉덩이 마왕] EP.1 치질 수술..꼭 해야하는가?!
2	[엉덩이대장VS엉덩이 마왕] EP.1 치질 수술..꼭 해야하는가?! -2부-
3	[엉덩이대장VS엉덩이 마왕] EP.2 치질 수술 후 변실금은 흔한가?! -1부-
4	[엉덩이대장VS엉덩이 마왕] EP.2 치질 수술 후 변실금은 흔한가?! -2부-
5	[엉덩이대장VS엉덩이 마왕] EP.3 항문농양 수술해야하는가?! -1부-
6	[엉덩이대장VS엉덩이 마왕] EP.3 갑자기 바뀐 주제?! 항문초음파 꼭 사용해야하는가?
7	누구나 하는 고민, 대장내시경 검진 병원 선택을 위한 이야기 [이 시대 최고의 공감 이야기, 공감 하나]	엉덩이대장
8	여러분은 현명한 의료 소비자가 되셔야 합니다 [이 시대 최고의 공감 이야기, 공감 둘]	엉덩이대장
9	대장내시경에 대한 걱정, 걱정말아요 그대! [이 시대 최고의 공감 이야기, 공감 셋]	엉덩이대장
10	대장암일까봐, 걱정이 되세요? 그럼 이 영상 보시고 걱정말아요 그대! [이 시대 최고의 공감 이야기, 공감 넷]	엉덩이대장

▶ 저자와의 만남

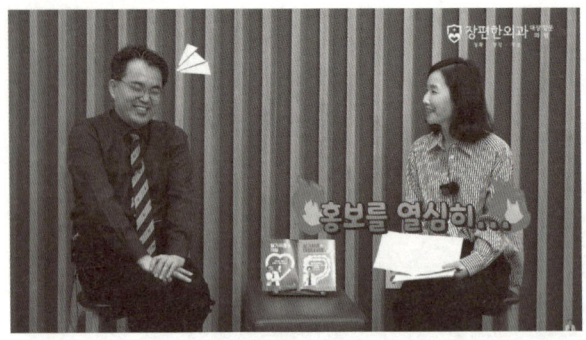

번호	제목
1	인터넷에 떠도는 정보, 맹신하고 있지는 않으신가요? [저자와의 만남 ep.1]	엉덩이대장
2	엉덩이대장이 책을 쓴 이유는 무엇일까요? [저자와의 만남 ep.2]	엉덩이대장

▶ 위내시경

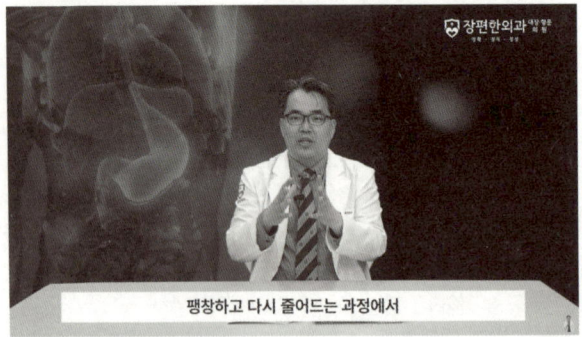

번호	제목
1	위내시경으로 진단할 수 있는 질환과 주의사항?! [위내시경 1부]	엉덩이대장
2	위내시경, 이것만 보면 됩니다! [위내시경 ep.2]	엉덩이대장

▶ 뽑아라 엉덩이대장

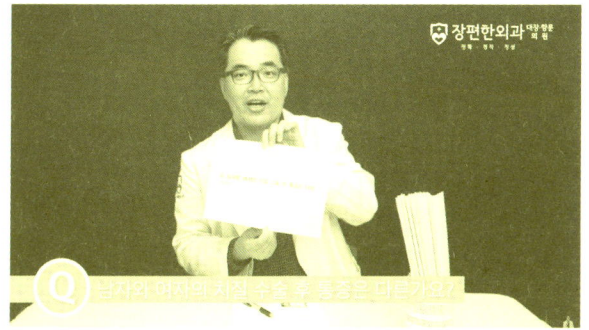

번호	제목
1	남자와 여자의 치질 수술 후 통증, 다를까요? [뽑아라 엉덩이대장 ep.1] ㅣ 엉덩이대장
2	치질 수술 후 ( )을 하면 좋을까요?! [뽑아라 엉덩이대장 ep.2] ㅣ 엉덩이대장
3	치질 수술 후 언제부터 술마시고 운동할 수 있을까요? [뽑아라 엉덩이대장 ep.3] ㅣ 엉덩이대장
4	항문수술 마취의 새로운 패러다임! 미추마취가 최고임을 자부합니다! [뽑아라 엉덩이대장 ep.4] ㅣ 엉덩이대장
5	치질 수술 후 음식 스트레스 너무 받지 마세요! 대신 이런 음식만 피해주세요 [뽑아라 엉덩이대장 ep.5] ㅣ 엉덩이대장
6	대장내시경 후 음식 이것만 조심하세용 [뽑아라 엉덩이대장 ep.6] ㅣ 엉덩이대장
7	대장용종절제술, 제거를 못하셨을 때 쌈박한 방법! [뽑아라 엉덩이대장 ep.7] ㅣ 엉덩이대장
8	대장용종이 너무 많을 때 해결책은?! [뽑아라 엉덩이대장 ep.8] ㅣ 엉덩이대장
9	대장용종절제술 후 합병증, 0%에 도전합니다 [뽑아라 엉덩이대장 ep.9] ㅣ 엉덩이대장
10	나이가 많으면 대장내시경이 가능할까요? [뽑아라 엉덩이대장 ep.10] ㅣ 엉덩이대장

▶ 응답하라 엉덩이 긴급구조대

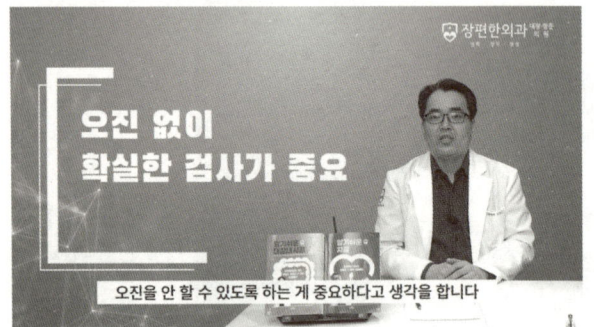

번호	제목
1	겨울에 치질이 심해지는 이유는? [응답하라 엉덩이 긴급구조대 ep.1] / 엉덩이대장
2	치질! 그냥 놔둬도 되는 건가요? [응답하라 엉덩이 긴급구조대 ep.2] / 엉덩이대장
3	치질! 수술하지 말고 예방 하세요!! 치질 이렇게 관리하세요~ [응답하라 엉덩이 긴급구조대 ep.3] / 엉덩이대장
4	치질 수술 후 변실금과 혈변이 걱정된다면? 합병증 걱정마세요!! [응답하라 엉덩이 긴급구조대 ep.4] / 엉덩이대장
5	나이와 계절에 상관없는 치질! [응답하라 엉덩이 긴급구조대 ep. 최종회] / 엉덩이대장

▶ 생생고민 OX 토크쇼

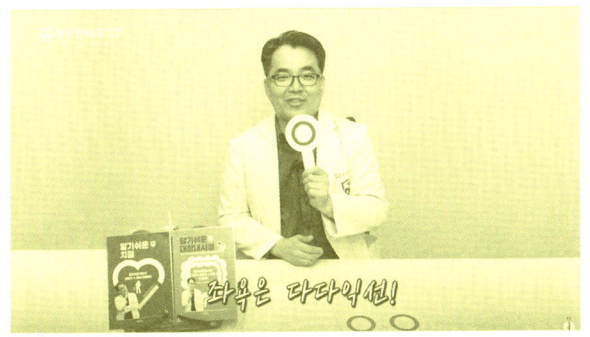

번호	제목
1	치질 수술 전에 이것만 아시면 됩니다. [생생고민 OX 토크 Show]
2	항문수술에 새로운 마취가 나타났다. 합병증의 가능성이 있는 마취는 더이상 필요없다. [생생고민 OX 토크 Show]
3	치질 수술 후에 생길 수 있는 궁금증 [생생고민 OX 퀴즈]
4	치질 수술 후에 생길 수 있는 궁금증! 두번째 이야기~ [생생고민 OX 퀴즈]
5	치질 수술 후에 생길 수 있는 궁금증! 세번째 이야기~ [생생고민 OX 퀴즈]

▶ 항문소양증

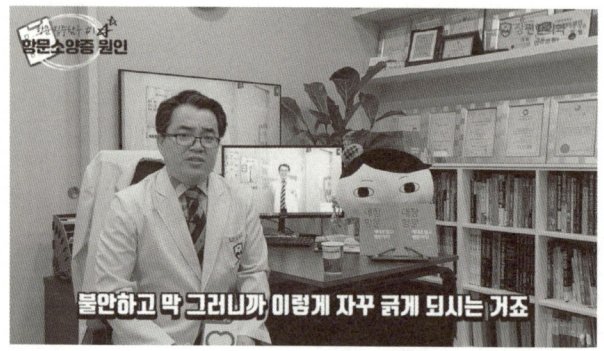

번호	제목
1	항문소양증 원인을 찾아 해결하시면 좋아지십니다!! [#1 항문소양증 원인]
2	항문소양증은 치료될 수 있습니다!! [#2 항문소양증 관리]

▶ 변실금

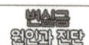
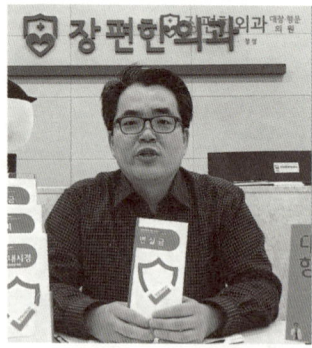

번호	제목
1	변실금 원인과 진단 1부 – 변실금 더 이상 숨기지 마세요!!
2	변실금 원인과 진단 2부 – '변실금' 바이오피드백 치료로 좋아질 수 있습니다!!

▶ 항문주위농양의 모든것

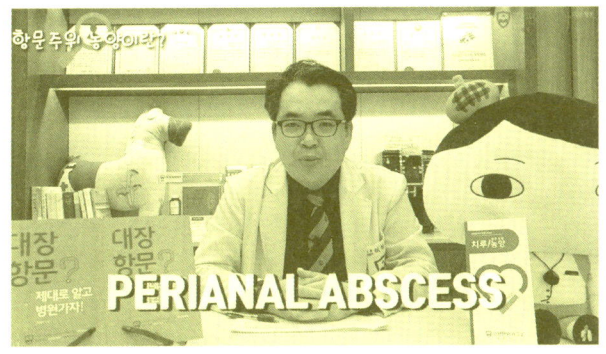

번호	제목
1	술 드시고 설사하시고 항문주위가 아프신분!! 항문주위농양 의심해보세요!! [#1 항문주위농양의 모든 것] 발병 환자중 남자 비율이 약 90%입니다.!!
2	감기 몸살이라고 착각하는 항문농양!! [#2 항문주위농양의 모든 것]
3	항문농양 치료는 늦을수록 안좋습니다!! [#3 항문주위농양의 모든 것] 항문농양을 수술해야 하는 이유!!
4	항문주위농양 재발 방지법!! [#4 항문주위농양의 모든 것] - 항문주위농양 수술 후 관리

▶ 엉덩이대장의 시작

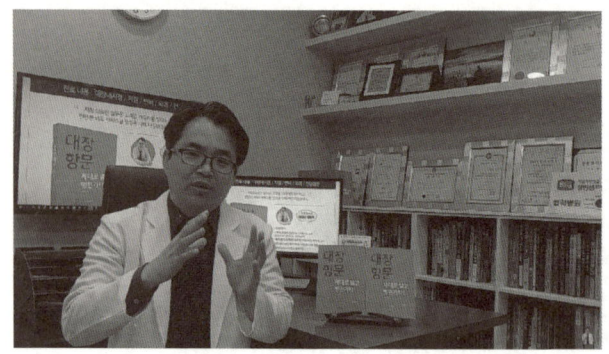

번호	제목
1	수원 변실금 치료! 이제 숨기지 마세요. 수원항외과, 장편한외과 이성근원장이 설명하는 변실금
2	변비 원인을 정확히 진단하고 맞춤형으로 치료하세요. 수원 항문 질환 중점 진료 병원 수원 장편한외과 이성근원장
3	대장에 좋은 음식, 나쁜음식 수원항문외과 이성근 원장의 건강 상식!
4	수원 대장내시경 전 꼭 확인해야 할 사항들!
5	광교대장내시경, 대장내시경이 이제 편해졌습니다. 장편한외과 이성근원장이 알려드립니다.
6	대장내시경 어디서 받아야 하나? 장편한외과 원장이 알려 드립니다. 수원 영통 광교 대장내시경 중점 진료 병원
7	대장내시경은 언제 부터 받아야할까? 영통 대장내시경, 이성근 원장이 알기 쉽게 설명해 드립니다
8	대장암의 씨앗인 대장용종 중 선종은 제거해야됩니다. 대한외과학회 내시경 술기 교수 장편한외과 이성근 원장이 알려주는 대장내시경
9	수원 장편한외과 항문 수술 특징(장점), 영통항외과, 영통항문외과

▶ 엉덩이대장의 시작 2

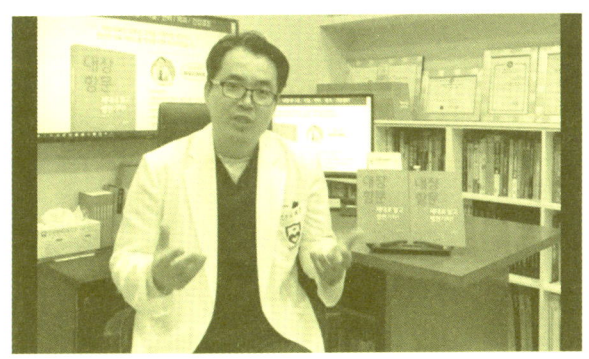

번호	제목
1	Q 항문에서 피가나요? A. 항문에서 피가 난다고 다 치질은 아닙니다. 영통항문외과, 영통항외과 영통 장편한외과 이성근 원장 알기쉬운설명
2	Q. 치질이 오래되면 치질암 ? 대장암으로 되나요? A. 치질과 대장암은 무관합니다! 수원항외과 장편한외과 이성근원장이 치질에 관한 궁금증을 알려 드립니다.
3	Q. 치질 수술 꼭해야 하나? A. 수원항문외과 장편한외과 이성근원장은 치질은 관리해야 하는 질환이라고 말합니다.

▶ 장편한외과의 장점과 특징

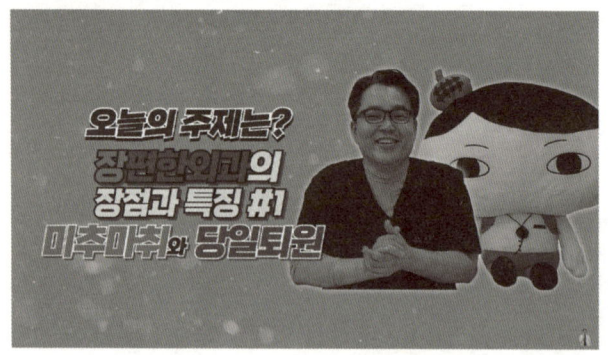

번호	제목
1	[어서오세요~ 여기는 장편한외과입니다] [치질 수술] 장편한외과의 장점과 특징 #1 미추마취와 당일퇴원!!
2	[어서오세요~ 여기는 장편한외과입니다] [대장내시경] 장편한외과의 장점과 특징 #2 대장내시경 2만명/위내시경 3만명!!
3	[어서오세요~ 여기는 장편한외과입니다] [치질 수술 NO ~~ 왠만하면 모두 권하지 않아요] 장편한외과의 장점과 특징 #3
4	[어서오세요~ 여기는 장편한외과입니다] [치루수술] 두마리 토끼를 한번에 잡는다?! 장편한외과의 장점과 특징 #4
5	[어서오세요~ 여기는 장편한외과입니다] [바이오피드백] 변비와 변실금 치료에 탁월합니다.!! 장편한외과의 장점과 특징 #5
6	[어서오세요~ 여기는 장편한외과입니다] 최고의 실력과 인성을 추구합니다!! 장편한외과의 장점과 특징 #6

▶ 항문질환, 즉시 묻고 즉시 답하다! : [즉문즉답]

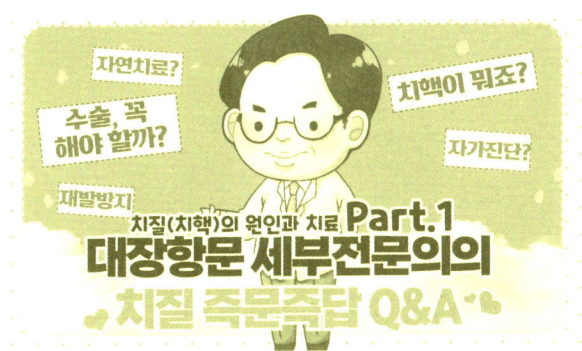

번호	제목
1	대장항문 세부전문의가 알려주는 치질 Q&A 원인과 치료! | 항문질환 즉문즉답 Q&A 1-1편
2	대장항문 세부전문의가 알려주는 치질 Q&A 치료와 예방! | 항문질환 즉문즉답 Q&A 1-2편
3	치루 치료의 지름길, '빠른 진단'은 어떻게 할까요? | 항문질환 즉문즉답 Q&A 치루 1편
4	'치루', 꼭 수술을 해야 할까? | 치루 수술 전 봐야할 영상 | 항문질환 즉문즉답 Q&A 치루 2편
5	'치루', 수술 후 이 영상 꼭 보세요! | 치루 수술 후 봐야할 영상 | 항문질환 즉문즉답 Q&A 치루 3편
6	'항문 주위 농양', 치루가 될까요? | 치루 재발, 항문 주위 농양 | 항문질환 즉문즉답 Q&A '항문 주위 농양'편
7	항문소양증, 어떻게 관리하고 치료해야 할까요? | 항문질환 즉문즉답 Q&A '항문소양증, 치열'편
8	대장항문 세부전문의가 알려주는 변비와 변실금 즉문즉답 Q&A [1-1편]
9	대장항문 세부전문의가 알려주는 치질(치핵) 즉문즉답 Q&A

번호	제목
10	치핵수술을 앞두고 계시다면? 이 영상 꼭 시청하세요! ㅣ 치핵수술 전, 후 Q&A ㅣ 엉덩이대장
11	과연 어디서, 어떤 검사를 받아야 할까요? ㅣ 항문(대장)검사 Q&A ㅣ 엉덩이대장
12	항문수술 전에 꼭 시청해야 할 마취 Q&A

▶ **치질과 치루에 대해 논하기 위해 모인 세 명의 의사들 : [써전]**

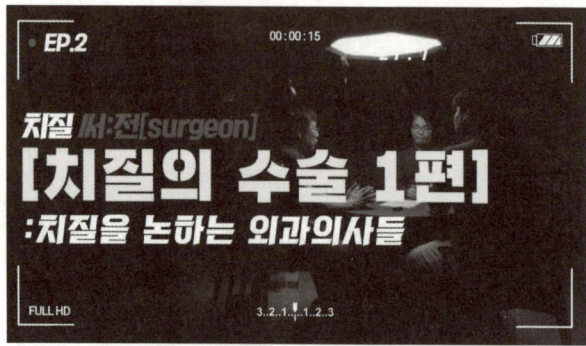

번호	제목
1	[치질써전]EP.1 치질에 대해 논하기 위해 외과의사 3인이 모였다?! 그 첫 주제는 바로! [치질의 진단]
2	[치질써전]EP.2 치질에 대해 논하기 위해 외과의사 3인이 모였다?! 그 두번째 주제는 바로! [치질의 수술]
3	[치질써전]EP.3치질에 대해 논하기 위해 외과의사 3인이 모였다?! 그 두번째 주제는 바로! [치질의 수술]
4	[치질써전]EP.4치질에 대해 논하기 위해 외과의사 3인이 모였다?! 그 세번째 주제는 바로! [마취편]

번호	제목
5	[치질써전]EP.5 치질에 대해 논하기 위해 외과의사 3인이 모였다?! 그 네 번째 주제는 바로! [수술 후 관리 및 합병증]
6	[치질써전]EP.6 치질에 대해 논하기 위해 외과의사 3인이 모였다?! 그 네 번째 주제는 바로! [수술 후 관리 및 합병증] -합병증 편-
7	[치질써전]EP.7 치질에 대해 논하기 위해 외과의사 3인이 모였다?! 그 다섯 번째 주제는 바로! [치질 예방]
8	[치질써전]EP.8 치질에 대해 논하기 위해 외과의사 3인이 모였다?! 그 다섯 번째 주제는 바로! [치질 못다 한 이야기]
9	[치질써전 ver.2!] 치루 대해 논하기 위해 외과의사 3인이 모였다?! 그 첫 번째 주제는 바로! [치루의 정의]
10	[치질써전 ver.2!] 치루 대해 논하기 위해 외과의사 3인이 모였다?! 그 첫 번째 주제는 바로! [치루의 정의] 원인편!
11	[치질써전 ver.2!] 치루 대해 논하기 위해 외과의사 3인이 모였다?! 그 두 번째 주제는 바로! [치루의 진단]
12	[치질써전 ver.2!] 치루 대해 논하기 위해 외과의사 3인이 모였다?! 그 두 번째 주제는 바로! [치루의 진단] 2편!
13	[치질써전 ver.2!] 치루 대해 논하기 위해 외과의사 3인이 모였다?! 그 세 번째 주제는 바로! [치루의 치료]
14	[치질써전 ver.2!] 치루 대해 논하기 위해 외과의사 3인이 모였다?! 그 세 번째 주제는 바로! [치루의 치료] 2편!
15	[치질써전 ver.2!] 치루 대해 논하기 위해 외과의사 3인이 모였다?! 그 세 번째 주제는 바로! [치루의 치료 후 관리] 2편!
16	[치질써전 ver.2!] 치루 대해 논하기 위해 외과의사 3인이 모였다?! 그 네 번째 주제는 바로! [항문주위농양]
17	[치질써전 ver.2!] 치루 대해 논하기 위해 외과의사 3인이 모였다?! 그 다섯 번째 주제는 바로! [치루의 재발]

▶ 엉덩이대장 학회활동

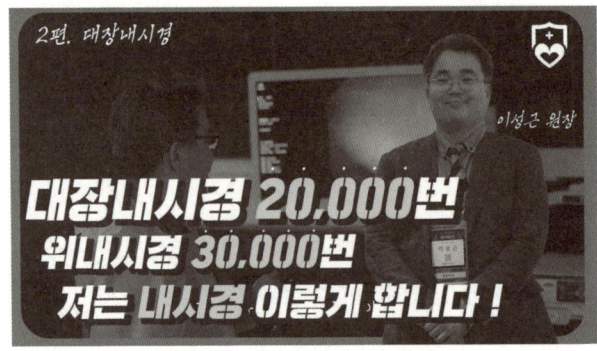

번호	제목
1	외과의사 아카데미 현실 의사생활 vlog (위 대장 내시경 아카데미-대한2차병원복강경외과학회)
2	실제로 받는 대장내시경! 어떤식으로 진행되는지 '모형'을 통해 깔끔하게 설명드립니다.(안아픈 대장내시경!)
3	실제로 받는 위내시경! 어떤식으로 진행되는지 '모형'을 통해 깔끔하게 설명드립니다 (수원에 위치한 편안한 위내시경, 대장내시경)
4	국내최초로 생긴 대한디지털임상의학회 다녀왔습니다!! 외과의사 엉덩이대장 VLOG
5	엄지의 제왕 촬영 브이로그 '줄여야 산다! 암치료비 줄이는 법' 이성근 원장 비하인드 VLOG
6	2023 대한외과학회 외과내시경 연수강좌 강의 브이로그 2023 ACKSS

▶ 엉덩이대장 북콘서트

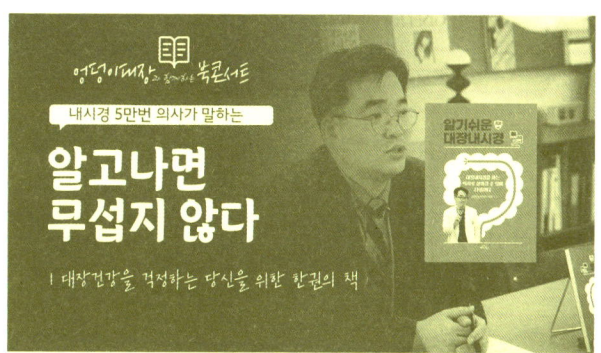

번호	제목
1	대장건강을 걱정하는 분들을 위한 북콘서트 ep1. 알기쉬운 대장내시경!
2	치질로 고통 받는 분들을 위한 북콘서트 ep2. 알기쉬운 치질!
3	건강검진 하기 전에 꼭 보고 가세요! 건강검진을 위한 북콘서트 ep3. 알기쉬운 건강검진
4	한국인 위암 발병 세계 1위 인데도 권장하는 검사.. feat. 위내시경 강의하는 의사
5	편안한 진료 상담을 위해 제가 매일 하는 행동이 있습니다. 장편한외과 원장이 생각하는 의사의 철학
6	20편 가까이 출간하고 전액 기부하는 이유. (feat. 대장항문 명의 북토크)
7	실전 치질 압축서 '무엇이든 물어보세요 치질 백과사전' 북콘서트

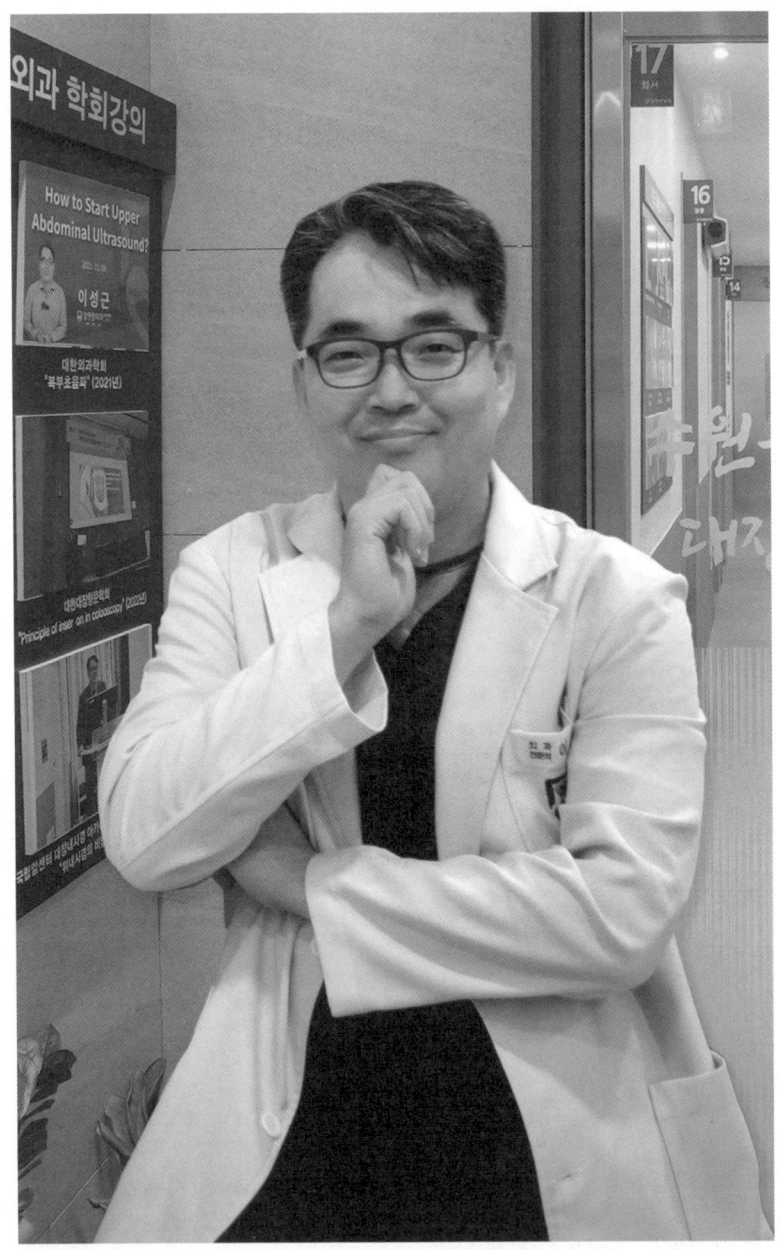

별책부록 2. 장편한외과

3. 장편한외과 영수증 리뷰

블로그

장편한외과

장편한외과의원

엉덩이대장

★★★ 장편한외과 영수증 리뷰

★★★ 항상 진료받을때마다 한결같은 모습으로 친절하게 대해주시는 모습에 항상 너무 감사합니다^^!

★★★ 원장님 정말…. 정말 좋으세요!
제가 갑자기 몸이 너무 안 좋아져서 불안이 가득할 때 원장님 진료보고 검사 받으면서…… 진심으로 환자 입장에서 말씀해주시고 온맘으로 애써주심을 보면서…… 안도감을 느낀건 처음이에요….
가까이에 이런 좋은 의사선생님이 계시다는걸 알게되어 감사하고 또 감사합니다 저 뿐만 아니라 앞으로 어느 누구에게도 고민없이 추천할 수 있는 병원이에요. 원장님 정말 감사합니다.

★★★ 갈때마다 긴장하는데 항상 유쾌하세요.
다행히 일찍간거같아 주사랑 약처방 받았네요.
이번에도 잘관리해서 다시 건강해지겠습니다.

★★★ 여러 병원에 가보았지만, 간호사 선생님들 엄청 친절하세요. 의사선생님도, 엄청 친절하시고, 환자의 아픔을 공감해주시고, 설명 잘해주시는 의사 선생님 처음입니다. 수술후 유의 사항도, 직접 촬영한 유튜브 링크도 보내주셔서, 많은 도움이 되었습니다. 항상 친절하게 응대해주셔서, 감사합니다

★★★ 처음 방문해서 4층, 5층이 어디가 진료접수실인지 몰라 4층으로갔다가 4층은 내시경센터라 일반접수는 5층으로 가셔야하구용 친절하신 간

호사선생님들 계시구요 엄청친절하신 여원장님도 계셨습니다 치질이 심해져서 난생처음 방문해보는 항문외과였지만 설명도 자세히해주시고 뭘 조심해야하는지도 말씀해주셔서 많은 도움이 됐습니다. 나중에 정 힘들면 이곳에서 수술하려고 생각중입니다. 너무 친절하셨어요. 감사합니다!

★★★ 전북에 거주하고, 8월 31일 해당병원에서 치루수술을 했어요. 제가 사는 곳에 항문관련병원 한 곳에서 농양수술을 하였고,다른곳 한 곳에서 치루수술을 하려다가,장편한외과를 알게 되어 수술을 하였네요.수술상담 첫 진료,수술 후 간호사님들의 케어등등 모든게 만족스럽습니다.이게 의료 서비스구나라고 깨달음을 주는 병원이에요.원장님의 밝고 친절하신 건 마치 가족을 대하듯 환자를 맞아주시고,자리에서 일어나서 인사해주시는 의사선생님은 처음인 것 같습니다.진료를 위해 병원 엘리베이터 앞에 도착하는 순간 마음의 안정이 찾아옵니다.ㅋ 확신에 찬 원장님의 답변들,걱정과 불안한 마음뿐인 환자의 마음까지 치료해주는 병원입니다. 원장님과 간호사님들 마인드가 차원이 다른 병원입니다.치료잘해주셔서 대단히 감사해요.

★★★ 잘 치료받고 잘 나을 수 있다는 기분이 들게 해 줘요. 의사 선생님과 간호사 선생님들이 환자가 편안한 마음에서 진료받을 수 있도록 해 줘서 좋았어요.

★★★ 간호사님들의 친절로 기다림도 편했습니다. 원장님의 모습은 존경스럽기까지 합니다~^^ 감사합니다.

★★★ 간호사 분들이 모두 친절하시고 의사선생님께서도 너무 친절하시고 90도로 인사해주시는 걸보고 깜짝놀랐네요. 너무 감사하고 너무 좋았습니다.^^♡

★★★원장님과 간호사님들 모두 친절하세요 궁금한 점이 많아서 또 방문했는데 오히려 제가 감동받고 갑니다 소문듣고 가서 이미 알고는 있었지만 대만족입니다 무조건 여기로 가세요

★★★한마디로 항펙트(항문퍼펙트)입니다.

원장님 션션하고 친절하십니다.

★★★원장님이 성격 좋으시네요. 병원 유투브 채널에서 질환 관련 정보 쉽게 알 수 있어 좋습니다.

★★★의사 선생님 항상 맘편히 방문할수있게 친절하세요.

★★★장편한외과에서 치루 수술 받는데 미추마춰 최곱니다. 그리고 원장선생님 친절하시다고 해서 갔는데 진짜 친절하세요. 갈때마다 기억해주시고 세심하게 진찰해주셔서 수술 후에도 심적으로 안정되고 너무 든든했습니다. 최고의 의사선생님·간호사 분들도 친절하시고 좋았습니다.

★★★처음으로 대장내시경 해서 많이 긴장됐는데 의사,간호사선생님들이 불편하지 않게 해주셔서 검사받고 용종제거 까지 잘되어서 후기남겨요~의사쌤 항상 친절하셔서 편하게 갔다왔네요ㅎㅎ

회복까지 하고 두유도 챙겨주시고 잘받았습니다^^

★★★이성근 원장님 정말 친절하시고 환자를 진심으로 대하시는게 느껴지세요. 치질 & 농양 수술하고 힘든 시간들이었는데 원장님이 수술도 잘해주시고 걱정하지 말라고 격려도 많이 해주셔서 무사히 잘 낫고있어요. 감사합니다..!! 재발하지않도록 늘 신경쓸게요 ^^

★★★제가 이런 리뷰등은 안쓰는데 장편한외과 너무 친절하셔서 남깁니다. 항문외과라는 조금은 불편할수있는 진료인데 원장님등 간호사분들께서 너무 친절하시네요.덕분에 진료 잘받았습니다 감사합니다

★★★엉덩이 대장님에게 수술받았어요~ 엄청 불안하고 남자원장님이라 어색했는데.. 정말 유쾌하시고 저의 불안함을 달래주시고 공감해주시고.. 여기 오길 너무 잘했다는 생각이 들어요 ^^

간호사 분들도 다들 친절하시구요. 정말 감사합니다^^

★★★진료 받으러 갔다가 바로 수술 했는데요 제가 3n 평생 내과외과 비롯 진료 받았던 모든 의료기관 중에 가장 친절한 의사 선생님이셨어요!!! 조금 창피할 수 있는데 원장선생님이 민망하지 않게 너무 친절하게 이야기 해주셔서 수술도 진료도 모두 잘 보았습니다! 원장선생님 뿐만 아니라 모든 간호사 선생님들도 친절하고 다정하게 이것저것 신경써주셔서 아픈 것도 빨리 나은 것 같아요 ㅋㅋ 병원선택에 후회 없습니다!

★★★이병원 처음 방문하고 병원리뷰도 처음 남겨봄...

50평생 가장 친절하고 기분좋은 병원이었음

간호사님들도 친절하지만..

대표원장님 대박임! 서서 맞아주실줄몰랐음~^^

인상도 정말좋으시고 자세한 설명까지 굿!!

★★★리뷰평 보고 갔지만..리뷰가 좋은 이유가 있었음.

지인들에게도 적극추천하고 싶음. 아파서 갔지만..기분좋게 나온 병원 처음인듯. 책도 주심~^^ 번창하세요~

★★★원장님 친절하셔서 편하게 진료봤어요~

내시경 관련 책도 주시고 감사합니다!

직원분들도 친절하시고 설명 잘해주셨어요

★★★대표원장님께 어제 수술 받았습니다^^

제가 걱정이많고 겁도 많고 치질도 혼자 끙끙 앓고 있던차에 수술 받게되

없는데 굳이 수술 안해도 된다고 권하시지도 않았어요:))
제가 불편해서 한 케이슨데 통증도 견딜만하고 쓰라리긴 하지만 가벼운 일상생활도 가능하고 무엇보다 수술에 대한 만족도가 너무 높아요~~ ^^ 진짜 추천 드린다고 말씀 드리고 싶고 원장님 너무 친절하시고 저같은 겁쟁이도 잘 다독여주시고 질문도 엄청했는데 성심성의껏 다 답변해주셨어요! 치질로 고민하시는 분들 꼭 여기 가보세요.

★★★의사샘도 간호사님들도 친절하십니다
손님이 많은 경우 기다리셔야합니다ㅠㅠ
그래도 재방문시 내시경검사는 요기서 하고 싶었습니다

★★★간호사분님 모두 친절하게 설명해주시고 당일 수술하는 과정에서도 겁이 났지만 차분하게 동감해주셔서 후에도 설명해준 간호사님께 더 감동 받았습니다! 무엇보다 믿고 편하게 대해준 원장님 다시 한번 감사합니다! 역시 최고셔요!꾸벅

★★★정~말 진정한 의사이신분을 태어나서 처음 뵈었습니다. 소문대로 진짜 일어서서 정중하게 환자를 맞아주시는 이성근 원장님께 감동했고. 치질4기 정도인줄만 알고 수술 걱정에 1주일 잠을 못잤는데 명쾌한 진단과 설명으로 치질x, 수술x, 괄약근 운동만 열심히. 차근차근 자상하게 말씀해주셔서 감사합니다. 3시간 걸려 방문한것이 전혀 아깝지도 전혀 힘들지도 않은 시간이었습니다. 원장님 저같은 많은 환자들을 위해 연구하시랴, 수술하시랴,엉덩이대장하시랴 애써주셔서 감사합니다. 항문질환계의 진정한 레젼드가 되어주세요. 널리널리 홍보하겠습니다~~

★★★지방 소도시에 사는 40대 남성입니다. 3년전부터 항문주위 농양으로 본인 거주지 항문전문병원에 10여차례 이상 방문하여 항생제 처방만

받다가 농양이 외부로 터졌고 이 상태에서 또 항생제를 한달동안 복용했습니다. 결과적으로 병만 키웠습니다.

저는 장편한외과를 5월3일 방문하여 당일 진료, 수술(복잡치부), 퇴원까지 했고 6월30일 기준 아직 상처에 염증이 조금 있지만 완치를 눈앞에 두고 있습니다. 누구나 살면서 평생 좋은 기억으로 남을 사람이 몇명쯤은 있을 겁니다. 드리고 싶은 말은 많지만 이성근 원장님! 진심으로 감사드립니다. 항상 마음으로 응원하겠습니다.

★★★ 시설도 깨끗하고 의사샘들도 친절하십니다~ 집에서 거리가 조금 있지만, 교통도 편하고 믿음이 가서 계속 다니고 있습니다. 지인 소개도 꽤 한거 같은데, 다들 친절하고 좋다고 하시네요~

★★★ 이성근 원장님! 몸과 마음을 치유받고 가요 정말 감사합니다

★★★ 집 오자마자 밥 먹으면서 원장님이 주신 책을 다 읽었어요 원장님의 실력뿐만 아니라 가치관도, 일상생활도 너무 멋지게 사시는 것 같아서 저도 원장님같은 사람이 되어야지! 하는 생각이 드네요 ㅎㅎ

★★★ 치핵수술을 받았습니다. 원장쌤과 간호쌤들 너무 친절하십니다. 이런병원 처음봐요 ㅜㅜ
항상 친절하신 분들 화이팅입니다!!(집하고 가까워서 너무 다행 ㅜㅜ)

★★★ 친절하시고 전문적입니다. 수술 전후 병원 자체 유튜브영상으로 재밌게 정보를 얻을 수 있어 좋았습니다.

★★★ 원장님, 간호사분들 너무 친절하세요.
버티다가 결국 검색을 엄청하다가 엉덩이대장님 유튜브를 보고 병원 후기까지 보고 찾아갔어요.
최악의 상태였는데 수술후 하루가 지났는데도 아프지 않았어요. 무통주

사를 달고 있긴하지만 진통제 따로 복용하지도 않고 통증없이 지내고 있어요. 그 많은 후기들로 잔뜩 겁먹고 있던게 한심할 정도네요. 걱정하시는 분들 빨리 원장님 찾아가세요. 신랑과 같이 같는데 원장님과 너무 유쾌하게 상담받고 부끄럽지만 편하게 대해주셔서 웃으며 나왔어요.^^ 간호사님들도 편하게 잘 대해주시고 설명해 주시더라구요. 수술 후 두번째 밤이 지나고 있는데 편하게 또 잘 것 같아요.

★★★선생님 진짜 왕친절+유쾌하십니다
진료도 빠르게 잘 봐주시고 기분좋게 병원다녀올수있었어요:)

★★★항문출혈 땜에 장편한외과에 진료를 했어요~~ 대장내시경도 받구요~넘 친절하구 넘 좋앗어요 설명도 잘해 주시고 넘넘 감사합니다

★★★대장내시경 선생님이 잘 봐주셔요

★★★진짜 양심껏 작성합니다~~~
저 치질 몇 년간 오래 고생했고요 피곤하고 힘들 때 피가 났었는데 최근에 매일 변 볼 때 피가 나서 병원에 갔었어요 실은 블로그, 까페 검색 많이 해보고 수원 ＊＊＊가 봤는데 당장 수술해야 한다고 하셨어요 심하다고! 너무 심란해서 한 군데 더 가 본다고 '장편한외과' 가 봤는데 저는 구세주 만난 줄 알았어요! 병원 시설도 깨끗하고 간호사 분들도 친절하세요. 여기는 오자마자 환자 대기석에 환자를 위한 치질방석이 많이 비치되어 있드라고요 여기서부터 대장 환자를 위한 병원의 배려가 느껴졌고요
의사 선생님 와~~ 일어서서 인사하며 환자를 맞이해요 진~~~~~짜 굿!! 수술하지 않아도 된대요 여기 진심 홍보 해드리고 싶어요 선생님 짱~ 유머러스하고 친절해요~~^^

★★★원장 선생님 성격 시원시원하니 유쾌한 성격 마음에 들고 환자를

위해 신경쓰시는 배려 깊은 마음 인상적이었습니다. 모처럼 마음 편한 병원이었어요.

★★★여기 정말 친절하시고 꼼꼼히 신경 많이 써 주셔서 강추합니다~!! 수술도 정말 잘해 주셨어요! 이성근 대표 원장님께 늘 감사합니다~!

★★★항문 피부꼬리 때문에 고민하다가 제거할 생각으로 왔는데 선생님께서 친절하고 자세히 장,단점을 설명해 주셔서 정말 좋았던 것 같아요. 무조건 수술을 유도하기보단 여러 선택지를 고민할 수 있게 해 주셔서 정말 만족스러웠습니다. 나중에 항문 관련해서 또 고민이 생긴다면 다시 오고 싶어요 :)

★★★정말 이런 의사 선생님 처음 뵙니다 환자가 들어서자 일어나셔서 인사를 해 주시는데 너무 감사했습니다 왠지 환영받는 듯한 느낌이었어요 ㅎㅎ자세한 설명과 무엇보다 제가 살던 지역의 외과에서 항문경검사를 하면 거의 찢어져서 아팠는데 정말 아무렇지 않게 편안합니다 하나도 안아파요. 저는 치열 때문에 방문한 건데 정말 하나도 안아파서 놀랐구요. 친절은 말할것도 없고 다 검사를 하고나면 도와주시는 간호사 선생님 엄청 친절하시구요. 가깝기만 하다면 좋겠다는 생각을 하며 나왔습니다. 유튜브에서 듣던 그목소리 직접 듣고 뵙고 보니 반갑기도 했구요 진료 잘받고 가벼운 마음으로 왔습니다.
한 가지 궁금한 건 다음에 예약시 전화예약도 가능한지 모르겠어요... 어째든 좋은 병원 알게 되서 너무 좋았습니다 누군가 불편하다면 여기로 바로 추천해드릴 겁니다 잊지 않을 거예요^^

★★★드라마 [슬기로운 의사생활]에서나 경험할 수 있는 환자 눈높이에서 설명해 주시고 친절하게 배려까지 해 주셔서 좋습니다. 치질수술은 처

음이라 수원 여러 곳을 검색해서 선택했지만, 현명한 선택이었습니다. 치질수술 잘해 주셔서 감사드립니다~~

★★★원장님 이하 다들 너무 친절하십니다~
특히 원장님 시원시원하시게 잘 해 주시네요~ 강추입니다.

★★★뭔가 쑥스러운 진료. 뭔가 만화에서 나올법한 유쾌한 동네 형처럼 진료하고 빠르게 수술하는데. 그 분위기가 아니었으면 아직도 수술 안 하고 버텼을 겁니다. 일주일째인데 거의 나아가네요. 원장님 감사합니다.

★★★갈 때마다 친절히 맞아주시고 과잉진료 없이 친절히 치료해 주셔서 감사합니다. 잘 관리하겠습니다

★★★저도 리뷰를 보고 반신반의 하며 찾아갔어요. 집 바로 옆 **구에 큰 병원을 두고 굳이 갔는데 갈만해요. 다른 분들이 리뷰하셨듯이 간호사 분들 의사 선생님 모두 엄청 친절해요. 이게 편한 병원이 아니니, 스텝이 불친절하면 엄청 신경 쓰이는데 그런 요소 없었어요!! 무엇보다 애매하게 제 판단에 맡긴다는 둥 그런 진단 말고 정확하게 말씀해 주셔서 저도 결정하기 쉬웠어요.

★★★의사 선생님 완전 친절하시고 통증이나 후처치에 대해서 자세하게 설명해 주세요!

★★★원장님께서 친절히 설명해 주셔서 정말 감사했어요. 다들 여기로 가세요.

★★★치질수술하고 오늘 마지막으로 내원했습니다. 4군데나 떼내서 한 달이 조금 넘은 지금도 좀 불편하지만 통증은 없으니 그나마 다행이네요. 아직 녹지않은 실밥도 제거하고 항문 협착증도 없다니 안심입니다. 혹시나...치질로 고생하시는분들이 계시다면 혼자 고민하지마시고 장편한외

과 강추!!!합니다.

이성근 원장님과 여러 간호사 선생님들 덕분에 그동안 치료 잘 받았습니다. 앞으로도 한달동안은 좌욕 열심히하고 연고 열심히 바르고 완쾌할게요~^^ 그동안 감사했습니다~

★★★너무 심한 상태라서 바로 수술했는데 여기 선생님 간호사 분들 다 엄청 친절하세요. 감동입니다!! 치질수술은 여기로 추천해요~^^

★★★대장내시경으로 방문했습니다. 일단 다들 너무 친절하세요. 무섭기도 하고 두려움도 있지만.. 의사 선생님이 너무 친절하시고 설명도 너무 잘 해 주셔서 웃으면서 진료했습니다. 드라마에 가끔 나오는 그런 따뜻하신 의사분들 있자나요. 경험해 보지 못한 그런 의사분 경험했습니다. 이런 말이 어울리는건 모르지만.. 이병원은 돈보다 사람이 먼저라는 느낌이네요. 살짝 먼가 감동이였습니다. 살면서 나이 들고 병원에서 이런 감정이 드는 게 처음이였습니다. 함튼 가보면 다들 아실 꺼에요 ㅎㅎ

★★★항상 친절하고 따뜻한 마음으로 봐 주시는 원장님 덕에 힘든 시간 잘 견디고 웃으며 지내고 있습니다! 거의 다 나아가서 자주는 못 뵙지만 늘 감사한 마음 가지고 있습니다. 늦었지만 23년 한 해도 새해 복 많이 받으시고 행복하셔요!

★★★똥꼬가 아파서 인터넷 검색 후 방문한 병원인데 원장님이 진찰하시더니 치질에 혈전이 복합적으로 발병한 상태라 자세히 설명해 주시고 바로 수술 실시. 맘에 준비를 하고 가서 놀라지 않았어요. 원장님의 친절한 설명 감사드리며 간호사들도 원장님처럼 엄청 친절해서 좋았습니다. 오랜 해외주재원 생활로 치료 시기를 놓쳐서 수술했지만 제가 선택한 병원과 원장님 믿고 기필코 완치하겠습니다. 감사합니다.

★★★항문 진료가 처음이라 단순 치질인 줄 알고 갔는데 치루라고 바로 수술해야 한다고 하셔서 다행히도 바로 수술해 주셨습니다.
원장 선생님도 설명도 잘 해 주시고 친절하시고
간호사님 분들도 친절하십니다.
병원도 깨끗했고 관장 없이 미추마취했고 바로 퇴원했습니다.
적극 추천합니다~♥

★★★수술 없이 치료♡

★★★사실 어제밤부터 너무 걱정되서, 대기하는 동안에도 너무 떨렸는데 원장님이(?) 너무 통쾌하게 상담해 주셔서 정말 큰일 아니구나 싶어서 안심하고 돌아왔습니다. 읽어보라고 책도하나주셨어요. 정독하고 엉덩이를 더 소중하게 챙기도록 할게요.

★★★역시 소문대로 이성근 원장 선생님 시원시원하시네요.
항문외과 가는 거 많이 걱정하고 망설였는데 의사 선생님도 친절하시고 간호사 선생님들도 다들 친절하셔서 몸도 맘도 편하게 수술하고 왔어요. 예쁘게 해 주셨다니 덧나지 않게 잘 아물길 바래봅니다.

★★★이성근 원장님 항상 친절하시고, 설명 자세하게 해 주셔요! 간호사 분들도 친절하시고 만족입니당

★★★다른 병원을 다니다 이번에 처음으로 방문하게 되었는데 우선 원장님께서 너무 밝으시고 친절하시면서도 꼼꼼하게 설명해 주셔서 좋았습니다. 약 잘먹고 빨리 쾌차하겠습니다

★★★떨리는 마음으로 내원하였는데, 정말 진료도 빠르고 다들 친절하셨습니다.
그리고 약간 민망한 분야이다 보니, 부끄럽기도 한데 이런 점을 감안하여

설명도 엄청 잘 해 주셨구요. 초음파 및 촬영 사진을 보여 주시면서도 정말 상세하게 알려주셨습니다. 정말 추천하고 싶은 병원이구요.
앞으로도 잘 되었으면 하는 병원이네요.
원장님, 간호사님들 모두 감사드립니다.

★★★원장님 친절하게 설명 잘 해 주시고 간호사 분들도 친절해요~ 진찰할 때 다른 덴 그냥 하던데 여긴 최대한 가려주시더라구요

★★★생각보다 상태가 좋지 않아 원장님께서 갑작스레 수술을 해 주셨음에도, 좋은 말씀 많이 해 주시고 특유의 밝음으로 진정시켜 주서서 너무 감사드립니다.

★★★항문질환 망설이다 찾아간 곳으로
다행이 수술적 치료 필요없다 하셔서 한시름 놓았네요
위내시경과 대장내시경 검사도 편안하게 잘 받았고 용종도 잘 제거해 주신 거 같아요.
아직 검사 결과는 남겨 놓고 있지만...
선생님과 간호사님 모두모두 너무 친절하시고 맘편이 진료받을 수 있는 곳이라 추천합니다.

★★★의사 선생님 정말 친절하세요! 알아듣게 잘 설명해 주시고 딱딱하고 그런 분위기 아니고 항문외과 처음 가 봐서 걱정하고 갔는데 걱정 괜히 하고 간 거 같아요!

★★★이성근 원장님 정말 친절하세요!! 후기에서 보긴 했지만 환자를 일어나서 맞이해 주신 의사는 처음이에요! 엄청 걱정하고 긴장했는데 밝고 호탕하신 원장님 덕분에 마음이 편해지고 무한 신뢰가 가더라구요ㅎㅎ항문외과라는 곳은 또 가고 싶지는 않지만 장편한외과라면 또 방문하

고 싶네요ㅋㅋㅋ담에 내시경하러 방문해야겠어요!

★★★100번 고민하다가 찾아간 장편한외과♡

이성근 원장님 마음 편하게 진료 잘 해 주시고 간호사님들도 친절하시고 만족합니다.

화장실도 깨끗하고 많이 망설였는데 수술 잘 한 것 같아요.

감사합니다 ♡♡

그리고 건물 바로 앞이 택시승강장이라 최고예요

다른 분들도 망설이지 마시고 편안해지세요

★★★원장님 너무 좋으셨습니다

처음이라.. 많이 긴장했었는데요::

안내해 주시는 분부터

진료해 주시는 분까지

친절합니다!!!

★★★처음 방문이었지만 딴 병원보다 만족스러웠습니다

★★★일단 리뷰에 앞서 제가 거주 중인 **역 근처 병원에서 처음 진료 하였습니다만...이 병원은 항문외과로 가장 큰 병원이였어요 하지만 항문경검사 및 초음파검사 시 아픔을 느꼇던 저한테 오히려 못참는다고 역정내던 의사 선생님 때문에 병원 ptsd..(제 인생에 만나지 말아야 할 최악의 의사..)

무쪼록 제겐 마지막이 될 마음으로 장편한외과를 찾았습니다. 물론 모두 뛰어나시지만 이성근 대표 원장님에게 마지막 제 상처를 맡겼고, 결과는 인생 병원을 찾았습니다..

특유의 호탕한 성격와 정밀하고 정확한 진료 그리고 검사 시 고통을 전혀

못 느끼게 배려주시면 진료해 주십니다ㅠㅠ

사실 리뷰를 400자밖에 못쓰는 제 심정이 나무 안타깝습니다.. 저처럼 항문외과에 몸 상처 마음 상처 있으신 분은 그냥 생각하지 마시고 장편한외과로 오세요

★★★ 이성근 원장님 상담도 설명도 잘 해 주셔서 믿음이 가서 전주에서 수술하러 수원까지 가게 되었답니다

복합성치루인데 레이져로 수술하고 회복 중 입니다

수술은 잘되었고 회복 중입니다

원장님이 쓰신 책이랑 유튜브도 보면서 열심히 회복 중입니다

환자를 편하게 해 주시는 원장님

감사합니다 간호사 선생님들도 친절하시도 좋더라구요

이런 리뷰 잘 안 쓰는데 이성근 원장님 진료해 주시는 거랑 수술이랑 너무 만족스러워서 리뷰 남깁니다.

치루수술하는 환자의 맘도편하게 해 주시는 곳에서 수술하고 싶은 환자의 마음 알아주시는 병원에서 치료받게 되어서 넘 좋았습니다

이성근 원장님 감사합니다

★★★ 좋아요

의사샘 과잉 진료 없네요

★★★ 선생님 넘 친절하시고 안심되는 곳입니다.

간호사님들도 친절하시고 굴욕감을 주지 않는 곳입니다 치료 계획 있으면 빨리 받으세요

★★★ 아빠가 다녀오시고 좋다고 하셨어요^^ 친절하시고 상담 잘 해 주신다면서 만족해하셨답니다!!

★★★양심적인 의사, 실력 있는 전문의, 쉬운 거 아니지요.
대부분의 항문외과가 힘든곳들이 많은지, 대장내시경 전에 무조건 칼부터 들이대자고 보채는 선생님들 많지요. 가장 잘나가는 **동 병원에서도 3기라 위험하니, 내시경 전에 수술부터하자고 했는데, 혹시나 해서 유튜브 보고 여기 병원에 왔는데, 대장내시경으로 용종 세 군데 제거하고 나니, 원장님께서 수술이 불필요하다고 염증치료만 권하더군요.
자존감과 자존심이 있는 전문의 선생님입니다.
강추합니다.
최소한 **동 그 병원에 대한 미련은 버리서도 될 듯 합니다.
★★★많은 검색과 영수증리뷰.유*브.맘카페 등 다 보고 용기 내어 가게 되었는데 역시나 선생님의 친절한 상담으로 걱정과 안도로 눈물까지 났네요ㅜ 병원도 청결하고 모두 친절하세요
다만 네이버 첫 진료 예약 원장님이 정해져 있다는 걸 알고 당황하긴 했어요 예약했지만 선생님 변경으로 대기시간이 오래 걸린다고 했어요
그래도 기다렸는데 생각보다는 오래 걸리진 않았고 다음 방문은 걱정없이 올 수 있을 것 같아요
리뷰 안 쓰는데 영수증 챙겨서 왔습니다
친절한 상담 감사했습니다~
★★★의사 선생님 간호사 분들 모두 밝고 친절하셔서 기분 좋게 시술 받을 수 있었습니다
★★★원장님의 친절하시고 상세하게 설명해 주신 덕분에 맘 편히 돌아왔습니다! 이제는 걱정없이 잘 지낼 수 있을 것 같습니다. 정말 감사드립니다!
★★★수원이 거주지가 아니라서 남편 월차 내고 갔는데

선생님의 친절한 설명을 듣고 한시름 걱정을 덜고 왔네요 간호사 분들에 세심한 손길에도 감사드려요

★★★ 환자 입장을 잘 해아려주네요

★★★ 의료진 모두 친절하셨어요

의사쌤께서는 열정도 에너지도 넘치셨고

내시경 편안하게 잘 받았음. 사후관리도 잘 해 주서서 만족함

★★★ 원장님 간호사 선생님 다 친절해요. 자세하게 설명을 잘 해 주시더라구요 검사 잘 받고 왔습니다~^^

★★★ 정말 고민 끝에 어쩔 수 없이 방문했는데 잘 찾아간 거 같습니다. 리뷰만 보고 반신반의하고 방문했는데 원장님 간호사님 정말 너무 친절하세요 지금껏 다닌 병원 중에 친절 No1
(이런 병원은 없었다 이건 병원인가? 친절상담소인가?)

너무 편하게 진료 보고 왔습니다…

★★★ 리뷰 보고 처음 방문했는데, 친절하시고 자세히 설명해 주서서 편한마음으로 돌아왔습니다. 감사합니다

★★★ 세상에~ 이렇게 친절한 원장님도 계시네요!!

참다 참다 안 되겠다 싶어 방문했는데 간호사 분들, 원장님 너무 친절하세요! 항문질환이라는게 자세히 물어보기도, 설명듣기도 참 뭣한데 알아서 쉽게 설명 잘 해 주세요.

대장내시경 검사도 받았는데 전날 먹는 약도 분말이 아닌 알약이라 먹기 편했고, 작은 용종 하나 제거했는데 별 거 아니라며 다음날 아침에 먹을 장 유산균까지!!

검사 후에도 참고하라고 동영상까지 보내주신 정성 감사해요~

번창하세요~

★★★오늘 오전에 내원했는데 항문경, 초음파까지 하고 정확한 진단 받았습니다. 정확히 4주 전, 수원 ㅇㅇ항외과에서 (항문경 했는데도) 제대로 진단이 안 되었다는 것도 알게 되었네요. 원래도 여기 올까 고민했었는데 괜히 ㅇㅇ병원 갔었네요. 저로서는 불편한 게 있어서 나름 수술 각오하고 갔는데 너무 아무렇지 않게 수술은 아니라고 말씀하셔서 당황+다행이었어요. 집 근처 이렇게 정확한 진단에 수술부터 권유하지 않는 병원이 있는 것도 다행이네요. (ㅇㅇ항외과는 수술권유) 평소 식습관, 생활습관 등 신경쓰겠지만, 큰 증상은 없더라도 정기적으로 내원해서 진찰 받아도 좋겠다 싶은 생각까지 들었습니다. 마지막에 주신 책도 바로 읽었습니다

★★★20년째 치핵을 가지고 살아온 40대 중년입니다.

하는 일이 서서 하는 일이라. 수술하는 게 마음먹기 쉽지 않았는데요..

9월 30일에 원장쌤 말씀 듣고 수술 결심했는데..

왜 여태 참았나 싶었습니다..

선생님, 간호사 분들 모두 친절 설명 굿...입니다

수술하고 통증도.. 별루 없구요

수술도 잘된 거 같아서 너무 좋습니다.

너무 감사드립니다.

★★★출산하고 아파서 다른 병원 갔다가 수술 강요해서 소문 듣고 여기로 다시 진료 받으러 왔어요 원장님 너무 친절하시고 과잉진료 전혀 없으십니다 약 먹고 연고 바르면 된다고 수술 불필요하다고 해 주셔서 마음 편히 집에가요 데스크 직원분들도 친절하십니다 ^^! 최고

★★★선생님 완전완전 친절하시고요~(진료실 들어갔을 때 서서 인사하

는 선생님 처음 만났습니다~)

아무래도 고민하며 병원을 오는 거라 긴장을 많이 했어요!!

선생님께서 맘 편히 검사받을 수 있도록 "괜찮아요" 말해 주셔서 진료 받는데 진료 받는 내내 왜 진작 오지 않았을까~ 하는 생각이 들 정도로 맘 편히 진료 받았습니다!

증상에 따라 당일 수술 당일 대장내시경도 가능하니 꼭 꼭 숨기지 말고 바로~ 병원으로 귀귀~~!!

★★★두 번째 방문했는데 아주 좋아요.

간호사 분들 의사샘들 모두모두 친절하네요.

조금 기다리긴 하지만 기다리지 않는 병원보다는 기다리는 병원이 좋은 느낌이 드는건 왤까요.ㅎ

강추하는 항문병원입니당

★★★유튜브로 알게 되어서 일부러 큰맘 먹고 수원까지 위대장내시경을 남편과 같이 받아 보았는데, 너무 편안한 환경에서 검사받고 용종도 제거했네요. 매우 만족해요. 강추

★★★어머니 모시고 다녀왔어요. 항문외과 세 군데 방문했는데 다른 병원은 모두 무조건 수술만 권했는데 이성근 원장님께 진료 받고 어머니께서 매우 만족해 하셨어요. 정확한 현재 상태에 대해 이해하기 쉽게 설명해 주시고, 치료 방법과 수술 여부 및 수술 여부에 따른 장단점에 대해 자세하게 설명해 주셔서 너무 좋았어요. 일단 수술하지 않아도 되는 상태라 약과 여러 방법으로 치료 가능하니 그렇게 하자고 하셔서 큰 걱정 덜었습니다. ^^

★★★여기서 치루수술 1, 2차 받고 회복 중인데 2주 후 통증 거의 없어지고, 만족감이 큽니다. 이성근 원장님 너무 친절하시고, 궁금한 거 설명 다

해 주시고, 수술도 잘 해 주셔서 감사합니다!! 항문농양수술 후 치루수술 하기 전 병원 이곳저곳 알아보다 오게 됐는데, 하남에서 차를 몰고 1시간 가량 걸리는 먼 길이지만 시간, 비용 지불하고 다닐만 하네요.

환자 입장에서 배려해 주심이 여러모로 느껴지네요. 대장항문외과 알아보고 계시면 진료날짜, 시간 확인 후 한번 꼭 가보시길 추천드립니다.

★★★병원 깔끔하고 좋아요! 원장님도 친절하시고 놀랐던 건 여태 많은 병원 다니면서 의사 선생님께서 일어나서 환자 맞이해 주시는 건 진짜 처음 봤어요...... 책도 주시고...... 지병만 없었어도..여기서 꼭 검사 받고 싶었는데ㅠㅠㅠ 맨정신으로는 못할 것 같아서..ㅎㅎ 아프면 안 되겠지만 혹시라도 대장, 항문쪽에 문제 생기면 다시 방문하겠습니다!

★★★대장항문질환은 참 고약한 질환인데요. 너무 친절하고 편하게 진료 봐 주시고, 꼼꼼히 설명해 주시고 시술해 주셔서 놀랐습니다. 여기라면 부담없이 진료 받으실 수 있고 여기 간호사 선생님들도 모두 친절하고 프로 느낌입니다. 특히 이성근 원장님은 정말 대한민국 최고의 대장항문외과 선생님이라 생각되네요. 웬만한 서울 중대형 병원보다 치료 받기 낫다고 봅니다. 당일퇴원이 되도록 마취방법도 뛰어나시고 (미추마취) 특히 걱정되는 통증에 대해서는 환자의 부담을 줄여주려고 최선의 방법과 노력을 기울여 주시는 것이 느껴집니다. 제가 수술 통증과 회복이 쉽지않은 축농증, 치루 수술 등 여러 차례 경험하였기에 이 병원과 원장님은 정말 추천드리고 싶고요. 지하주차장이 좁아서 불편하긴 하지만 옆 건물 유료주차장을 지원해 주시니 참고하면 될 듯요.

★★★가깝기도 하고 친절하시다는 소문을 듣고 가게 되었는데요 의사 선생님과 간호사 선생님들도 정말 너무 친절하셨고요 갑작스럽게 대장

내시경 하게 됐는데 겁먹지 않고 편하게 잘하고 왔답니다 감사해요

★★★ 이성근 원장님 너무 친절하시고 간호사 분들도 너무 친절해서 감사했습니다. 이제 수술한 지 일주일이 되어가는데 차츰 좋아지는 걸 느끼고 있습니다. 엄청 바쁜데도 친절함을 잊지 않으시고 웃으시며 환자를 보다 안심시켜 주시고 최선을 다해 케어해 주시는 모습을 보며 집 근처에 마음놓고 다닐 수 있는 병원이 있음에 감사합니다.

처음에 수술할 생각 없이 약 타러 갔지만 염증이 심하여 수술을 하게 되었지만 그래도 통증에 신경을 많이 써주시고 아픈 걸 이해해 주셔서 감사합니다.

다른분들도 주저하지 말고 아플 때 빠르게 찾아갔으면 좋겠네요^___^

★★★ 탁월한 선택이었던 장편한외과!!! 치핵이 심해서 동네 병원 2곳에서 우선 진료받았으나 권위적인 의사 선생님들의 모습도 별루였고 척추마취로 수술하는 것도 부담스러웠는데 우연히 유튜브와 소문으로 검색하여 보니 미추마취와 약간의 수면으로 수술에 부담과 두려움이 있었던 나에겐 너무도 안심되는 수술방법이었습니다. 무엇보다 정말로 친절하시고 실력 좋은 원장 선생님의 첫 진료를 본 후 우리집에서 1시간 거리인 장편한외과에서 수술하기로 마음먹고 실행하였습니다. 무엇보다 감사한 점이 타병원에서 피검사한 결과 면역력이 저하되었다고해서 혹시 수술에 문제없을까 걱정했는데 이렇게 거의 완치되어가고 있고, 또한 말씀도 안 드렸는데 친절하신 이성근 원장쌤께서 다시 피검사 해 주셔서 면역력이 정상수치 되었다는 것도 확인해 주셨습니다. 정말 감사드립니다.

★★★ 병원이 깨끗하고 깔끔한 느낌이구요 과잉진료 안 한다고 해서 갔는데 그런 느낌이었어요 물어보면 설명도 잘 해 주시고 안심시켜 준다고

해야하나... 집이랑 가깝진 않은데 담에 갈 일 생기면 여기로 또 가고 싶어요!

★★★머뭇거리면서 갔는데

너어어미 시설도 좋고

원장 선생님 진짜 실력 좋으시고

간호사 선생님들도 진짜 친절하세요!!

잘 회복하고 있습니당

★★★원장쌤 리뷰대로 친절하시고 과잉진료도 없으셨어요 치핵 진단 받았는데 수술할 필요 없고 좌욕기, 연고 관리 열심히 해 보면서 경과 지켜보자 하셨는데 열심히 관리해 볼게요! 걱정 안 되게 토닥토닥해 주시고 너무 감사했습니다ㅠㅠ

★★★네이버 후기를 살펴보고 내원했었는데 역시나 원장 선생님 정말 친절하셨습니다. 과잉진료 같은 건 아예 없었고, 제 상태 및 관리방법에 대해 상세하게 말씀 주셔서 안심이 되었고 가벼운 마음으로 병원을 나설 수 있었네요. 첫 방문하시는 분들께 책을 주시는 거 같은데 정독해서 건강하게 생활 하겠습니다ㅎㅎ

★★★정말 무섭고 걱정 많았는데 정말 친절하셔서 좋았네욤

★★★너무 감사했다고 남편이 하라고 하네요^^

고국 방문에 고민하여 찾아간 장편한외과 정말 강추드려요 이런 병원이 있는 곳에 사시는 수원 시민들도 부럽네요 감사했습니당^^

정말 최고에요~

★★★안녕하세요. 원장님. 아니 장편한외과 여러분. 저는 얼마 전 대장. 위내시경과 초음파 진료를 받았던 미국 거주하는 한국인입니다. 10년만에 고국 방문하여 고민 끝에 수원 장편한외과를 선택하여 와이프와 진찰

을 받았습니다. 이런 훌륭한 병원이 있다는 사실에 놀라고 새삼 한국 의료 시스템과 병원의 서비스마인드에 감탄하였습니다. 물론 모든 병원이 그런 건 아니겠지만 적어도 제가 방문했던 장편한외과는 제가 경험했던 병원 중에서 단연코 최고의 병원이었습니다. 진심으로 감사드립니다.

잊지 못할 감사함에 이렇게 늦게 감사인사드려요. 장편한외과의 건승을 기원하겠습니다. 여기 미국 교민들에게도 많이 홍보할께요. 유튜브 채널 두요..ㅎ다시 한 번 감사합니다.

★★★ 수술하고 두 번째 방문. 수술은 너무 무서웠지만 의사 선생님이 친절하게 설명 잘 해 주셔서 마음이 놓였어요. 간호사 쌤들도 모두 친절하세요^^ 이제 아프지만 않기를..

★★★ 선생님과 간호사님들 모두 친절하시고 잘 챙겨주십니다~

★★★ 타 병원만 다니다가 처음으로 방문했는데 간호사님 원장님 모두 친절하셨습니다! 무엇보다 사진을 통한 병명, 원인, 그에 맞는 투약 종류까지 구체적으로 설명해 주셔서 좋았습니다! ^^ 또 방문하겠습니다!! 감사합니다!

★★★ 검진으로 엄마 모시고 갔는데 모든 직원분들과 의사 선생님이 편하게 응대해 주셔서 감사했습니다

완전 추천드려요

★★★ 의사 선생님이 친절하고 진솔합니다. 증상에 따른 원인과 치료 방법을 자세히 설명해줘서 믿음이 갑니다

★★★ 너무 좋은 병원입니다.

엉덩이 종기가 사라지지 않아 설마하고 방문했는데, 수술해야 한다는 이야기를 들었습니다.

곧장 수술 받겠다. 이야기할 수 있었던 건 겁이 없어서가 아니라 원장님의 상세한 설명 덕분이었습니다.

왜 수술을 해야 하는지, 어떤 상태인지 차분하고 친절하게 설명해주신 덕분에 바로 수술 결심을 할 수 있었습니다. 미추마취를 하는 곳이란 건 미리 알고 있었기 때문에 수술 이후에 큰 걱정은 하지 않았고, 예상대로 수술도 아주 잘 끝났습니다. 중간에 상태가 걱정되어 전화를 드린 적이 있었는데, 전화로 차근차근 설명해 주셔서 안심할 수 있었네요.

★★★의사 선생님이 정말 친절하다고 남편이 기분 좋게 진료를 받았다고 했어요, 감사합니다~

★★★원장님도 진짜 친절하시고 너무 긴장해서 떨렸는데 긴장도 풀어주시고 장난쳐 주시고 너무 좋았어요

간호사 분들도 친절하시고 우연히 블로그 보고 온 거였는데 후회 없고 지인에게 추천한다면 여기추천할것같아요

진짜 강추!!

★★★항문외과라는곳이 부끄럽고 민망해서 선뜻 가기 어려운 곳이라 망설이고 망설이다 결국은 병을 키워 어렵게 발걸음해서 수술까지잘받았습니다. 딴 병원 가면 선생님들 무지 딱딱하시고 자꾸 물어보면 살짝 짜증 내시고 하는 분들도 많아서 맘 편히 물어보지도 못하고 진료만 받고만 나오는 경우가 많은데 요기 쌤은 진짜 췩오에요. 친절하시고 참 편안하게 해 주세요. 수술도 마니 두려워서 무섭고 걱정했었는데 선생님 덕뿐에 용기 얻어 힘든 1주일 잘 극복하고 이제 편안하게 지낼 일만 남아서 너무 좋아용^^난생 처음 병원 다니면서 감사한 마음에 직원분들 간식 드시라고 간식까지 챙겨다 드렸어요.이제 외과는 요기만 다닐 꺼에요!! 수술 잘 해주

셔서 감사합니다^^

★★★이성근 원장님 블로그, 유튜브 보고 타 지역에서 방문했는데 친절하시고 진료도 잘 봐주셨어요 치질수술도 잘하고 왔습니다. ^^ 치질수술 겁나신 분들한테 강추요

★★★이성근 원장님 유튜브 보고 가서 그런지 진료실 드러가자마자 친근한 느낌에 편안함~~ 겁에 떠는 저에게 호탕하게 웃으시면서 걱정하지 말라며 편안하게 해 주고 진료두 안 아프게 잘 해 주시더라구요 (다른 병원 진료봤지만 여기가 젤 안 아픔)

상세한 설명까지~ 믿음이 갑니다 진료후 사탕과 책까지 주시더라구요~ ㅎㅎ 감사합니다^^

★★★원장님도 간호사 분들도 프로페셔널하시고 친절하세요. 갑작스럽게 수술하게 된 남편이 불안해하지 않도록 맞춤형으로 편안하고 빠른 수술해 주시고, 수술 후 설명도 환자 눈높이에서 너무 잘 해 주셨어요. 감사합니다! 주신 책도 몹시 유익해서 잘 읽어보았습니다!

★★★항상 세세하고 꼼꼼하게 진료해 주셔서 정말 감사드립니다. 바쁘신 주말임에도 너무 친절하시고 증상에 대한 부분도 잘 들어주셔서 마음 편히 병원을 방문할 수 있었습니다.

유튜브도 구독하여 항상 잘 보고 있습니다.

★★★드디어 완치!!
엄살이 심해 수술 때도 진료 때도 징징거렷는데
안 아프게 잘 해 주셔서 감사합니다ㅜㅜ 최고!

★★★원장님 친절하시고 대장내시경 잘 하세요. 용종 한 개 제거했는데 통증도 없고 병원 이름처럼 장이 편하네요.

★★★지방에서 일부러 시간 내어 갔는데 만족도 높은 진료를 받았어요~ 환자의 아픔을 공감해 주고 궁금했던 부분도 친절하게 설명해 주시고 넘 감사했구요 감동까지 받았어요~~ 적극 추천합니다~ 감사합니다.

★★★내치핵을 오랫동안 갖고 있었어서 수술 후 고생 좀 했습니다... 세 번째 변 볼 때까지는 많이 아파요ㅠ 개인의 상태에 따라서 좀 다르긴 할듯 하네요! 리뷰 보시는 분들 수술하시고 나서 개인차는 있겠지만 딱 1주일 정도면 통증은 참을만 한 정도로 가라앉고 2주 정도면 통증은 변 볼 때 외에는 거의 없네요!

여태까지 병원 다니면서 진료 받으러 들어갈 때, 나갈 때 일어나서 고개 숙여 인사해 주시는 병원장님은 처음 만나봤습니다 아주 친절하시고 긍정적이세요! 수도권 거주하시는 분들은 거리 감안하더라도 충분히 올 만한 실력과 인품이세요 더욱더 번창하시길!!

★★★원장님의 겸손하시면서도 상세한 설명에 감동 받았습니다. 의사 선생님이 이렇게 친절하시리라고는 생각 못했어요. 유튜브에 저는 궁금한 것이 많아서 원장님 유튜브 찾아서 더 자세히 보려구요.

★★★처음 치료받고 감동받아 장편한외과 짱팬이 되었습니다. 최근 스트레스로 변비가 심한 거 같아서 진료 받고 나왔는데 또 감동 받고 갑니다. 병원이 몸만 치료하는 곳이 아니구나~ 맘을 치료도 해 주시네요. 신기하네요. 항상 응원합니다. 원장님

★★★이성근 원장님 정말 친절하세요 설명도 잘 해 주시고요 병원 가기 겁나시는 분들 여기로 가세요

★★★농양 땜에 서울서 갔는데 환한 분위기에 설명을 잘 해 주시네요 서울에서 다른 항외과 간 적 있는데 어두컴컴하고 설명도 안 해 주고 엄청 별

로였는데 믿음이 갑니다 다음주에 수술할 꺼에요~

★★★저 또한. 지인의 소개로 방문했습니다.
원장님 너무 친절하게. 자세하게 설명도 잘 해 주시고.
이해가 쉽게 설명도 해 주셨어요~
이 병원이라면. 그 어느 누구에게도 자신 있게 소개할 수 있을 것 같아요

★★★오늘은 소독하고 무통주사 빼러 갔는데 무통 다 맞겠다고 뻐기다 오후에 가서 대표 원장 선생님이 아닌 다른 분께 소독받았어요!!
여기 선생님들은 일단 배려랑 친절이 다 몸에 베겨 계신 거같아요ㅠㅠ!!
앗 그리구 간호사 선생님들도 다 친절해요
23일 오전에 주사 놔 주시고 챙겨주긴 분들 너무 감사해요!!!!!
제가 주사바늘을 정말 무서워하는데 달래주시고 주사도
한 번에 성공해 주셔서 넘 감사해요ㅠㅠ
정말 좋은 일 하시면서 친절하시기까지ㅠㅠ
여기 가면 아파서 갔지만 기분이 좋아져서 나오게 되네요 ㅎㅎ
네이버 리뷰 쓰겟다고 차음으로 영수증 안 버리고
꼬깃꼬깃 다 챙겼어요 >.<

★★★항문농양 때문에 힘들어하다가 집 근처 병원을 찾아 친절하다는 이야기가 있어 급하게 갔었는데 자의 똥x를 진짜 너무 막 대하길래 속상해서 이곳저곳 찾다 멀어도 후기 좋고 유튜브도 보다가 장편한외과를 왔네요~ 오픈시간 바로 가서 대기가 없어서 넘 좋앗구 같은 검사인데 하나도 안아프게 해 주시는지 감동... 요즘 대부분의 병원들 가면 몇 분 안 되서 끝나고 좀만 물어보고 잠시만요만 해도 눈치 주고 화내는 곳이 대부분인데.. 계속 괜찮다고 다독여주시고 기다려주셔서 넘 감사해요ㅠㅠ 다른 항

문농양 수술 후기 보고 겁을 엄청 먹었는데 와.. 안아파욬ㅋㅋㅋㅋㅋㅋ 진짜 인생병원 만났어요ㅠㅠ 차가 없어 대중교통으로 왔다갓다는 좀 멀어 힘들기도 하지만 오고 싶을 정도이요!!

선생님 덕분에 수술 잘 받았어요ㅠㅠ감사합니다

★★★매번 방문할 때마다 영수증을 버렸는데

리뷰 쓸려고 다 챙겨왔네요!

참~ 세상에 이런 일이ㅋㅋㅋ

리뷰 쓰고 싶어서 병원가고 싶다는 생각을 들게끔 해 주시는원장님과 간호사 언니들 덕분에! 아픈 곳이빠른 속도로 좋아지고 있다는 게 느껴져요. 이성근 원장님의 센스와 재치란.. 아픈 곳도 안아프게 해 주는 마술사 같은... 병원을 이렇게 즐겁게 다녀 본 건 처음입니다!!

다다음주면.. 마지막 방문인데 벌써부터아쉬워요ㅋㅋㅋㅋㅋ

다음에 내시경도 하게 되면 꼭!

여기루 올 거에요~~~!!

병원도 깨끗하고 간호사 언니들도 좋고 다 좋아요

★★★넘 친절하고 꼼꼼하고 정확한 진료를 해 주셨어요~! 과잉진료 없이 환자를 진심으로 생각해 주는 거 같아 기분이 좋았어요

★★★치열 증상이 있어서 방금 진료 받고 나왔는데요. 의사가 일어나서 고개 숙여 인사하는 곳은 처음 봤습니다. 유튜브 보고 간 건데 영상에서 보이는 그 텐션, 그 모습 그대로 긍정+에너지 넘치게 진료하고 계십니다. 수술할 정도는 아니어서 항문관리 방법에 대해서 이야기 듣고 처방전 받아서 나왔습니다. 보통 치질로 고통 받는 분들 대부분이 병원에 안갑니다. 바지를 내리고 자신의 항문을 누군가에게 드러내야 한다는 수치심과 보이

지 않는 부위의 질병과 직면해야 한다는 공포심이 발목을 강하게 붙잡죠. 디오스민, 연고, 좌욕 등으로 자가치료하는 것도 좋지만 먼저 정확하게 진단 받는 것이 더 중요하다고 생각합니다. 이 원장님과 간호사 분들께 감사드립니다

★★★유튜브에서 원장님 접하고 방문했습니다. 하남에서 갔는데 굉장히 친절하고 만족스럽게 진료해 주셨습니다. 다음주 화요일에 수술 일정 잡았는데 안 아프게 잘 부탁드립니다. ㅜㅜ

★★★여기 원장님께서 특히 친절하고 유머도 있으셔서 부끄러워하면서 쫄아 있던 저도 편하게 진료받을 수 있었구요, 직원분들도 친절하게 설명해 주셔서 좋았어요.
대장내시경이랑 엉덩이 수리하고 왔는데 대장내시경은 정말정말 불편감 하나도 없이 바로 출근해서 일할 수 있었어요.

★★★아들의 대장내시경 결과를 듣는 자리인지라 많이 경직되고 긴장했었는데, 이성근 원장 선생님의 명확한 설명과 몸에 배인 배려와 따뜻함으로 긴장이 눈 녹듯 사라졌습니다. 따뜻해서 왠지 더 잘생겨 보이는 원장님 화이팅입니다.

★★★진짜진짜 너무너무 친절하고 좋아요
9월에 다른 병원에서 수술하고.. 잘 안되서 고통스러운 나날을 보내면서 다른 항문외과를 찾아보다가 우연히 유튜브에서 알게되어 방문 했습니다! 정말 너무 아파서 겁에 질려갔는데ㅠㅠ
안 무섭게 괜찮다며 마음에 안정까지 주시고 너무 밝고 기분 좋게 만들어 주시는 의사쌤, 간호사문들이이 있어서 병원가는 게 두렵지가 않고 좋았습니다! 지금도 주마다 진료받으러 가는데 갈 때마다 긴장되도 진료받고

나오면 너무 편한.. 그 자체 ㅋㅋㅋ 그동안 항문 때문에 진짜 고생 많았는데 정말정말~~~ 감사해요 앞으로도 더더더!! 번창하세요
리뷰별점 1000000개 주고 싶네요
장편한외과 병원에서 진료 보시면!
정말 후회 없습니다^-^ 수술을 안 아프게 아주아주 잘 해 주세요! 멀리서 오셔도 될 만큼...^_^♡...
쯔위 닮으신 분! 머리 기신 분! 키 좀 작고 제 이름 기억해 주시는.. 간호사 언니들!! 넘 좋아요~~~!!!

★★★이성근 대표 원장님 너무 친절하십니다.
제가 다녀본 평생의 병원 통틀어 제일 친절하시고 유쾌하시고
이런 분 처음입니다. 정말 긴장 많이해서 떨고 있는데 먼저 호탕하게 웃으면서 긴장 풀어주시려고 노력해 주는 모습 보고 정말 감동 받았습니다.
단순 상업적으로 유튜브 하고 여러가지 하시는 줄 알았는데 전혀 아닙니다. 영상과 실물 그대로 동일하시고 성격도 영상 그대로
너무 친절 인간미 넘치십니다.
굿굿 여기 온 거 후회 절대 안해
마지막으로 트라우마 생기지 않게 잘 진료해 주신 원장님 감사합니다

★★★최근 8월 말에 치루수술 후 11월이 되었는데도 완치가 되지 않고 지속적으로 아파서 유튜브를 보고 장편한외과 이성근 원장님을 만났습니다.
유튜브를 보신 분들은 아시겠지만, 정말 친절하게 진료를 잘 봐주셨구요. 마음을 다하는 게 느껴져서 감사했습니다.
수술은 다른 곳에서 했지만, 저는 저를 수술해 주셨던 원장님보다 이성근

원장님을 더 신뢰합니다.
친절하게 진료해 주셔서 정말 감사하고, 저에게 맞는 처방해 주셔서 감사합니다.

★★★ 이성근 원장님 인간미 넘치시는 의사 선생님 처음입니다 환자의 입장에서 생각하고 돌봐주세요
적극 추천해요

★★★ 간호사들 친절하고 의사샘도 친절하고 이해가기 쉽게 잘 알려주세요~ 여기 약 먹은 뒤로 안 간지럽고 좋네요
감사합니다~^^

★★★ 가족. 지인들에게 추천하고 싶을 정도로 좋아요
항상 이성근 원장님 잘 해 주세요
아파서 갔는데 병원 나올 때 기분 좋게 나올 수 있게 해 주셔 감사합니다 ^^

★★★ 갈 때마다 기억하시고 상태 친절하게 잘 봐주시고 환자의 마음까지 다독여 주시는 이성근 원장님 추천합니다 ^^

★★★ 일단 유튜브 방송 보고 이성근 대표 원장님께 끌려 이 병원에서 수술하게 됐어요
이성근 원장님께서 너무 세심하게 내 가족 돌보듯이 봐주셔서 너무 감동이였어요..^^
병원 많이 다녔지만 잠깐 진료 보고 나오는 의사샘이 아닌 궁금한 질문들도 다 상세히 답변해 주시고 수술 후 너무 힘들었는데 원장님 덕에 힘든 시기 다 지나고 좋아지고 있어요~~~~!!
요번에 방문했을 때 통증 진짜 많이 좋아졌다구 하니 박수도 엄청 쳐주시고 ㅋㅋㅋ

원장님께서 책도 주셔가지고 넘 잘읽고 있어요 ^^

★★★정말 친절하고 설명도 잘 해 주시고 완전 만족합니다!!! 진료 정말 잘해서 감동받았아요…

★★★대장, 항문 아프신 분들 검사도 수술도 이곳에서 받으세요! 원장님 진료하실 때마다 성심성의껏 대해주셔서 감사합니다.

★★★몇 년 동안 고민하다 유튜브 보고 신뢰감에? 집과 거리도 좀 있었지만 장편한외과로 결정했어요.

수술 후 아픈 건 어쩔 수 없지만 저는 딱 1주일이 죽을 맛이었고 8일째부터 급격하게 고통이 줄어서 현재 약 3주차 되어가는 중에 붓기와 배변 때 작은 고통 빼고는 너무 좋습니다!!! 원장님 하나하나 잘 얘기해 주시고 너무 친절하세요. 앞으로 더 번창하세요

★★★저 이런거 처음남겨봐요.. 리뷰를 안 남길 수 없는 곳.. 원장님 너무 좋으시고 너무 편안하게 해 주셔서 진료 잘 받고 왔어요~~ ^^

기분좋게 진료 받고 갑니다^^♡♡

★★★리뷰 잘 안 쓰는데 안 쓸 수가 없네요

간호사님도 친절하시고 특히 담당의사 선생님께서 설명도 잘 해 주시고 궁금한 거 다 알려주셨어요~~

강력 추천~^^

★★★처음 방문한 곳이라, 옆 건물에 힘들게 주차하고 찾아가긴 했지만 넘 친절하게 설명해 주시고, 상담해 주셨어요…

진짜 추천드립니다^^

★★★리뷰를 정말 쓰고 싶게 만들 정도로.. 의사 선생님도 너무 친절하시고 간호사 분들도 친절하게 해 주셨습니다.

수술을 하게 되지만 믿고 할 수 있을 것 같습니다

★★★ 항문이 너무 아파서 울면서 제일 가까운 병원 찾아 온 건데 운 좋게
실력 좋은 원장님을 만났네요
오늘 드디어 치핵 수술 받고 마지막 진료인데 원장님께서 너무 예쁘게 잘
나왔다고 박수 쳐 주셨어요ㅋㅋㅋㅋㅋㅋㅋ
원장님 너무 친절하시구 간호사 언니들도 모두 너무 친절하셔서
항상 여기 올 때마다 기분 좋아요 병원 분위기도 좋은 게 항상 느껴져요
그리고 그냥 무엇보다 원장님께서 환자 치료에 진심이구 이 분야에
너무 전문적이셔서 유튜브도 하시고 책도 내시고
실력이 워낙 좋으셔서 믿음이 가요
치핵, 치질 대장 질환 고민이신분들은 그냥 얼른 여기 찾아가세요
원장님께서 너무 잘 치료해 주시고 위로도 해 주시구
다 나으면 축하도 해 주시고 다 해 주세욥ㅎㅎㅎㅎㅎㅎ
저는 책 선물까지 주셨어용 감사합니다~!

★★★ 병원을 많이 다녀봤지만 이렇게 친절하시고
실력 좋으신 선생님은 뵌 적이 없는 것 같아요.
환자의 아픔을 이해하고 공감하겠다는 말 자주 들어는 봤어도
실제로 그렇게 실천하시는 의사분은 처음이였습니다.
과잉진료 없이 정말 필요한 검사해 주시고 병변 조직검사 결과 때문에
긴장했었는데 다행스럽게 이상없다고 정말 가족처럼 같이 다행이라며
안도하고 기뻐해 주시는 모습에 감동받았어요
설명도 이해하기 쉽게 자세하게 해 주셔서 오히려 제가 뒤에 진료 길어
질까봐 걱정되어 빠르게 나왔네요

또 대장내시경 받으러 갔을 때 응대해 주신 간호사 분들과
7시쯤 결과 들으러 갔을때 야간진료로 힘드실텐데도 친절하게 응대하고
설명해 주신 9월 3일 야간에 계신 간호사 분들도 감사드려요~!!

★★★소문 듣고 왔는데 역시 친절하시고
유쾌하신 의사 선생님 최고입니다!
걱정 많이 하고 왔는데 맘 편하게 진료 잘 받고 갑니다^^

★★★과잉 진료 없고 엄청 친절하세요. 정말 감동입니다! 우리 가족 다 여기서 진료하는 걸로 정했어요.

★★★친절하시고 당일 수술하고 퇴원했습니다 치루로 아플 때보다 수술한 게 훨씬 덜 아프네요. 잘 아물길...

★★★원장님께서 병원은 무서운 곳이 아니구나라는 생각을 갖게 해 주십니다. 친절한 상담과 더불어 쉽게 설명해 주시고 간호사 분들도 친절하세요

★★★오랫동안 고생하다 원장님 덕분에 수술하고 워낙 심했기에 회복하는 데도 시간이 좀 걸렸지만 지금은 덕분에 잘회복해서 좋습니다. 이번엔 다른 건으로 갔는데 원장님 바쁘셔서 새로 오신 원장님 뵙고 갑니다.원장님 직원분들 모두 친절하시고 원장님 실력 좋으셔서 나날히 성장하시는 거 축하드립니다~앞으로도 수원의 명문 항외과가 되길 바랍니다. 감사합니다

★★★유튜브로 알게 되어서 타지에서 찾아갔는데 영상에서의 모습 그대로 친절하고 자세히 설명해 주셔서 좋았습니다!

★★★의술이전에 직원 분들의 친절이 모든 분야의 거울인데 원장님은 더 친절하시고 자상하시니 저희 모임의 홈피에 올려 놓고 적극 홍보해 드리겠습니다.

★★★항문 통증으로 고생 중이시라면 다른 곳에서 수술 전에 꼭꼭꼭 한 번 가보세요 제발. 이 원장님 정말 최고십니다

★★★원장님이 너무 친절하시고 마취가 덜 풀린 상태에서도 쉽게 설명해 주시고 실력도 좋으신데 인간적이어서 넘 좋아요~

★★★원장님 친절하시고 설명 잘 해주신다는 후기 보고 진료 후 수술 예약 잡고 왔어요. 처음 내원했을 때 사이트에 진료 시간 안내가 애매해서 재내원 하느라 힘들었는데, 이후 사이트 공지사항/진료시간 수정도 바로 해주셔서 보기 좋게 되어 있구 너무 좋았습니다. 설명도 꼼꼼하게 잘 해 주셨어요. 시설도 깔끔하고, 믿음이 가는 의사 선생님 만난 것 같아 다행이에요!

★★★어제 수술했는데 원장님 아직까지 만나본 의사 중 젤 친절하시네요 그리고 항외과에 전문성과 열정이 대단하시네요. 다른 병원으로 가려 했는데 후기와 유튜브 보고 장편한외과에서 수술했는데 정말 잘한듯해요 원장님 간호사님 너무 친절하고 항외과 수술 전문이라 수술도 많으시더라고요 수원에서 최고의 항외과인듯 합니다 몇 년 고생과 고민하다 병원 갔는데 원장님과 간호사 선생님들이 너무 편하게 해 줘서 정말 감사합니다

★★★***외과 병원 있을 때부터 진료 보고 너무 친절하시고 마음 편하게 해 주셔서 옮기신 이후에도 진료 보기 위해 오랜만에 왔는데 역시나 사람 냄새 나는 푸근한 원장님입니다 지인들 추천할 정도로 너무 괜찮습니다

★★★진료 받고 수술 후 한 달 이용 후기입니다. 초진부터 수술, 전화응대, 이후 경과 검진까지 모두 만족스러웠고 덕분에

건강하게 생활할 수 있게 되었네요. 매우 감사합니다.

원장님께서 매우 친절하고 스마트하신 전문의시라는 점을 몸소 경험하여 후기 잘 안쓰는데 시간 쪼갰습니다.

장편한외과 강력추천합니다.

★★★친절하게 진료 잘 봤어요~^^

치열이라 검사가 아프긴 하지만 미리 아플 거예요~

말씀도 해 주시고..여자쌤 있는 타 병원 먼저 갔었는데 무뚝뚝하게 진료 보고ㅜㅜ 유튜브 통해서 미리 선생님을 알고 가니 아는 지인 의사 선생님 같은 느낌이랄까요 ㅎㅎ

수술도 잘 부탁드립니다~!

★★★엉덩이대장TV 유튜브 보고 방문했어요

다이어트 하다가 급성 치질 걸려서 다 수술해야 한다 진단하셔서 한의원 가서 큰돈 들여 고쳤었는데 3년 뒤 또 다이어트로 치질 걸렸어요..

저번과 같이 사이즈도 컷고 상황이 같아서 유튜브 찾아 보다가 신임이 가서 방문했는데 진료도 친절하게 안내해 주시고 멀리서 왔다고 서비스도 챙겨 주셨어요!

★★★친절하십니다 증상에 대한 설명도 잘 해 주시고

환자의 질문사항도 하나하나

놓치지 않고 쉽고 자세하게 설명해 주십니다

원장님이 너무 좋으세요 첫 방문 할 때 제가 겁이 많아 진료하시는 데 힘드셨을 텐데도 세세히 진료해 주셔서 너무 죄송하고 감사했습니다 오늘 수술도 정말 아프지 않게 편안하게 잘 받았습니다

★★★그동안 병원 다니면서 이렇게 친절한 의사 선생님은 처음 봤어요~

수술도 잘 해 주시고 상담도 잘 해 주십니다

★★★의사 선생님이 분위기 긴장되지 않게 말도 잘 해 주셔서 생각보다 부담없이 편안히 진료받을 수 있었습니다^.^

굉장히 친절하시구 발랄하신것 같아요!!

우연히 생일을 맞아서 생일도 축하해 주셔서 너무 감사했습니다

자칫 가기 꺼려지는 진료일 수 있는데 간호선생님들도 다 친절하시구 잘 신경 써 주셔서 좋은 것 같습니다!

★★★여자 선생님을 찾다가 안 되어 어쩔 수 없이 리뷰 보고 방문했습니다. 정말 신기하게도 전혀 그런 고민 없이 진료를 잘 해 주셔서 너무 감동 받았네요. 좋은 병원이에요~~의사샘과 간호사 분들 모두^^

★★★대표 원장님 정말 친절하시고 마음 편하게 진료 봐 주셔서 좋아요ㅠ!! 현재 상태도 정확히 잘 알려주시고 직원 분들도 친절하셔요!! 멀리까지 간 보람이 있네요

★★★이기 머선 129 ^^

여태 답답했던 저의 증상을 속시원히 단번에 알려주셨어요.

유튜브 보고 찾아갔는데 명불허전이네요. ㅎㅎ

이성근 원장님 너무 감사합니다. 제가 본 의사 선생님 중에서 가장 친절하고 설명 꼼꼼하게 해 주시네요. 강추!!

★★★정말 오길 잘했다 싶습니다.

진작에 올 껄 그랬습니다.

선생님, 간호사 분들 감사합니다.

★★★전에 제가 진료받았는데 의사 선생님이 친절하고 안심시켜줘서 기억에 남았어요! 따로 블로그 후기도 작성할 정도로..ㅋ

ㅋㅋ 아버지도 진료가 필요했는데 일부러 여기로 예약하고, 진료 보니 수술해야 해서 오늘 수술까지 했어요ㅎㅎ

친절해서 진료 보는데 덜 무서워요! 겁 많은 분들한테 추천합니다

★★★항문질환으로 지난해 말부터 올해 초까지 네 번의 수술을 했습니다. 미칠 노릇이죠. 처음 두 번은 장안구에 위치한 병원에서 두 번에 수술을 받고 한 달 사이에 재발하면서 장편한외과를 찾게 됐습니다. 지난 병원에 불신한 터라 걱정을 했는데 걱정과 달리 친절하고 자세한 설명, 과잉진료 없이 환자를 진심으로 대하시는 원장님께 진료 받으면서... 힘든 시기 이겨내고 완치를 앞두게 됐습니다. 제 증상의 호전을 저보다 기뻐하시는 원장님을 보게 되는 이상한 경험을 할 수 있는 좋은 병원입니다.

★★★의사 선생님 직원분들 모두 친절하시고 편하게 진료 받을 수 있어서 좋았어요

★★★살면서 리뷰 2번 써 보네요. 오전 일찍 진료 보고 왔는데 의사 선생님 정말 친절하십니다. 여기는 무조건 잘됐으면 하는 마음에 리뷰 남겨봅니다. 항문관련은 꼭 이곳 가보세요

★★★진짜 원장 선생님 짱짱짱! 치질수술 하는 거 너무 무서워서 미루고 미루다가 방문했어요. 유튜브에서 치질영상 보다가 알게 되었는데 댓글 후기가 좋아서 이 병원으로 선택했습니당. 의사 선생님께서 진료도 꼼꼼하게 봐 주시고 걱정하지 말라고 잘달래주시고(?) 설명도 엄청 친절하게 해 주세요!

★★★선생님이 친절하시고 간호사 분들도 완전 친절하시네요~ 수술부터 마무리까지 최굣습니다 선택하길 잘 한 것 같아요~

★★★근데 여기는 의사랑 간호사랑 왜케 다들 친절해요? 유튜브 검색해

서 의사분이 조금 남다르신듯 하여 갔는데 ㅋ 정말 웃김요 의사샘.
폭설에 환자가 없어서 그런지 장시간 설명해 주심.ㅋ 담에 다시 가보고 평소에도 그런지 확인해 보려구요 처음 가 봤는데 왠지 끌리네요. 제 치질을 한 번 맡겨볼까 생각중

★★★ 빙판길에 이른 아침부터 방문을 했습니다. ㅜㅜ
치질 때문에 지난 번에 방문했다가
유튜브 영상에 항문소양증 관련 내용을보고 다시 재방문했습니다. ㅜㅜ
치질도 악화되는듯 하고..
역시나 이른 아침임에도 너무 친절하신 원장님~
하나하나 자세한 설명에 감동받아 이렇게 감사인사 남깁니다.
이 정도 치질은 누구나 가지고 있을 수 있으니
좌욕과 항문 청결법을 알려주시고 그냥 가시라고 하네요.ㅎ
혹시 수술 여쭈어 보니 정말 힘들면 하는 거라 하시며
담에 다시 보자고 하시네요~~ 신기한 원장님이십니다. ㅎ
마치 재 주치의를 만난듯한 기분.
고마운 맘에 글 남겨요 여러분들 믿고 방문하세요~ 고맙습니다.

★★★ 변비 인생 10년, 치핵 3기에 한 줄기 빛 같은 병원입니다ㅜㅜ
저 쫄보라서 병원 미루고 미루다 간 건데 친절하고
자세한 상담을 들을 수 있어서 좋았어요!
검진할 때도 무서워하니까 긴장 풀어주시고..
갈 때는 책이랑 핸드크림까지 챙겨 주셨어요ㅋㅋㅋ
완전 추천합니다!
특히 제 상태에 대해서 자세히 말해 주고,

더 궁금한 점은 없는지 물어봐 주셔서 좋았어요!

수술 권유도 없었고, 아무튼 감동해서 블로그에 후기도 적었어요...

"치핵3기 수원장편한외과"라고 검색하면 나와요!

불편하다면 꼭 병원 가보세요!

★★★ 몇 달 동안 낫겠지 하고 참다가 아파서 결국에 네이버에 검색해서 예약하고 당일 수술하고 왔습니다. 평일 아침인데도 대기가 꽤 있더라구요. 건물도 새 건물이라 그런지 깔끔하고 원장님 설명도 잘 해 주시고 넘넘 유쾌하고 친절하시네요^-^ 처음엔 춥다가 히터 틀어서 따뜻해져서 쓰진않았지만 전기장판도 준비해 주셨어요ㅎㅎ 주의사항도 원장님께서 직접 설명해 주시고 진료 후 문자로 도움되는 영상도 보내주셨어요~ 그리고 이건 개인차가 있겠지만 수액 맞을 때도 다른 곳에서 맞을 때보다 덜아팠어요.

★★★ 주변에서 아프고 고생한 이야기만 들어서 너무 겁났는데, 원장님께서 친절하고 자세하게 설명해 주셨어요ㅜㅜ

수술 당일 간호사 분들도 친절하고 편하게 대해 주셔서 긴장 많이 풀렸어요. 병원 시설 정말 깨끗해서 더할나위 없었습니다. 수술하고 회복 도와주셔서 감사하다고 원장님께 꼭 전해드리고 싶었습니다 :)

★★★ 병원을 다니면서 이렇게 기분 좋은 느낌을 받은 게 언제인지 모르겠네요~~

어제 다녀왔는데 좋은 병원, 좋은 원장님 함께 공유하고 싶어서 이렇게 처음으로 리뷰를 올려 봅니다.

간호사님부터 원장 선생님까지 너무너무 친절하세요.

고민하다가 저두 리뷰 보고 방문했는데 원장님 친절한 설명과

명쾌한 답변이 인상적이고 병원 시설도 굿굿굿입니다

아픈 치질이 다나은 느낌입니다. ^^

방문하시면 후회하지 않으실듯 하네요.

짱짱 킹짱 좋은 병원입니다 강추~~~~

★★★원장님이 너무 친절하고 상세하게 잘 설명해 주신 덕분에 걱정이 많았는데 되려 안심이 많이 되었고 치료랑 처방해 주시는 내용도 믿음이 갔어요! :)

항문에서 피가 나오는 것 같아 정말 걱정 많았는데...

앞으로도 관련 질환 있으면 여기서 편하게 상담할 것 같아요 ㅎㅎ

흔치 않은 증상인데 좋은 병원 잘 방문한 것 같아 정말 기쁘네요!!

★★★20년 전 치질수술 했었는데, 다시 재발하여 영수증 리뷰 보고 방문. 친절하고 자세한 설명과 수술도 꼭 필요한 경우만 권하는 것을 보고 신뢰가 갔으며 선물 받은 원장님이 직접 쓴 책을 읽고 더욱 감동!!! 어제 오후 치질수술 받았는데 국소마취라 수술 후 회복도 빠르고 통증도 별로 없어서 만족도가 아주 높음. 강추합니다.

★★★집이랑 좀 멀지만 후기가 너무 좋아서 갔는데 후기대로 엄청 친절하시고 설명도 잘 해 주셨어요!

직접 쓰신 책도 주셔서 가는 길에 읽어봤는데 좋은 의사라는 게 글에서도 너무 느껴졌습니다.

여기 병원 정말 추천합니다!

★★★원장님이 진짜 너무 친절하시고 설명도 잘 해 주십니다!!

이제까지 가 본 여러 병원 중 이렇게 친절한 의사 선생님 첨봅니다 ㅋㅋ

열정도 가득하신 거 같고 리뷰가 좋아서 왔더니

왜 리뷰가 좋은지 알겠습니다

더더욱 흥하세요 진료 감사합니다

★★★전화상담부터 진료까지 다들 어찌나 친절하시던지...
민망한 부위 진료라 겁먹고 올 법한 환자들 생각해서인지
엄청 세심하게 배려하며 진료하시더라구요.
그리고 보통 항문외과에 평일날 사람 많지 않은데,
늦은 오후 시간에 대기자가 꽤 많았네요.
다들 소문 듣고 오셨나봐요.
항문외과 여러 군데 가봤지만 여기가 제일 가격도 합리적이고 양심적이어서 믿음직했어요. 그리고 진료 받는 내내 맘 편히 해 주셔서 감동이었어요ㅠ 마지막에 원장님이 직접 쓰신 책까지 받아서 도움이 많이 되었습니다. 추천하는 병원입니다!!

★★★항문질환으로 병원을 가는 것 자체가 좀 꺼려졌는데 의사 선생님 너무 친절하시고 간호사 분들도 너무 친절하십니다.
첫 번째에도 저보다 더 걱정하면서 치료법 설명해 주시더니 두 번째에는 호전되고 있다면서 더 기뻐해 주시는 의사 선생님..... 복받으세요
수원 분들은 무조건 항문질환은 장편한외과 가세요ㅠㅠ

★★★친절하시고 믿음이 가는 원장님 덕분에 엄마께서 맘 편히 대장내시경 받고 오셨어요!! 좋은 원장님 만났다고 극찬을 하시면서 이렇게 좋은 원장님은 동네방네 소문 내야 한다며 네이버에 리뷰를 좀 올려 달라 하시네요ㅎㅎ
수원 사시는 분들 위내시경 대장내시경! 다른 곳 말고 믿을 수 있고 깨끗한 장편한외과에서 진료 보세요!! 강추입니다

★★★ 진짜 설명도 잘 해 주시고 친절하세요 양심적인병원이라 수술 무조건 권하지 않네요!!

시설도 깔끔하고 설명도 정말 잘 해 주십니다 건성건성 보던 병원들과 확실히 비교됩니다

★★★ 수원에서 항문외과 3군데 가보았는데 여기만큼 믿음직스럽고 정직한 병원 없는 것 같아요. 다른 병원에서는 수술밖에 방법이 없다고 하였는데.. 이곳에서는 더 신중하게 지켜보고 수술하자며 진료를 봐 주셨습니다. 친절하게 설명도 너무 잘 해 주세요. 덕분에 상태도 많이 호전되어가는 중입니다. ☆완전 추천합니다☆

내시경 백과사전

발행일 | 2023년 12월 20일
저 자 | 이성근, 황연정
펴낸이 | 페이지원 단행본팀
펴낸곳 | 페이지원
주 소 | 서울시 성동구 성수이로 18길31
전 화 | 02-462-0400
E-mail | thepinkribbon@naver.com
값 17,000원

※ 잘못된 책은 구입하신 서점에서 바꾸어 드립니다.

이 책은 저작권법에 의해 보호를 받는 저작물이므로 어떠한 형태로든 무단 전재와 무단 복제를 금합니다. 잘못된 책은 바꾸어 드립니다.